Y0-CMH-108

Hierbas
CURATIVAS

Carmen San José

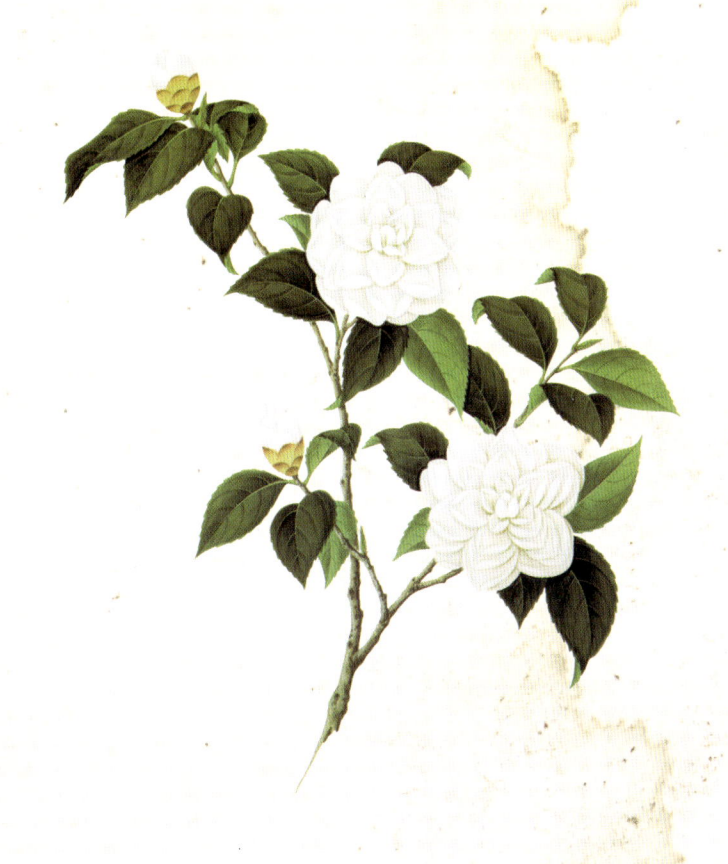

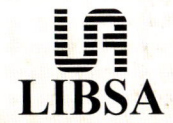

LIBSA

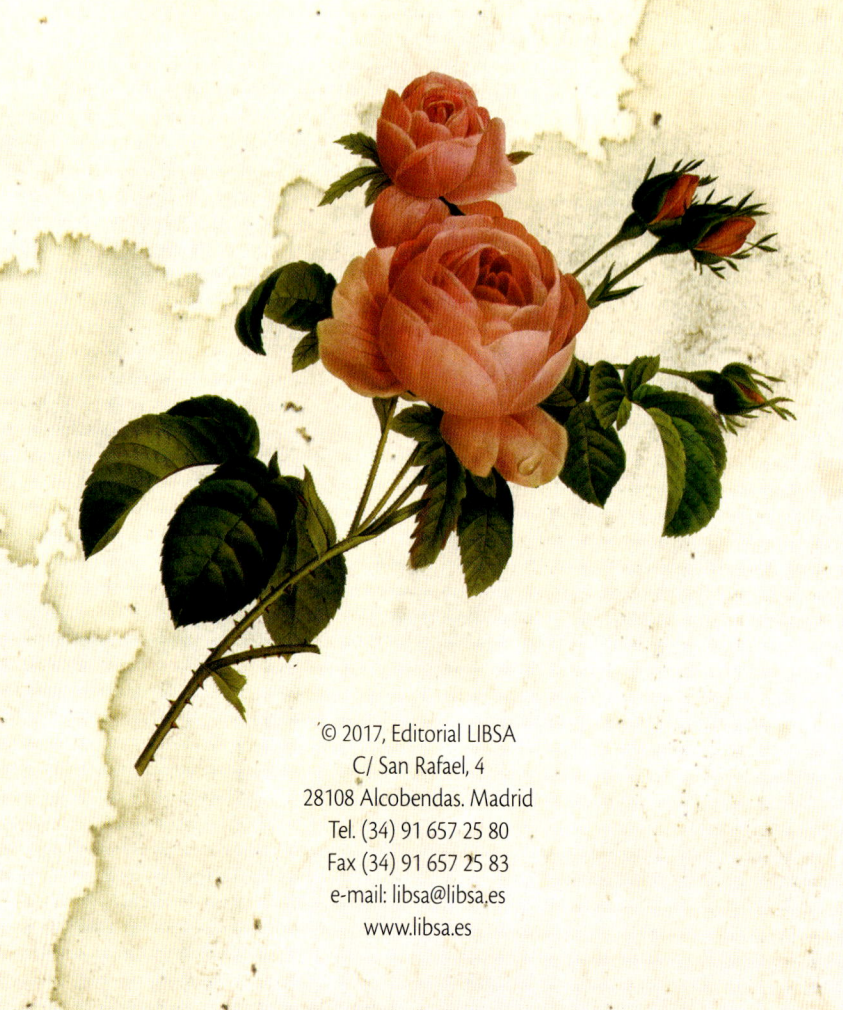

© 2017, Editorial LIBSA
C/ San Rafael, 4
28108 Alcobendas. Madrid
Tel. (34) 91 657 25 80
Fax (34) 91 657 25 83
e-mail: libsa@libsa.es
www.libsa.es

ISBN: 978-84-662-3623-2

Colaboración en textos: Carmen San José, Lucrecia Pérsico y equipo editorial Libsa
Edición: equipo editorial Libsa
Diseño de cubierta: equipo de diseño Libsa
Maquetación: Pilar Bermejo y equipo de maquetación Libsa
Documentación y fotografías: archivo Libsa

Queda prohibida, salvo excepción prevista en la ley, cualquier forma de reproducción,
distribución, comunicación pública y transformación de esta obra
sin contar con la autorización de los titulares de la propiedad intelectual.
La infracción de los derechos mencionados puede ser constitutiva de delito
contra la propiedad intelectual (art. 270 y ss. del Código Penal).
El Centro Español de Derechos Reprográficos vela
por el respeto de los citados derechos.
DL: M 37551-2016

Introducción

El uso de las plantas medicinales para paliar diferentes dolencias es casi tan antiguo como el hombre. Los primeros homínidos, al igual que los animales, se guiaron por su instinto para distinguir los alimentos comestibles de los venenosos y con el paso del tiempo el conocimiento de los efectos que cada vegetal producía en el organismo se fue transmitiendo de generación en generación.

Este saber fue el que dio paso, miles de años después, a la industria farmacéutica que, utilizando técnicas físicas y químicas, logró extraer y aislar los principios activos de cada vegetal, de manera que en una pequeña píldora se pudiera encerrar la potencia curativa equivalente a decenas, cientos o miles de ejemplares.

Aunque nadie sabe con seguridad en qué momento un ser humano utilizó por primera vez una planta con intenciones medicinales o para su propio beneficio, los primeros datos acerca del empleo de plantas medicinales están en un papiro egipcio escrito en el siglo XVII a. C. Por él y por otros de fecha posterior, hoy se sabe que esta civilización empleó una vasta variedad de especies vegetales combinándolas en cataplasmas, aceites e infusiones. Un camino similar siguieron las civilizaciones de los cinco continentes, estudiando y catalogando los ejemplares de su entorno, consignando los efectos que producían en el organismo y elaborando métodos para su aplicación más eficaz.

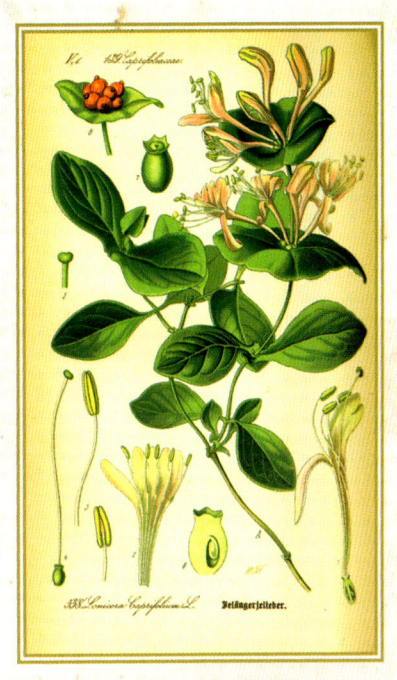

Lonicera caprifolium

Existen documentos que corroboran que los griegos usaban distintas plantas en el ejercicio de la medicina preventiva.

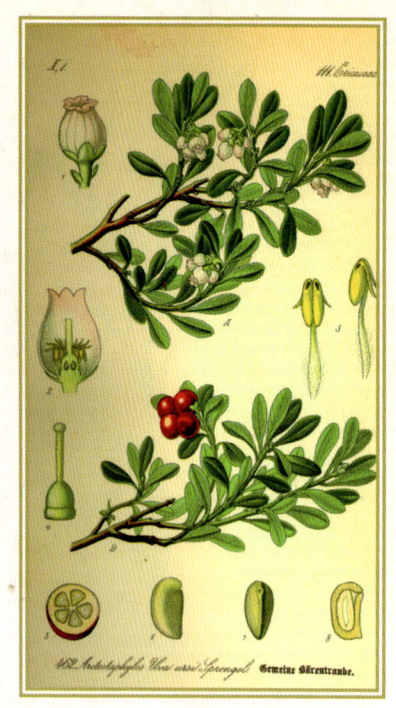

Arctostaphylos uva-ursi

En la Edad Media, los monjes de muchos monasterios dejaron por escrito experiencias botánicas muy diversas, desde la preparación de medicinas naturales, hasta la de licores, tónicos, jarabes o reconstituyentes. Sin embargo, en el medievo muchas personas que usaban las plantas para curar fueron tachadas de brujas debido al oscurantismo de la época.

Con el descubrimiento de América, el mundo se enriqueció notablemente, descubriendo al mismo tiempo multitud de especies vegetales absolutamente desconocidas hasta ese momento. Los conocimientos de los nativos sobre las propiedades curativas de las plantas llegaron a Occidente dando un nuevo auge a la medicina natural.

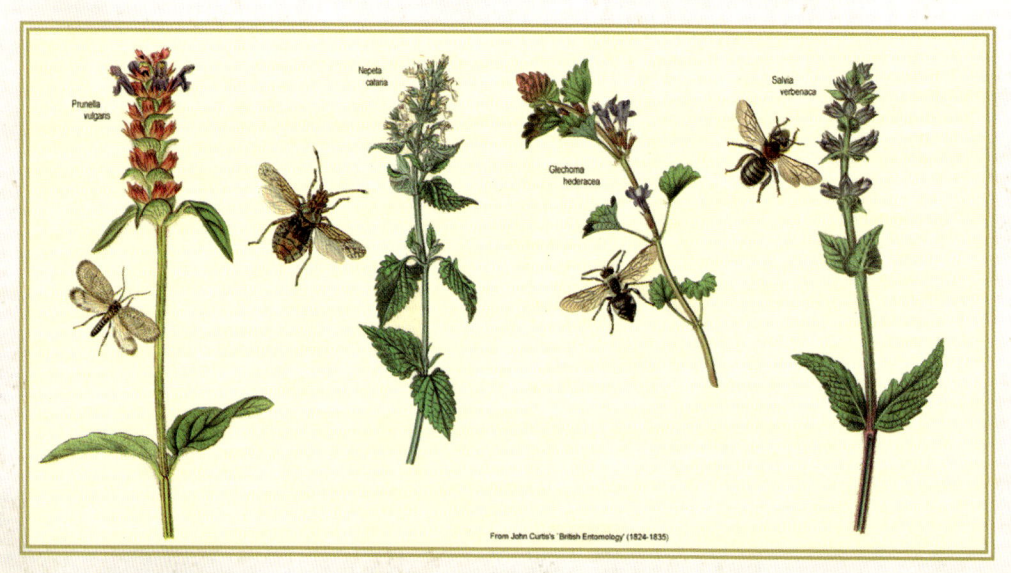

Prunela vulgaris, Nepeta cataria, Glechoma hederacea, Salvia verbenaca

Todos los elementos del reino vegetal contienen compuestos químicos que, en mayor o menor grado, nutren nuestro organismo; pero algunas, en particular, poseen otras sustancias que no cumplen una función nutricional, sino terapéutica.

En el caso de las plantas medicinales, por lo general, el componente activo y que puede utilizarse como medicamento no se halla en todas sus partes, sino solo en algunas; además, su grado de concentración varía de un ejemplar a otro y viene dado por el suelo en el que ha crecido, por el modo de cultivo, el momento de recolección, el tiempo de secado y el procedimiento de extracción. Contrariamente a la creencia popular, los mejores resultados no se obtienen de las plantas frescas, ya que el secado, con la consiguiente pérdida de agua, concentra los principios activos y hace más efectiva su utilización.

Arnica montana

Es importante destacar que, habitualmente, los tratamientos llevados a cabo a través de métodos naturales tardan más en obrar sus efectos que los seguidos con fármacos fabricados industrialmente. Esto se debe a que la concentración de principios activos es menor en los primeros. Si bien eso podría considerarse una desventaja, es necesario tener en cuenta que tales sustancias, destinadas a erradicar un síntoma o curar un órgano específico, pueden descompensar otros órganos o sistemas que funcionan con regularidad, acarreando indeseables efectos secundarios.

No todas las plantas medicinales son susceptibles de ser empleadas en remedios naturales; algunas de ellas son tan tóxicas que la dosificación debe ser extremadamente exacta y mínima, difícil de obtener en un entorno doméstico. No obstante, por su enorme importancia en medicina, no podían faltar en este libro. Estos casos se especifican en el apartado de remedios naturales que aparece en cada entrada de una planta.

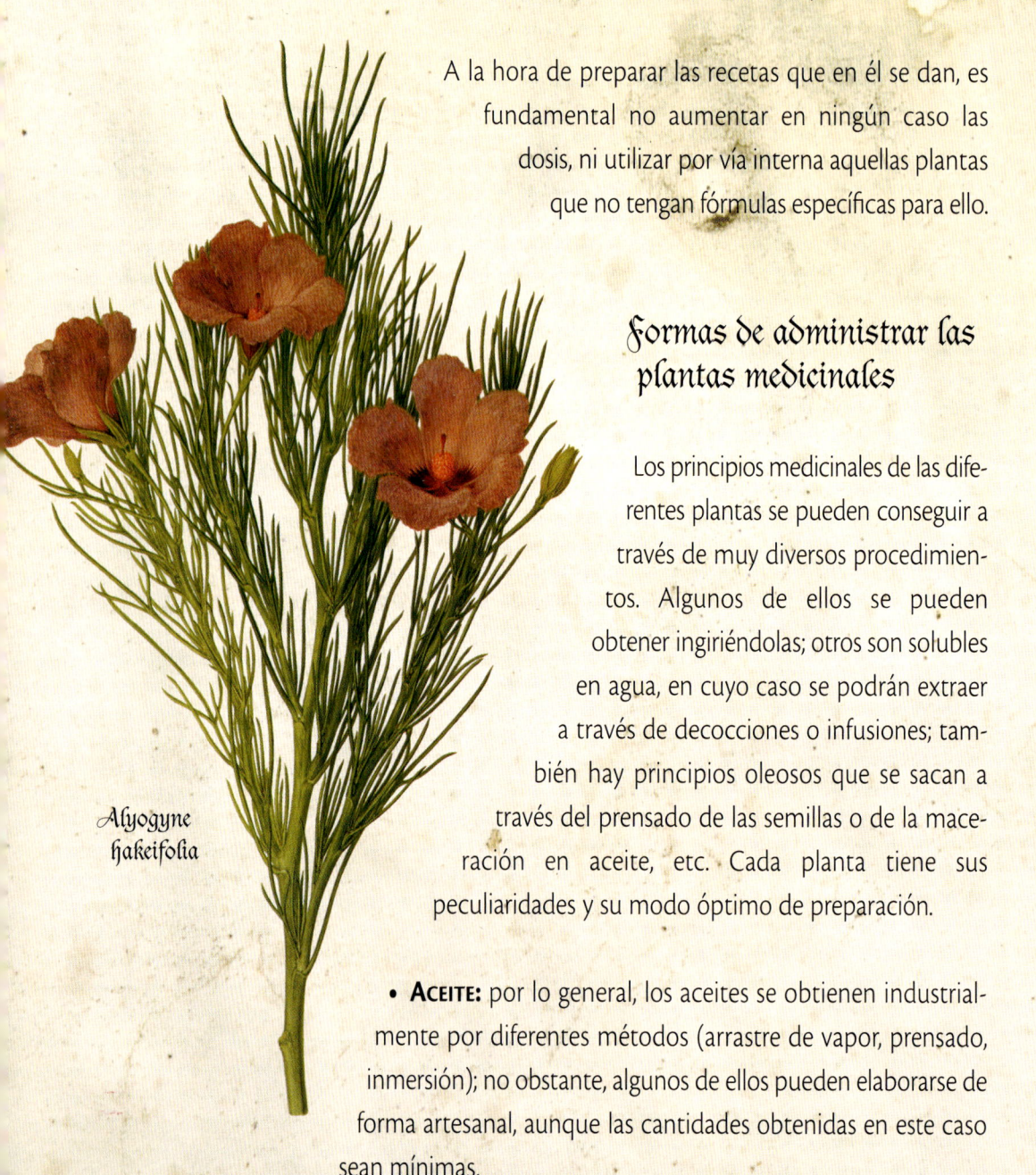

A la hora de preparar las recetas que en él se dan, es fundamental no aumentar en ningún caso las dosis, ni utilizar por vía interna aquellas plantas que no tengan fórmulas específicas para ello.

Formas de administrar las plantas medicinales

Los principios medicinales de las diferentes plantas se pueden conseguir a través de muy diversos procedimientos. Algunos de ellos se pueden obtener ingiriéndolas; otros son solubles en agua, en cuyo caso se podrán extraer a través de decocciones o infusiones; también hay principios oleosos que se sacan a través del prensado de las semillas o de la maceración en aceite, etc. Cada planta tiene sus peculiaridades y su modo óptimo de preparación.

- **Aceite:** por lo general, los aceites se obtienen industrialmente por diferentes métodos (arrastre de vapor, prensado, inmersión); no obstante, algunos de ellos pueden elaborarse de forma artesanal, aunque las cantidades obtenidas en este caso sean mínimas.

Alyogyne hakeifolia

Las semillas oleosas pueden machacarse con un mortero a fin de extraer el aceite que contienen. Hay veces que, más que un uso medicinal, de estos aceites se pueden obtener usos cosméticos muy interesantes.

- **Infusión y tisana:** aunque habitualmente infusión y tisana se empleen como sinónimos, tienen algunas pequeñas diferencias. En la infusión se sumergen las partes de la planta en agua muy caliente, pero sin que haya llegado a hervir (o se vierte el agua sobre la misma); en la tisana, en cambio, se emplea agua que esté recién hervida, dejando reposar después un tiempo.

- **Decocción:** en las decocciones se emplean las partes más duras de las plantas (corteza, raíces, ramas, semillas, etc.), ya que por sus características, los principios activos no se pueden obtener a través de una infusión. El método consiste en hacer hervir en agua las partes que se han de utilizar durante un periodo que va de los cinco a los 20 minutos. Después se cuela y se deja reposar.

- **Maceración:** el procedimiento consiste en sumergir la planta en agua por un periodo de tiempo que puede oscilar desde las seis hasta las 12 horas. En algunos casos se utiliza agua

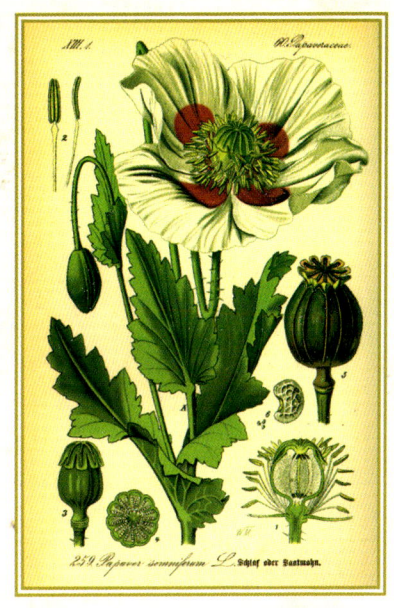

Papaver somniferum

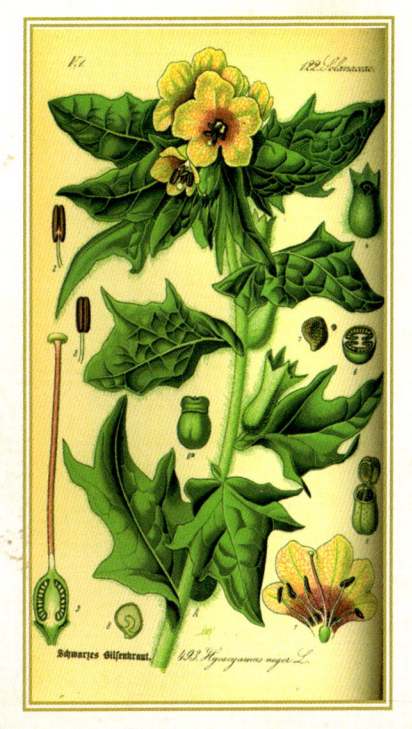

Hyoscyamus niger

hirviendo y luego se deja reposar. En el caso de plantas cuyos principios activos son sensibles al calor, la maceración se hace con agua fría.

- **Zumo:** para obtener el jugo basta con exprimir o licuar la planta o, en algunos casos, machacarla con un mortero. La mejor forma de llevarla a cabo es verter el contenido obtenido en un lienzo limpio para luego exprimirlo.

Los jugos exigen una aplicación inmediata, ya que si se guardan, los principios activos pueden deteriorarse.

- **Cataplasma:** consiste en poner sobre la piel las partes de la planta indicadas, a menudo machacadas previamente, para hacer una pasta que se pueda extender. Es preferible que la cataplasma tenga una temperatura superior a la del cuerpo, pero sin que sobrepase los 50 ºC; esto suma a sus propiedades la acción del calor que, además, abre los poros y facilita su absorción. A veces, no es suficiente con la pasta y hay que ayudarse de lienzos, telas o gasas impregnadas en la planta.

- **Maniluvio y pediluvio:** en los maniluvios y pediluvios (que no es otra cosa que los baños terapéuticos de manos y pies) los principios activos se absorben por ósmosis. De manera

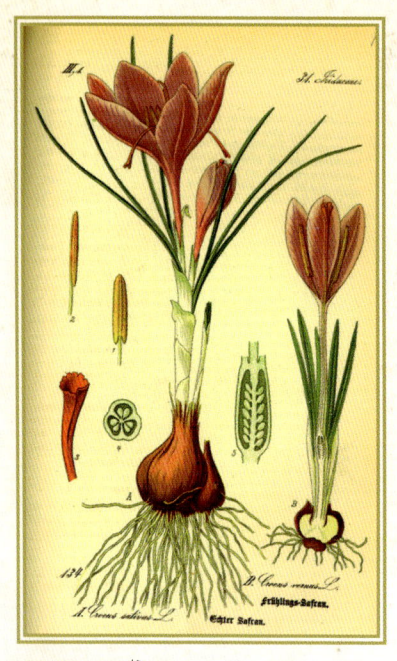

Crocus sativus

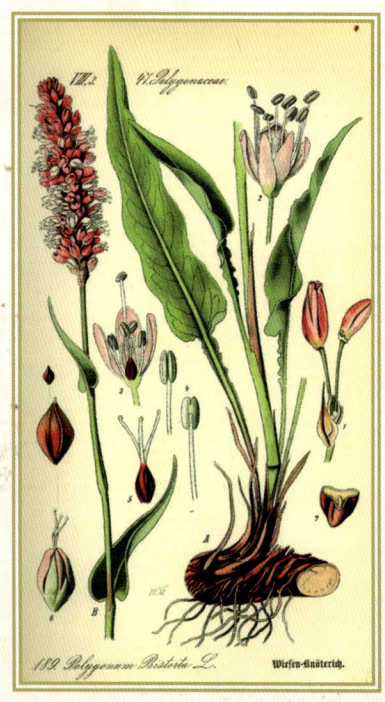

Polygonum bistorta

que atraviesan la piel y son capaces de llegar al torrente sanguíneo desde donde se distribuyen por todo el organismo.

Los pediluvios deben hacerse, preferiblemente, por la mañana y en ayunas. Una vez preparado el baño, los pies deben mantenerse en él durante unos 10 minutos. Siempre son más eficaces si se combinan baños calientes con baños fríos.

Todas las formas de administración están presentes en este herbario, de manera que se incluyen entre los distintos remedios naturales de cada planta expuesta. En ocasiones, no existen remedios naturales para aplicar en casa, sino que se trata de plantas tóxicas e incluso venenosas, que deben tratarse de forma química para extraer sus propiedades. En esos casos, es la industria farmacéutica la que crea distintas medicinas con esos principios activos que de forma natural serían peligrosos. En este libro se mencionan y se explica que no deben consumirse de forma descontrolada.

Los lectores pueden consultar al final de la obra en los índices buscando, según sea su dolencia, cuál será el remedio y la planta más eficaz para combatirla, poniendo la naturaleza al servicio de su salud.

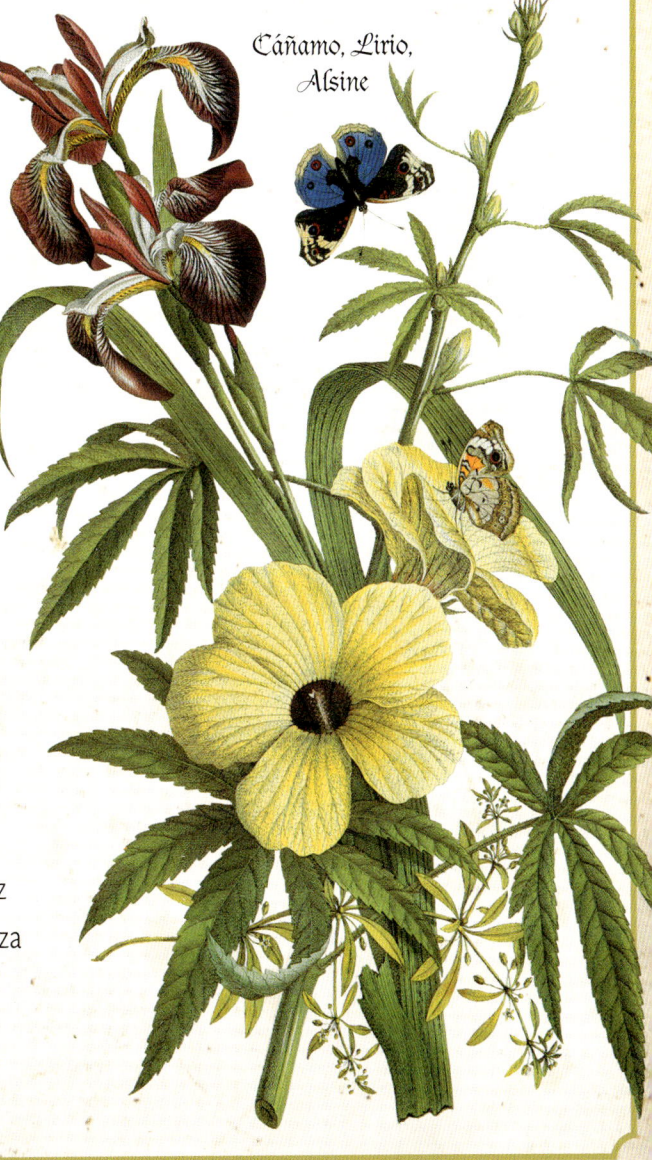

Cáñamo, Lirio, Alsine

Aconitum napellus L.

Acónito, anapelo, herba-tora, matalobos, matalobo de flor azul, verdegambre azul, casco de Júpiter

Planta perenne, lampiña, que puede superar el metro de altura; se encuentra en la zona meridional de Europa y Asia, junto a ríos o en lugares húmedos y sombríos. Su raíz es carnosa, con forma de huso; los tubérculos, que tienen un color pálido al principio, pero que oscurecen a medida que crecen, pueden llegar a los 15 cm. En otoño la planta muere, pero en primavera de su bulbo nacen nuevos brotes.

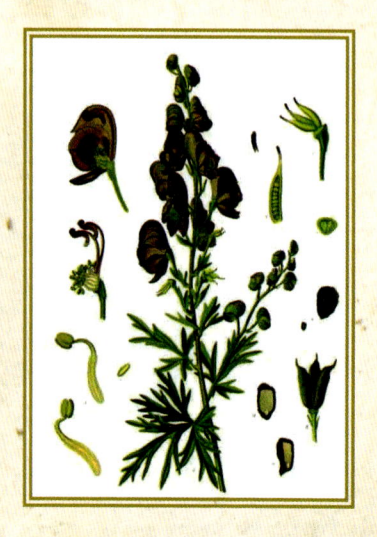

Sus hojas son palmeadas, rígidas y correosas, de color verde brillante en el anverso y más pálidas en la zona del envés. Posee hermosas flores de color azul oscuro o violeta que tienen una característica forma de casco y crecen en racimos. Su fruto contiene numerosas semillas agrupadas de cuatro en cuatro o de cinco en cinco en vainas capsulares.

Las hojas, y sobre todo los bulbos, contienen aconitina, uno de los venenos más potentes del mundo vegetal. Por ello, su recolección se realiza por personal especializado, ya que solo 3 g o 4 g son suficientes para matar a una persona.

Remedios naturales

Tóxico, analgésico, sedante

Dada su alta toxicidad, en la actualidad no se emplea en remedios naturales. Antiguamente se utilizaba para exterminar piojos y sarna del ganado.

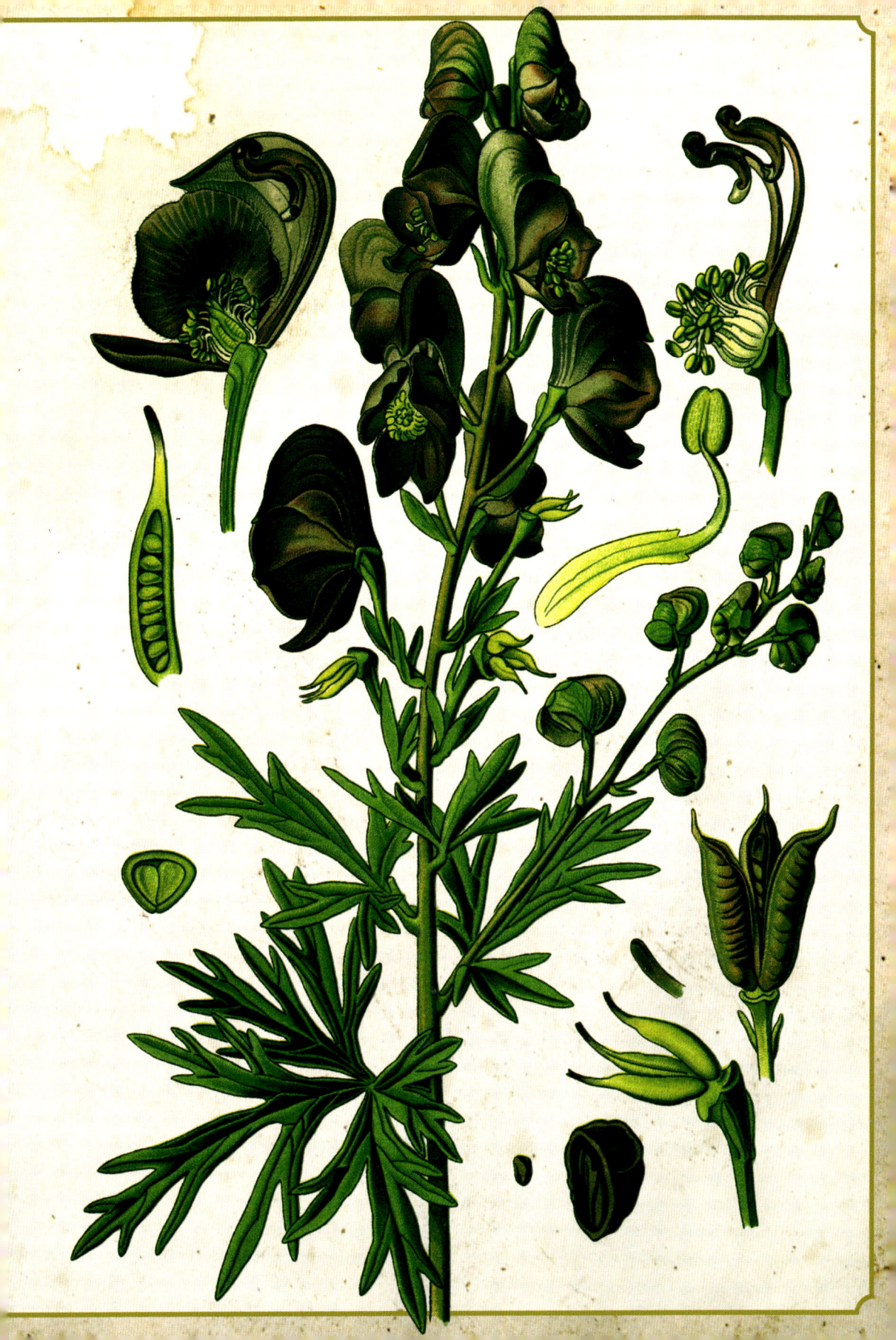

Adonis vernalis L.

Adonis, ojo de perdiz

Planta herbácea y vivaz, de 30 cm a 40 cm de altura, que se encuentra en zonas poco soleadas de Asia y del centro, sur y este de Europa. Tiene un tallo erguido, más grueso en su base, de donde surge una gran cantidad de raíces negras. Sus hojas, distribuidas profusamente, tienen aspecto plumoso y son de un color verde oscuro. Su ápice está rematado por una única flor de color amarillo intenso que solo se abre completamente en los días claros y soleados. Florece en los primeros días de primavera.

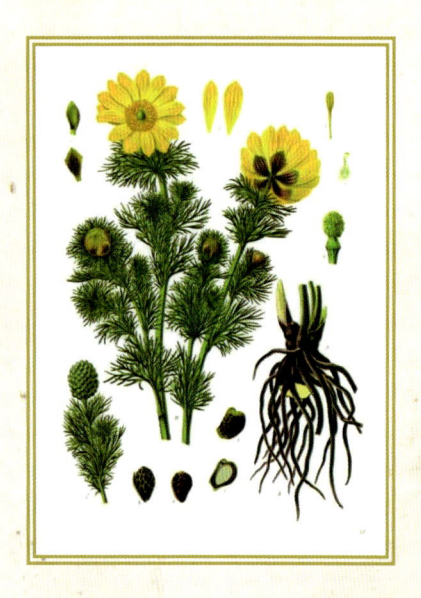

Remedios naturales

Tóxico, diurético, tónico cardíaco, sedante

Todas las partes de la planta son sumamente venenosas, de ahí que no haya remedios naturales hechos a base de adonis. En la industria farmacéutica, en cambio, se hacen diferentes preparados con las partes aéreas de la planta. Se emplea como diurético y como tónico cardíaco, ya que sus efectos son similares a los del digital pero, a diferencia de este, no se acumula en el organismo.

Sobre el sistema nervioso tiene efectos sedantes, por eso se emplea ocasionalmente en el tratamiento de crisis asmáticas e, incluso, de ataques epilépticos.

FRUTO, PÉTALO Y ANTERAS

El fruto con forma de globo tiene un pico o gancho y las anteras están junto al comienzo de los pétalos.

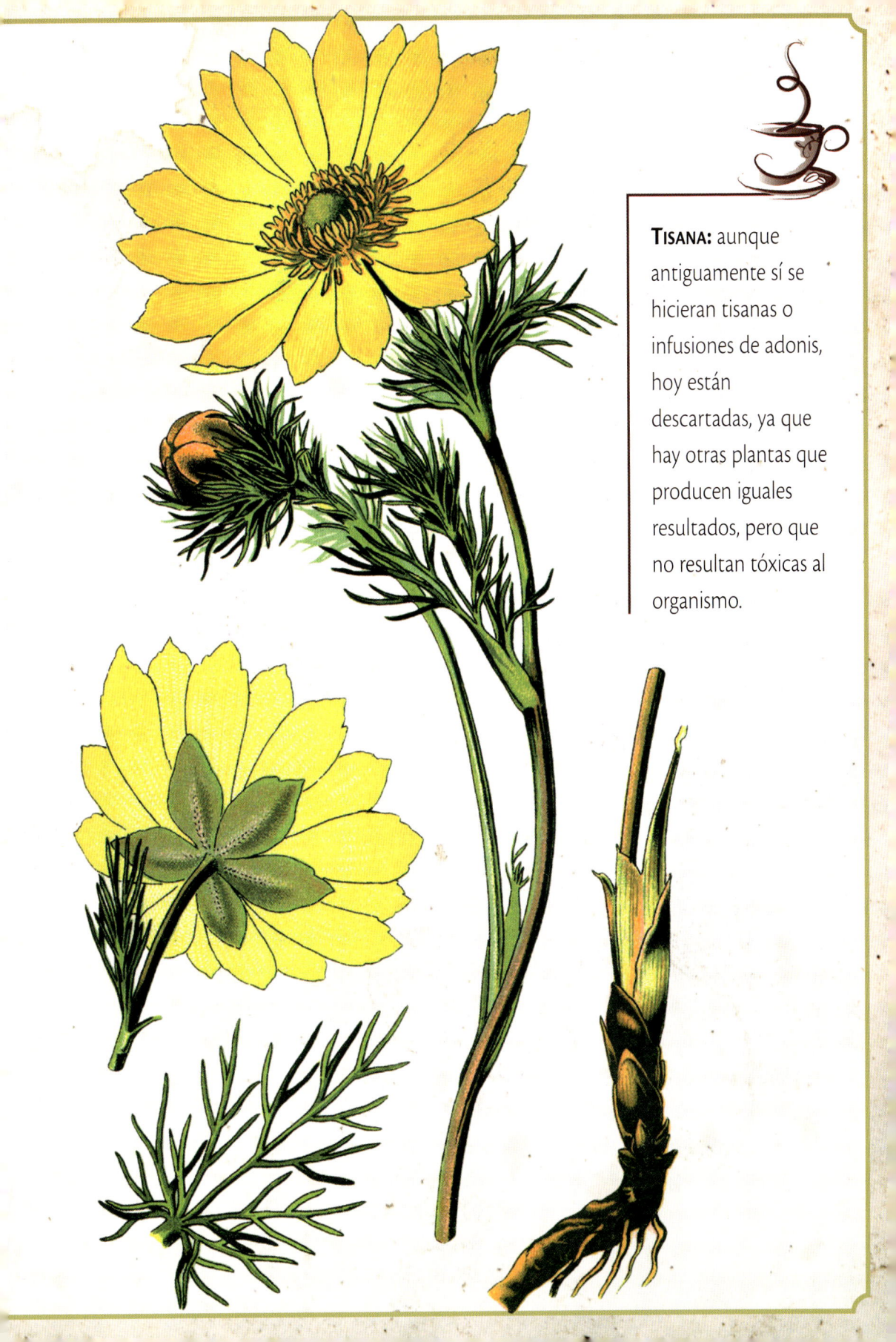

TISANA: aunque antiguamente sí se hicieran tisanas o infusiones de adonis, hoy están descartadas, ya que hay otras plantas que producen iguales resultados, pero que no resultan tóxicas al organismo.

Aesculus Hippocastanum

Castaño de Indias

Árbol caduco natural de India, Asia menor y sudeste de Europa. Tiene tronco erecto y estriado, de color marrón rojizo. Sus hojas son de color verde oscuro, digitadas y con el borde dentado. Las flores son por lo general blancas o rosas y, excepcionalmente, amarillas y se presentan en racimo piramidal. Sus pétalos son ondulados y tienen una característica mancha rojiza en su base. El fruto es una cápsula cubierta de púas cuyo interior se divide de una a tres celdas, que contienen semillas marrones.

Remedios naturales

Hemorroides, varices, piernas cansadas, sabañones, hemorragias, flebitis, celulitis

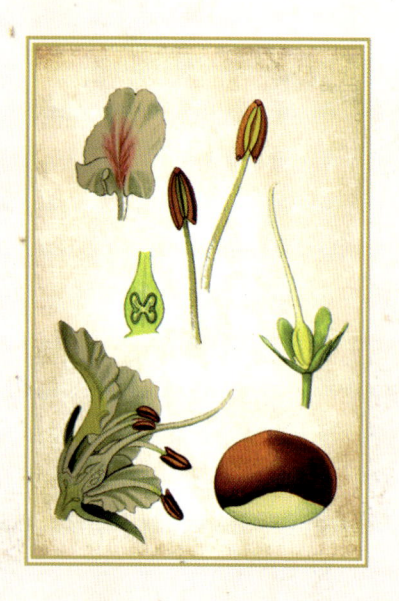

- **INFUSIÓN:** colocar siete semillas en un cazo de acero inoxidable y cubrirlas con agua destilada. Llevar a ebullición mediante un fuego bajo y cocerlas lentamente durante 20 minutos. Dejar enfriar la preparación. Apartar 50 ml en una botella esterilizada de cristal oscuro e incorporarle 50 ml de *brandy*. La dosis y la aplicación son cuatro gotas bajo la lengua o añadidas a un vaso de zumo. Se utiliza como remedio contra el estrés y para apaciguar las preocupaciones.

- **DECOCCIÓN:** hervir lentamente, durante 20 minutos, 60 g de corteza en 2 l de agua. Se emplea en baños de asiento para curar hemorroides. Una cucharadita dos veces al día reduce las varices. Las castañas hervidas y trituradas se aplican sobre los sabañones.

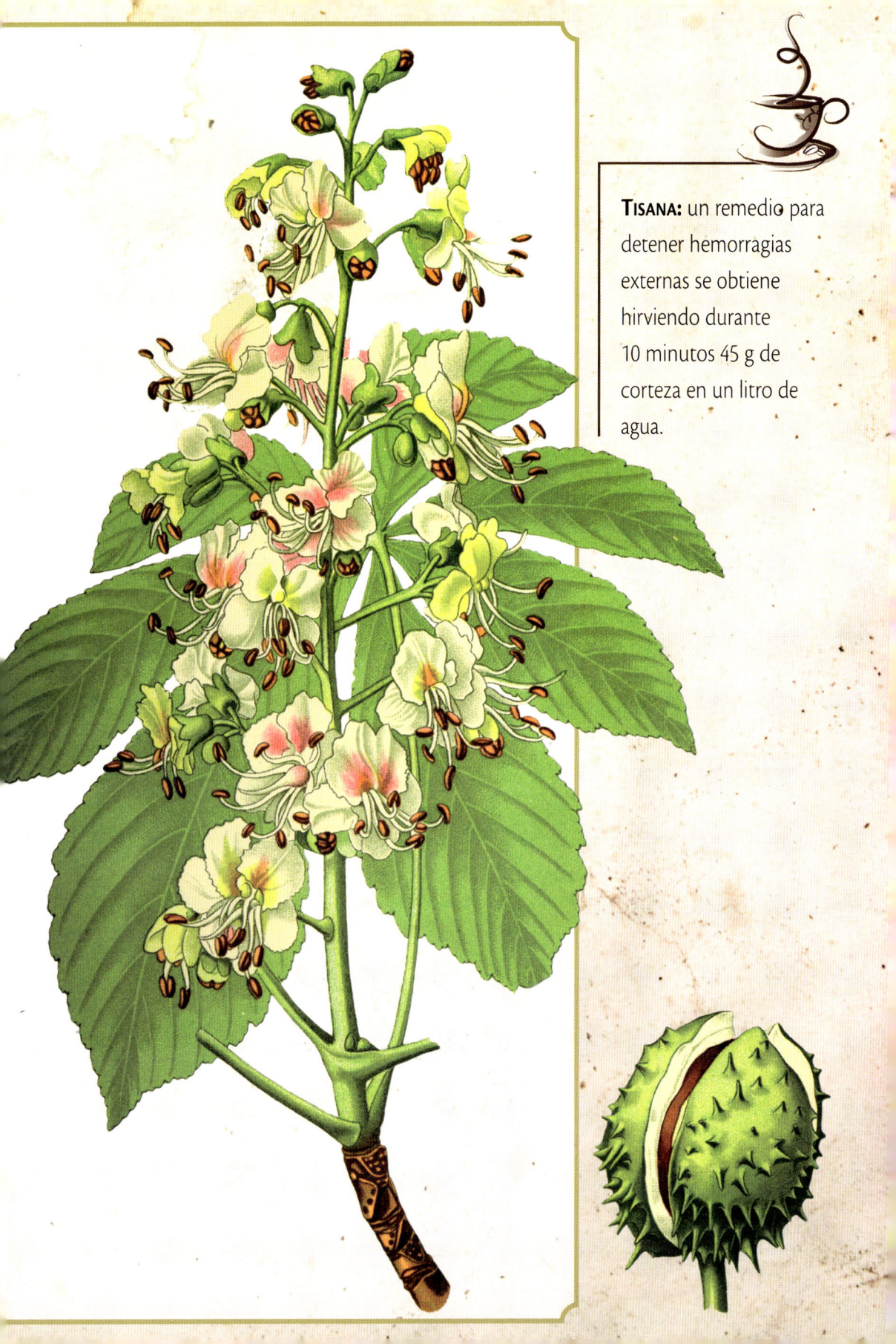

Tisana: un remedio para detener hemorragias externas se obtiene hirviendo durante 10 minutos 45 g de corteza en un litro de agua.

Agrimonia eupatoria L.

Agrimonia, algafil, cerverola, gafeti, hierba de San Guillermo, hierba del podador

Planta de la familia de las rosáceas, originaria de Asia occidental y norte de África, que alcanza hasta un metro de altura. Tiene tallo velloso y hojas foliadas de un color verde intenso en el anverso que se tornan gris ceniza en el envés. En primavera y verano se abren sus numerosas y pequeñas flores amarillas, dispuestas en espiga. Las semillas están rodeadas de pelos retorcidos en forma de gancho que se adhieren al pelaje de los animales facilitando su diseminación. Es muy poco aromática y su sabor es astringente y amargo.

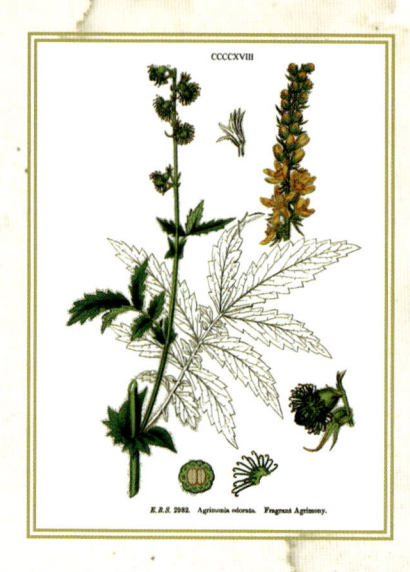

Remedios naturales

Heridas, diarrea, afecciones bucales y de garganta, problemas de riñón y vesícula, jaquecas, indigestión

- **Infusión:** la bebida de agrimonia puede prepararse bien con las hojas secas, con el tallo o con su flor. Se vierte una cucharadita de una de las formas mencionadas en un litro de agua caliente, previamente hervida. Se deja reposar de cinco a 15 minutos y se cuela. Se recomienda beber seis tazas diarias para frenar la diarrea; en menor cantidad, estimula el apetito y actúa como tónico sobre los órganos en general. Esta infusión también se aplica externamente sobre heridas y erupciones cutáneas, pues tiene cualidades astringentes y hemostáticas.

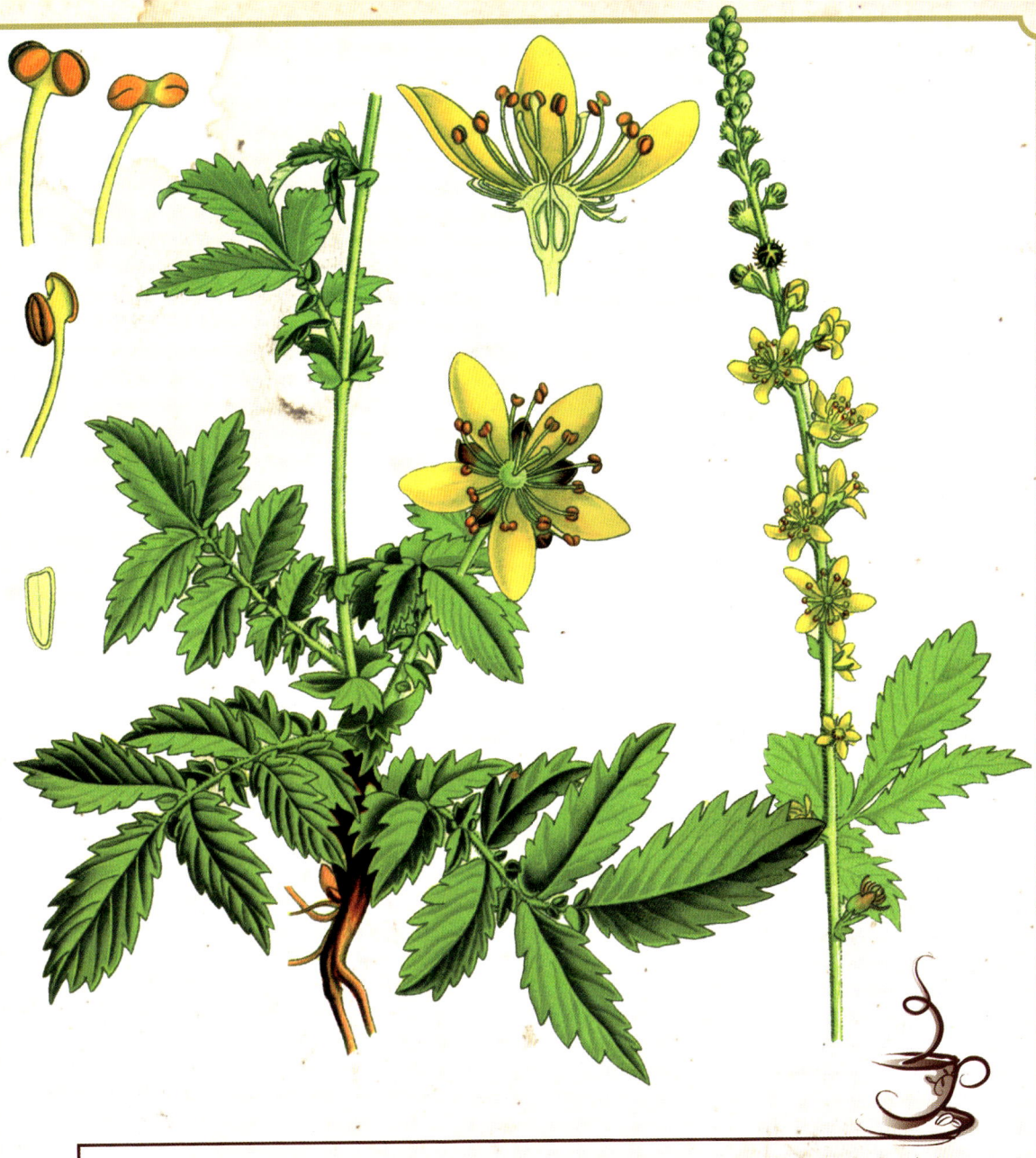

Tisana: las cualidades tónicas de la *Agrimonia eupatoria*, junto a las suavizantes de los pétalos de rosa y las emolientes de la raíz de malvavisco, son ideales para los tratamientos de garganta. Hervir una cucharada de la mezcla y realizar varios gargarismos al día con la tisana templada.

Decocción: contra la jaqueca, poner 10 g de flores en un vaso de agua fría, llevarla a ebullición o macerar 20 g de hojas frescas en alcohol y luego masajear la frente.

Allium nigrum

Ajo

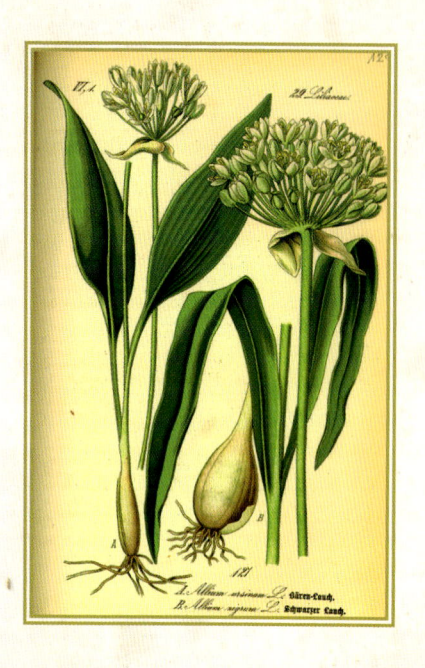

Es una planta perenne, de la familia de las liliáceas, originaria de Oriente, cuya altura puede alcanzar los 150 cm. Su tallo es cilíndrico y recto, pero se curva tras la floración. Sus hojas largas, planas, estrechas y surcadas por nervaduras paralelas, nacen del bulbo. Las flores, que presentan un color blanco-verdoso o, en ocasiones, rosado, son muy poco abundantes y, en ocasiones, inexistentes. El bulbo (cabeza de ajo) está formado por una capa exterior blanca o con tintes morados dentro de la cual se encuentran varios bulbos pequeños (los dientes).

Remedios naturales

Arterioesclerosis, dispepsia, hipertensión, prevención de infecciones y cáncer

- **INFUSIÓN:** un preparado de ajo contra la gripe e infecciones bronquiales consiste en trocear dos dientes de ajo, dejarlos reposar durante 10 minutos, meterlos en una taza y llenarla de agua caliente. Se bebe templado, en ayunas y durante varios días.

- **PEDILUVIO:** hacer una decocción con dos cabezas de ajo en un litro de agua, a fuego lento. Para pies fríos e inflamación renal, se sumergen los pies mientras aún está caliente (alrededor de 40 °C). Los pediluvios de ajo fríos (15 °C) ayudan en caso de estreñimiento y de dolor de cabeza.

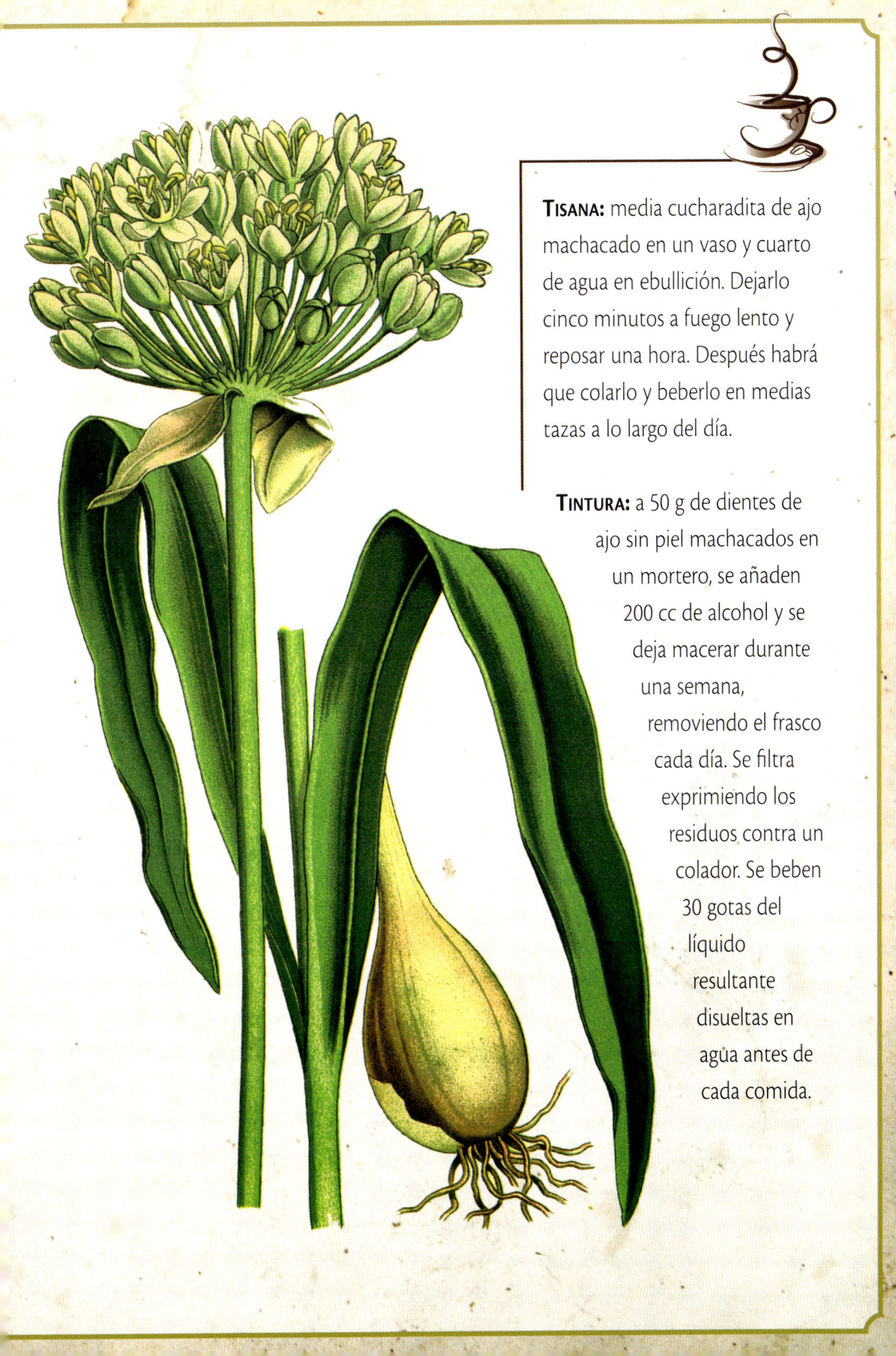

Tisana: media cucharadita de ajo machacado en un vaso y cuarto de agua en ebullición. Dejarlo cinco minutos a fuego lento y reposar una hora. Después habrá que colarlo y beberlo en medias tazas a lo largo del día.

Tintura: a 50 g de dientes de ajo sin piel machacados en un mortero, se añaden 200 cc de alcohol y se deja macerar durante una semana, removiendo el frasco cada día. Se filtra exprimiendo los residuos contra un colador. Se beben 30 gotas del líquido resultante disueltas en agua antes de cada comida.

Aloe succotina / Aloe vera

Aloe

Planta de la familia de las liliáceas, originaria de África oriental y meridional, que se da en climas cálidos. Puede alcanzar los 3 m de altura y de su tallo leñoso nacen hojas muy grandes, carnosas, con una fuerte espina en su extremo, que se agrupan formando rosetones. Contienen una savia mucilaginosa de color blanco. Las flores tubulares, de un color que va desde el amarillo al rojizo pasando por el anaranjado, crecen en un solo racimo en lo alto de la planta. Sus propiedades curativas se manifiestan cuando la planta florece, hacia los tres años de edad.

Remedios naturales

Heridas, enfermedades infecciosas, afecciones de la piel, trastornos digestivos

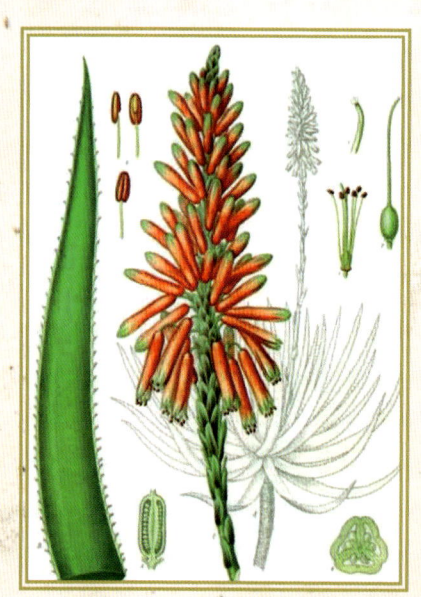

- **INFUSIÓN:** se prepara con una cucharada de la hoja en polvo, que se consigue extrayendo primero su jugo y secando después la pulpa al sol. Se aconseja para evitar malestares en los viajes. Otra bebida suavizante y regenerativa del estómago consiste en hervir dos hojas limpias de aloe machacadas en un litro de leche. Se toma un vaso tres veces al día antes de las comidas.

- **CATAPLASMA:** para heridas, llagas, quemaduras, erupciones y toda necesidad de restablecer el tejido cutáneo, se puede preparar un ungüento de aloe vera rallando sus hojas enteras, machacándolas con un mortero o triturándolas mecánicamente. La pasta resultante se aplica directamente sobre la piel.

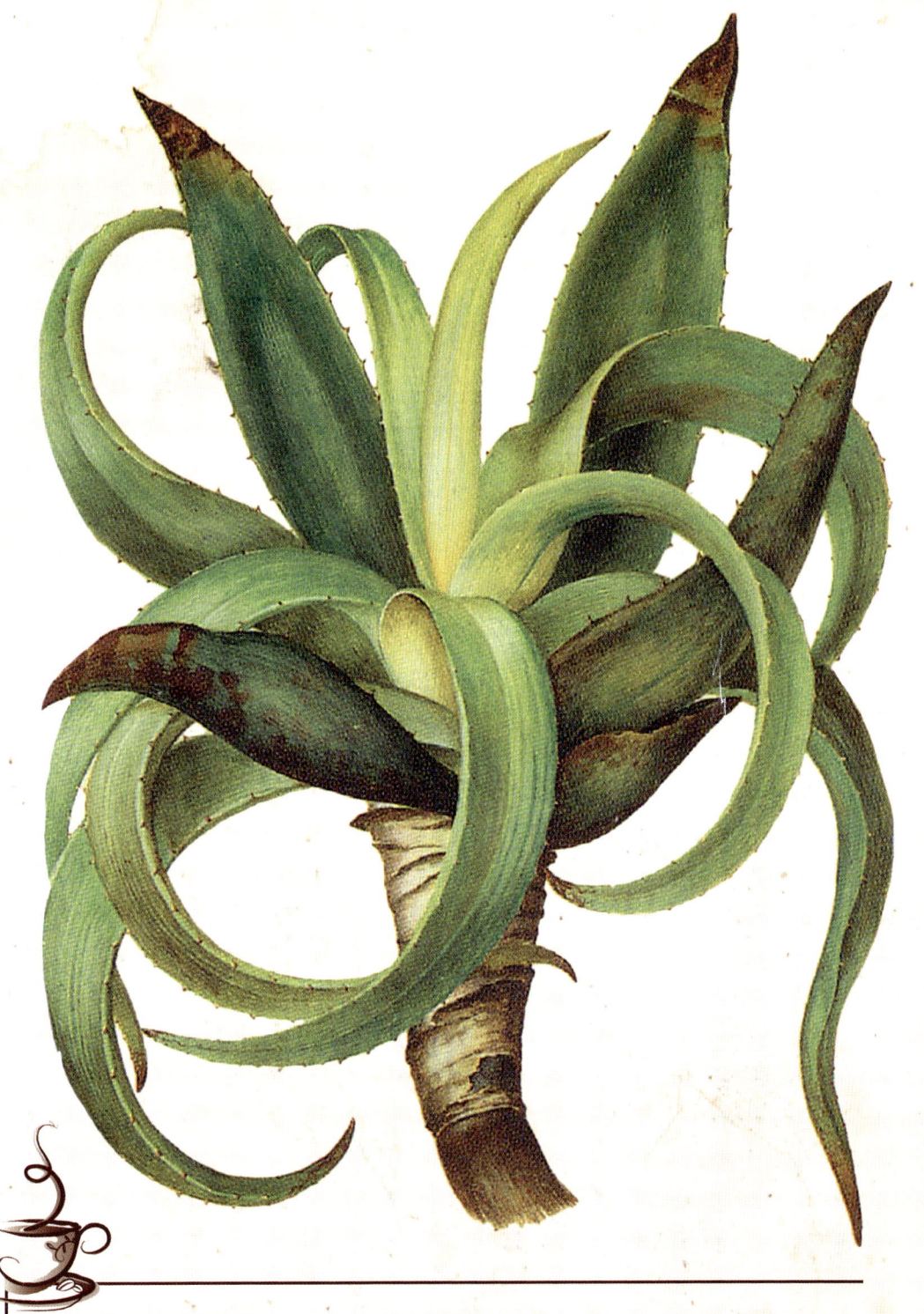

Tisana: combate insomnio, catarros, úlceras y muchos otros problemas de salud. Se prepara licuando la hoja y mezclándola con algún zumo natural de fruta.

Alyogyne hakeifolia

Hibisco rojo

Este arbusto erecto, perteneciente a la familia de las malváceas, es originario del sur de Australia; se encuentra en las llanuras de arenas rojas y en los terrenos de piedra caliza. Puede alcanzar hasta los 3 m de altura y está densamente poblado de hojas finas, de un intenso color verde. Una de sus características es su rápido crecimiento, sobre todo cuando las condiciones ambientales son favorables. El color de sus flores puede variar desde el blanco rosado hasta el púrpura o el malva; también existe la variedad de flores amarillas. Las flores suelen durar solo un día, pero nacen otras constantemente mientras dure el buen tiempo, ya que con el frío se detiene la floración.

Remedios naturales

Hipertensión, depresión, regulador del colesterol, protector del corazón, diurético

- **Infusión:** para regular el sistema nervioso, se dejan reposar cinco minutos tres hojas verdes en un vaso de agua hervida. Como remedio contra el resfriado común, se pone una decena de capullos secos a hervir en medio litro de agua hasta que se reduzca a la mitad. Esta infusión impregnada en una compresa es eficaz para curar las quemaduras solares y también las grietas y úlceras de la piel. También fortalecen la raíz del pelo impidiendo su caída.

- **Decocción:** se hierve media taza de flores secas en medio litro de agua durante cinco minutos. Se deja reposar media hora y después se filtra el líquido en un recipiente. Para conseguir una bebida refrescante, se puede enfriar en el frigorífico. Se endulza con miel de Manuka. Un par de tazas al día tienen la propiedad de calmar la fiebre.

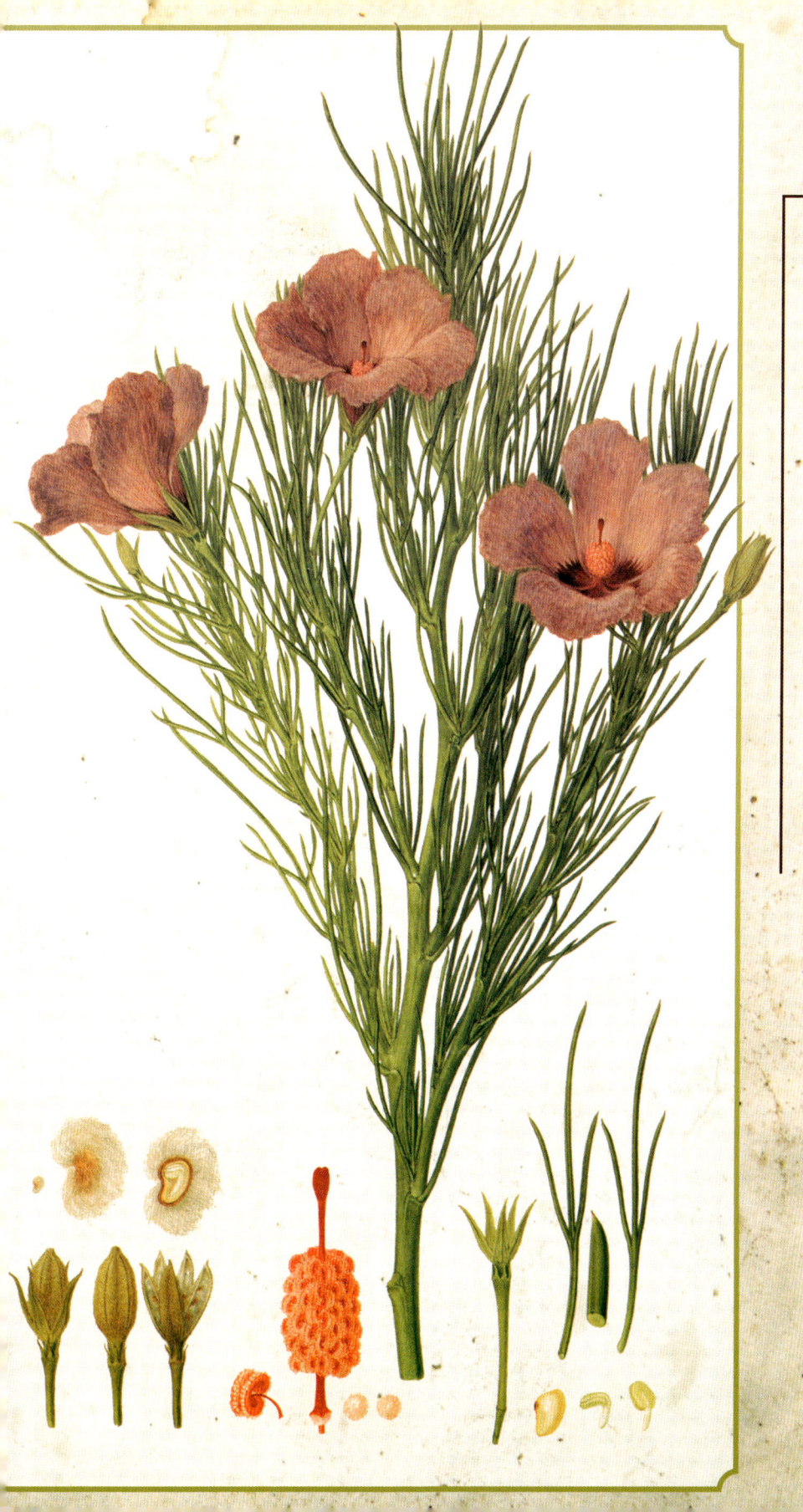

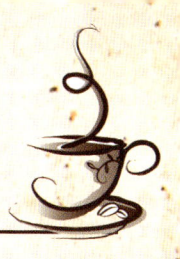

TISANA: se consigue una bebida diurética, digestiva e hidratante añadiendo a un vaso de agua hervida una cucharada de flores secas de hibisco. Se cuela y se mezcla con el zumo de una naranja.

Angelica archangelica L.

Angélica

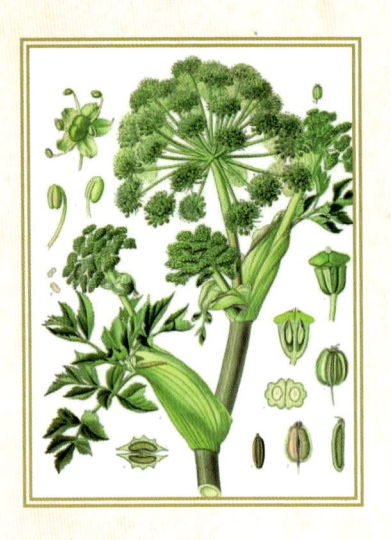

Es una planta herbácea, de la familia de las umbelíferas, originaria del norte de Europa y Asia. Su tallo erguido y muy ramificado habitualmente alcanza entre 1 m y 2 m de altura. Es grueso, acanalado y hueco y en su extremo nacen las flores, blancas o verdosas, distribuidas en forma de umbelas. Sus hojas anchas y lanceoladas (con forma de punta de lanza) durante el primer año de la planta se agrupan formando una roseta en su base. Toda la planta despide un aroma entre picante y dulzón, muy agradable.

Remedios naturales

Inapetencia, flatulencia, reumatismo, agotamiento

- **Infusión:** hervir un litro de agua con 40 g de semillas machacadas. Colar y beber un vaso después de cada comida. Las semillas se pueden sustituir por raíces, en la misma medida. También se puede hervir durante un minuto una cucharadita de la raíz en polvo en un vaso de agua. Beber un vasito dos veces al día.

- **Baño:** un vaso de raíces y un puñado de hojas frescas de angélica en el agua del baño perfuman y relajan. También se consigue un limpiador facial tras la decocción ligera de sus semillas. Para limpiar llagas superficiales, hervir a fuego lento 10 g de raíces en un litro de agua.

- **Vino de angélica:** macerar 50 g de raíces machacadas en un litro de vino tinto y dejar reposar una semana. Una copa antes de cada comida combate la anemia.

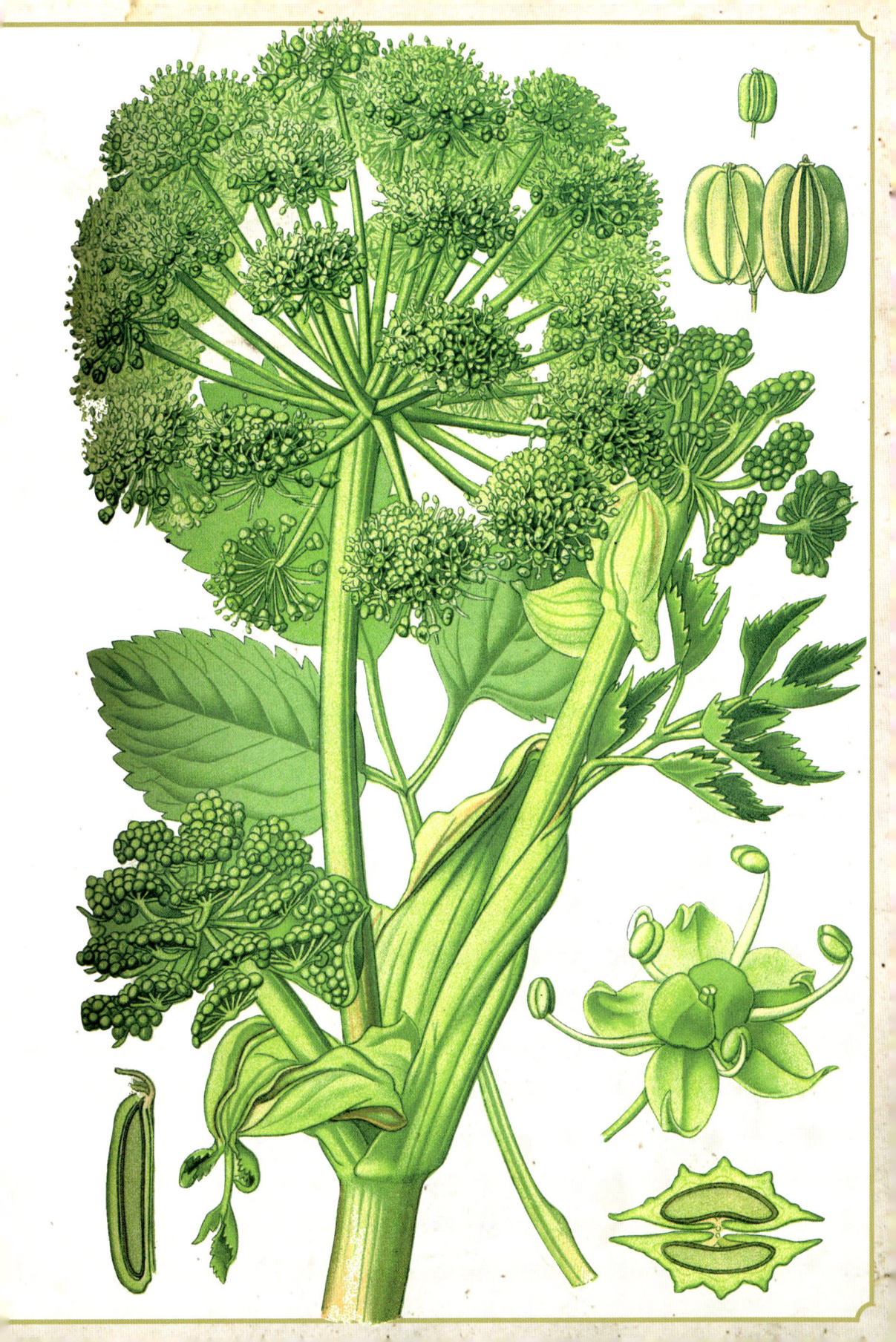

Apium graveolens L. / Levisticum officinalis Koch

Apio común, apio de huerta, apio palustre, apio acuático / apio de montaña

Aunque el apio silvestre es originario de las costas europeas, se cultiva en todo el mundo. Es una planta bienal perteneciente a la familia de las umbelíferas. Su altura oscila entre los 30 cm y los 90 cm; tiene un tallo hueco que, en su parte exterior, presenta estrías longitudinales. Sus hojas, triangulares y dentadas, son de color verde oscuro. Las flores, blancas o verdosas, de distribuyen en umbelas. El apio se reconoce fácilmente por su aroma característico.

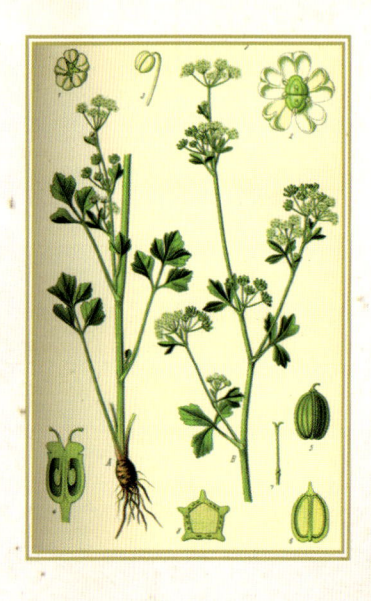

Remedios naturales

Problemas de riñón, indigestión, trastornos nerviosos, caspa

- **Infusión:** un apio entero, troceado y hervido en 1,5 l de agua está indicado para la insuficiencia renal, la anemia y la fiebre. Se beben tres tazas al día durante una semana. Para la artrosis, se añade al agua hirviendo una cucharadita de romero y una rama de apio; se tapa, se deja reposar 15 minutos y se bebecon zumo de limón. Esta misma mezcla se utiliza para tratar la afonía mediante gargarismos. También en forma de compresas sobre partes doloridas por la artrosis. Otra opción es hacer las infusiones con las semillas.

- **Decocción:** cuatro ramas de apio con cebollas, zanahoria y perejil hervidos en un litro de agua durante 20 minutos consiguen un caldo que se toma durante las comidas principales. Depura el organismo y previene las venas varicosas. El agua de apio hervido, en enjuagues capilares, ayuda a eliminar la caspa.

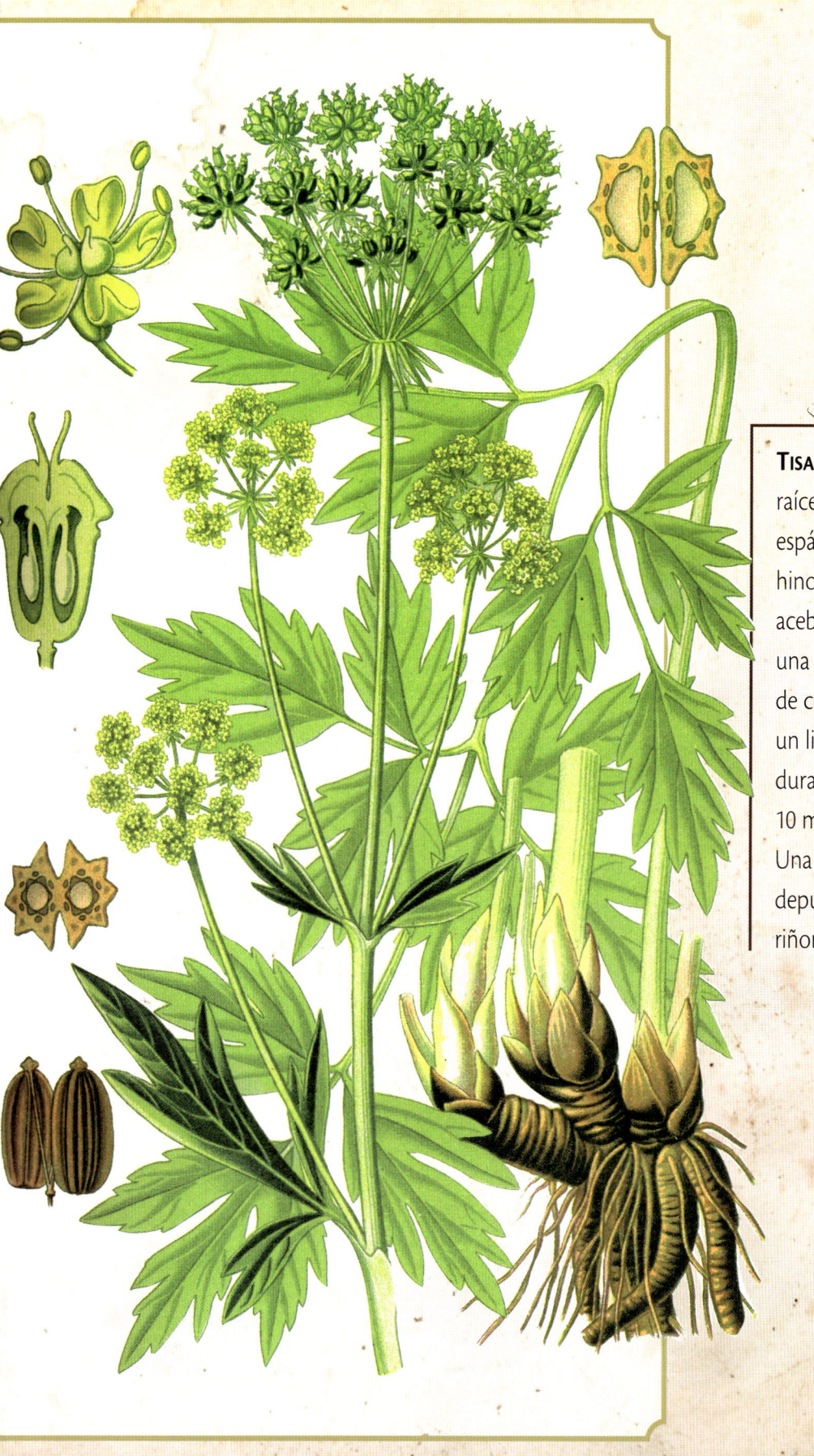

Tisana: de raíces de apio, espárrago, hinojo, perejil y acebo. Hervir una cucharadita de cada una en un litro de agua durante 10 minutos. Una taza diaria depura los riñones.

Arctostaphylos uva-ursi Spreng

Gayuba, alluva, aguadilla, gorrincha, bujarolla

Es un subarbusto leñoso, rastrero, propio de los bosques de montaña de toda Europa, a excepción del sudeste. Pertenece a la familia de las ericáceas y mide entre 15 y 30 cm. Posee tallos rastreros largos; sus pequeñas hojas son gruesas, coriáceas ovales y duras; más oscuras por el anverso que por el reverso. Sus flores son rosadas, en forma de farolillo, se agrupan en racimos colgantes.

Sus frutos globulosos, que alcanzan entre 5 mm y 6 mm, adquieren un intenso color rojo al madurar. Sus nombres griego, *Arctostaphylos*, y latino, *uva-ursi*, hacen referencia a la forma del fruto, similar a un racimo de uvas.

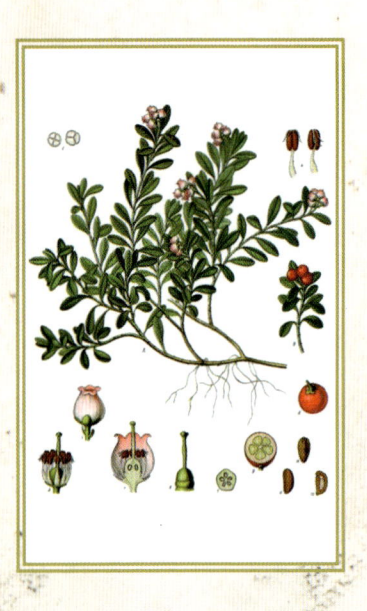

Remedios naturales

Antiasmático, bronquitis, gota, infecciones urinarias, escorbuto, jaquecas, ciática, edema, tónicos hepático, estomacal e intestinal

- **INFUSIÓN:** poner a calentar un vaso de agua y retirarlo del fuego cuando rompa a hervir. Echar en una taza una cucharadita de hojas secas de gayuba y añadir el agua. Dejar siete minutos de reposo y filtrar las hojas. Beber hasta dos tazas diarias.

- **CATAPLASMA:** poner las hojas al sol para secarlas y luego pulverizarlas. Mezclarlas con una cucharadita de agua hasta conseguir una textura cremosa. Aplicarlo sobre las heridas externas para que cicatricen. También se puede cocer un puñado de hojas secas en un litro de agua y aplicar el líquido sobre la piel.

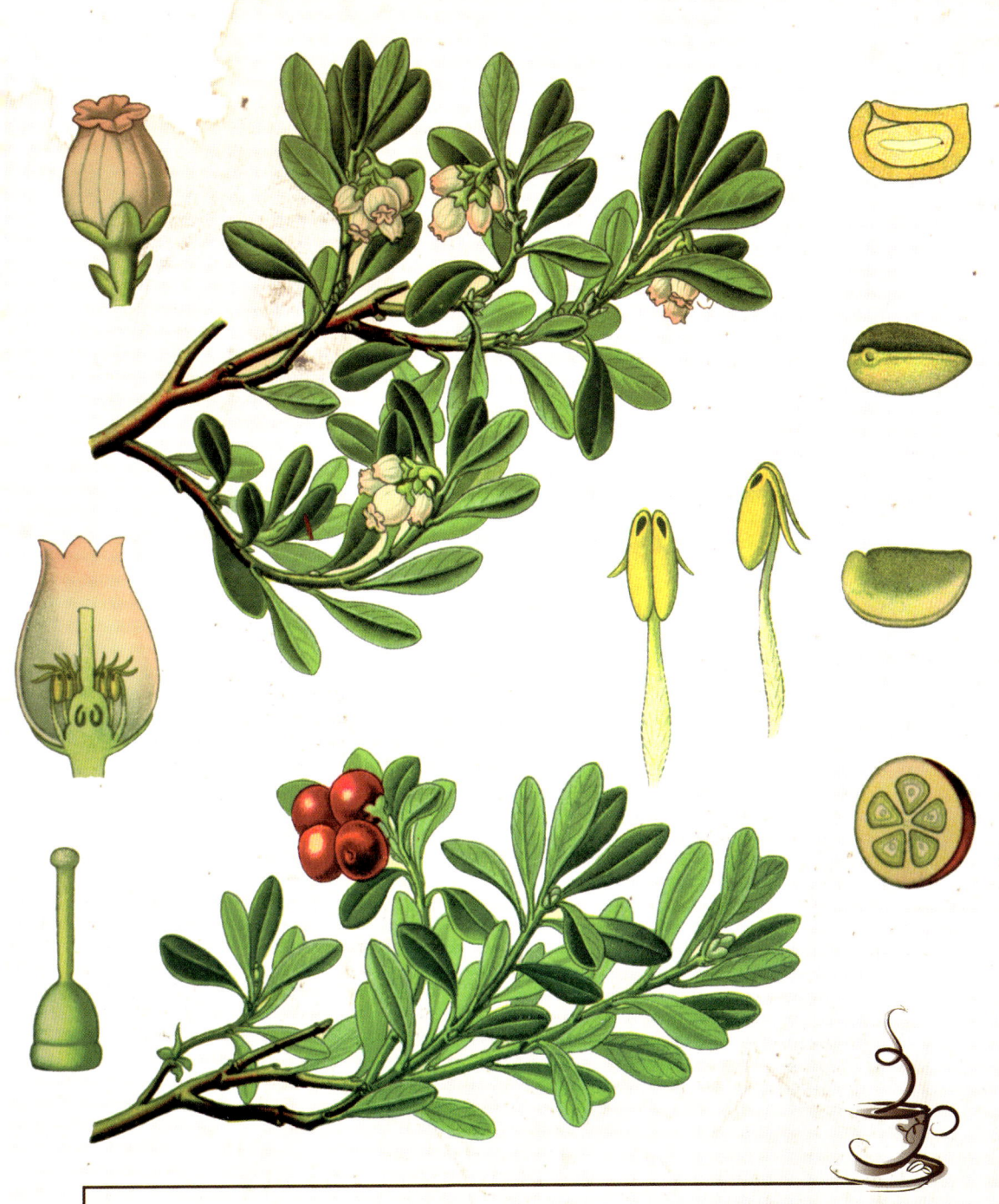

Tisana: se hierve una cucharada de gayuba en dos vasos de agua hasta que el líquido se reduzca a la mitad. Esta decocción extrae fácilmente las propiedades medicinales de la planta y se puede usar como tónico o en afecciones respiratorias o urinarias.

Arnica montana L.

Árnica, estornudadera, hierba santa, hierba de las caídas, tabaco de montaña

Esta planta vivaz, de la familia de las compuestas, es una especie de margarita de montaña que se encuentra en toda Europa. Habita en regiones situadas entre los 600 m y los 2.800 m de altitud y mide entre 20 cm y 60 cm. Presenta un tallo erguido y velloso con dos hojas suaves al tacto que nacen en su parte media y otras que, en su base, forman una roseta. Sus flores, de un color amarillo anaranjado, despiden un fuerte y característico aroma. En muchos países europeos es una especie protegida.

Remedios naturales

Antiinflamatorio, dolores musculares, contusiones, esguinces, artritis, estrías, eczemas, acné

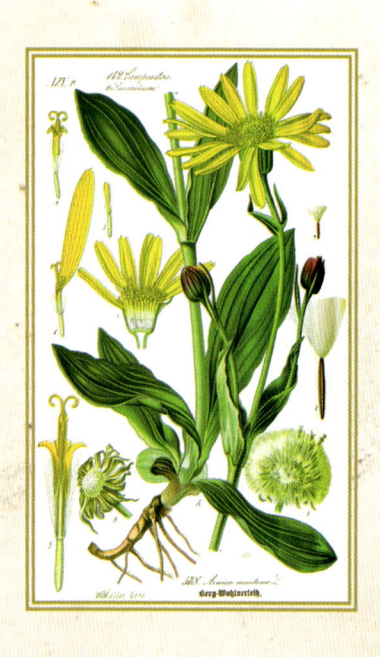

- **Infusión:** hervir un vaso de agua y verterla sobre una taza en la que se habrá echado una cucharadita de la planta seca. Este preparado no se ingiere; se usa únicamente sobre la piel en la zona afectada, siempre y cuando no haya herida. La infusión de una cucharadita de las flores por taza disuelve las moraduras cutáneas. Puede emplearse también para realizar gargarismos y enjuagues bucales a fin de tratar problemas en las encías y llagas, así como anginas y faringitis. Lavarse la cara con la infusión previene granos y puntos negros y reduce los problemas de acné.

- **Tintura:** tres gotas de maceración de 20 g de flores secas en 100 g de alcohol durante 10 días cura los esguinces y los trastornos circulatorios.

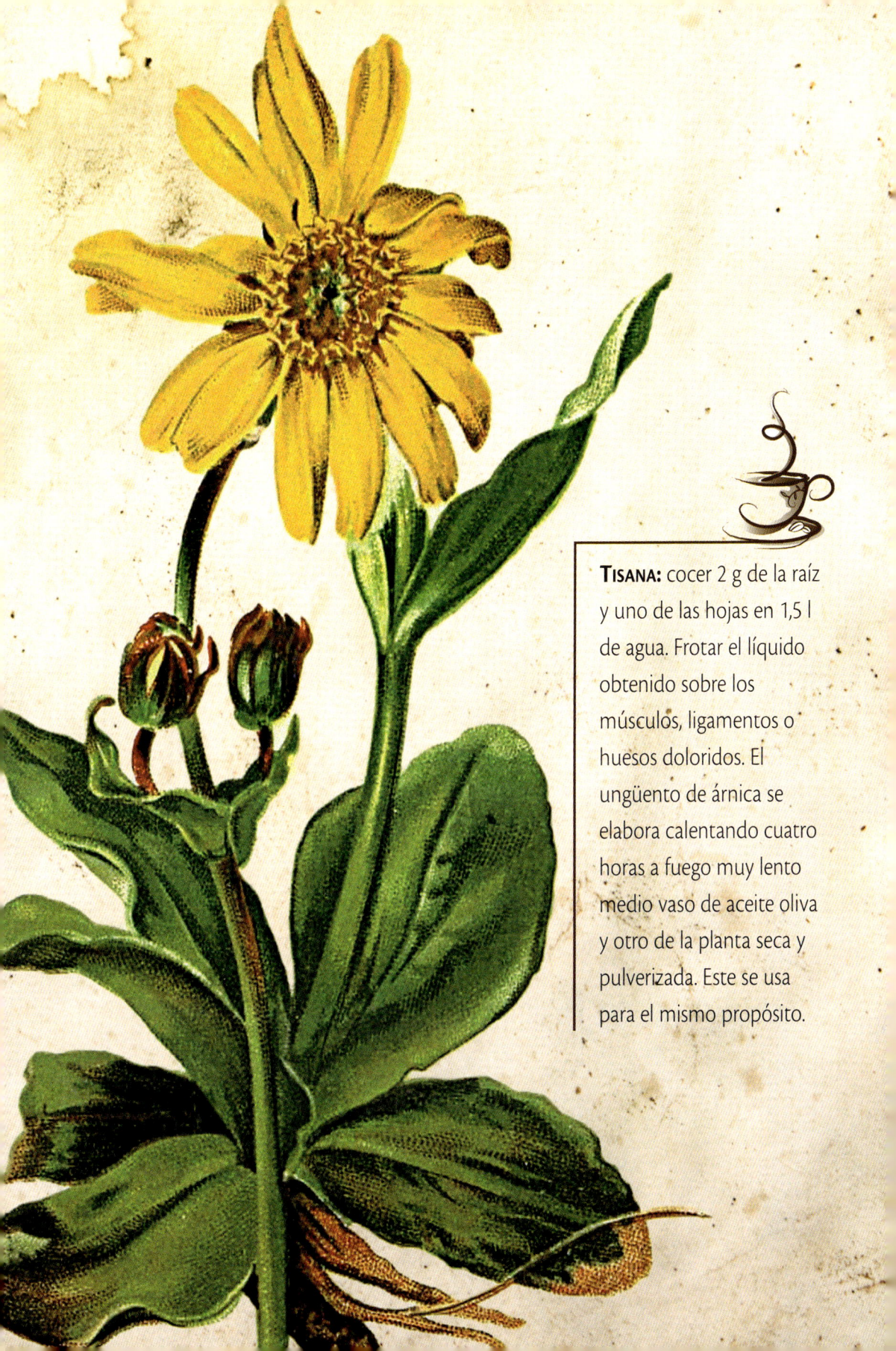

Tisana: cocer 2 g de la raíz y uno de las hojas en 1,5 l de agua. Frotar el líquido obtenido sobre los músculos, ligamentos o huesos doloridos. El ungüento de árnica se elabora calentando cuatro horas a fuego muy lento medio vaso de aceite oliva y otro de la planta seca y pulverizada. Este se usa para el mismo propósito.

Artemisia vulgaris L.

Artemisa, artemisia

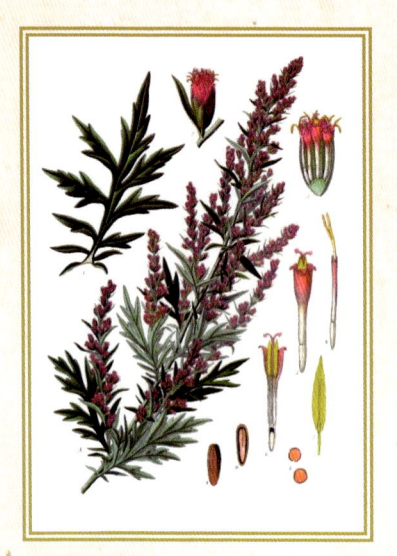

Es una planta herbácea, de hoja perenne, originaria de las zonas templadas del hemisferio norte. Su altura oscila entre 1 m o 2 m aunque, en raras ocasiones, llega a los 2,5 m. Sus raíces son leñosas, mientras que su tallo erecto, de tono purpúreo, es duro y ligeramente estriado. Tiene hojas verdinegras que presentan en el envés pelos blancos. Sus flores, muy pequeñas y de color amarillo o rojo oscuro, se abren en racimo en el verano. En zonas donde se cultiva forraje es despreciada porque amarga la leche de los animales que se alimentan de ella.

Remedios naturales

Bronquitis, resfriados, hemorragias nasales, parásitos intestinales, trastornos nerviosos, trastornos menstruales, lombrices, diarrea

- **Vino de artemisa:** sumergir 30 g de la planta en un vaso de agua fría durante un día. Añadir un litro de vino blanco y dejar reposar una semana. Actúa sobre parásitos intestinales y como relajante.

- **Infusión:** hervir un litro de agua y echarlo sobre 20 g de flores secas. En cantidades menores, diluir una cucharadita de polvo de artemisa en una taza de agua en ebullición y dejar reposar 10 minutos antes de beberla. Para atenuar los dolores menstruales y fortificar la matriz se beben dos vasos de infusión los tres días antes de la menstruación. Para conseguir efectos sedantes, una infusión tres veces al día, aunque su toxicidad desaconseja un uso continuado.

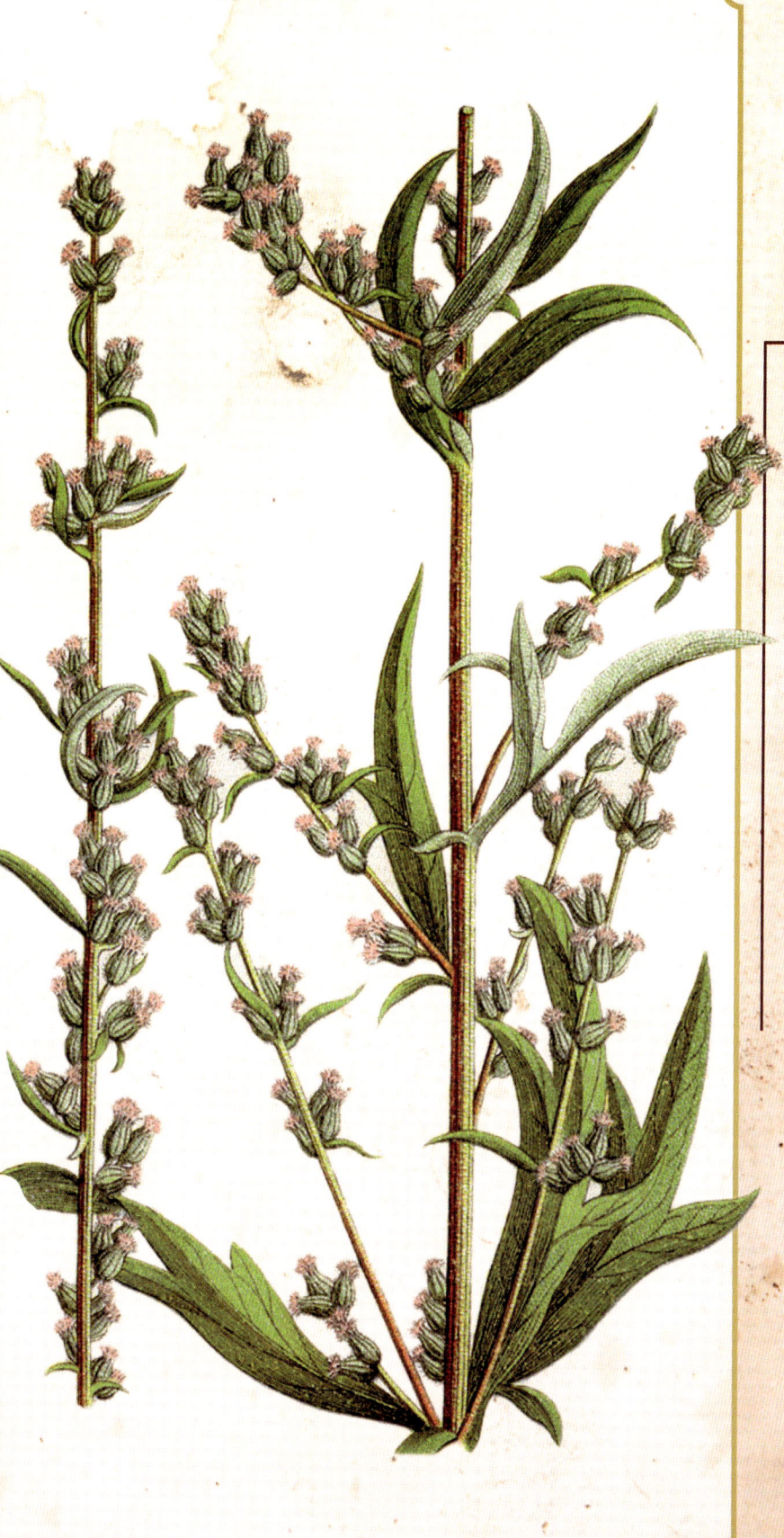

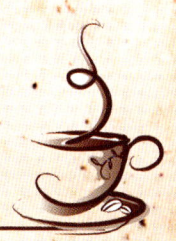

Decocción: emplear 50 g de la planta por litro de agua. El líquido obtenido, caliente, se aplica con compresas sobre zonas contracturadas o con dolores reumáticos. El mismo vapor que desprende la decocción se puede aprovechar para realizar vahos terapéuticos.

Artemisia absinthium L.

Ajenjo, alosna, artemisa amarga, incienso de Andalucía

Esta planta vivaz, que alcanza entre 40 cm y 80 cm de altura, abunda en terrenos secos y cunetas del sur de Europa. Tiene un rizoma leñoso y duro y está recubierta enteramente por un fino vello blanco que le da un aspecto plateado. Su tallo es firme y frondoso. Las hojas tienen en el envés unas glándulas productoras de aceite; las que se encuentran en su base son grandes y las del extremo superior, frecuentemente, no tienen pecíolo. Sus flores de color amarillo pálido son tubulares y su fruto contiene una única semilla.

Remedios naturales

Tónico estomacal, parásitos intestinales, trastornos hepáticos

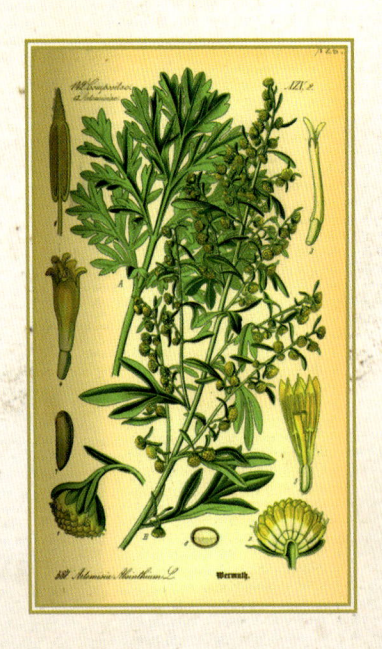

- **INFUSIÓN:** poner media cucharadita de hierba seca por vaso de agua hervida. Dejar reposar 10 minutos y beberla antes de las comidas o después de ellas, según si se busca un efecto aperitivo o más bien digestivo.

- **BAÑO:** un puñado de la planta seca en el baño desinfecta la piel. Dos cucharadas en una palangana de agua templada sirven para realizar pediluvios que eliminan la sudoración de los pies. La misma cantidad se recomienda para realizar baños de asiento contra las hemorroides.

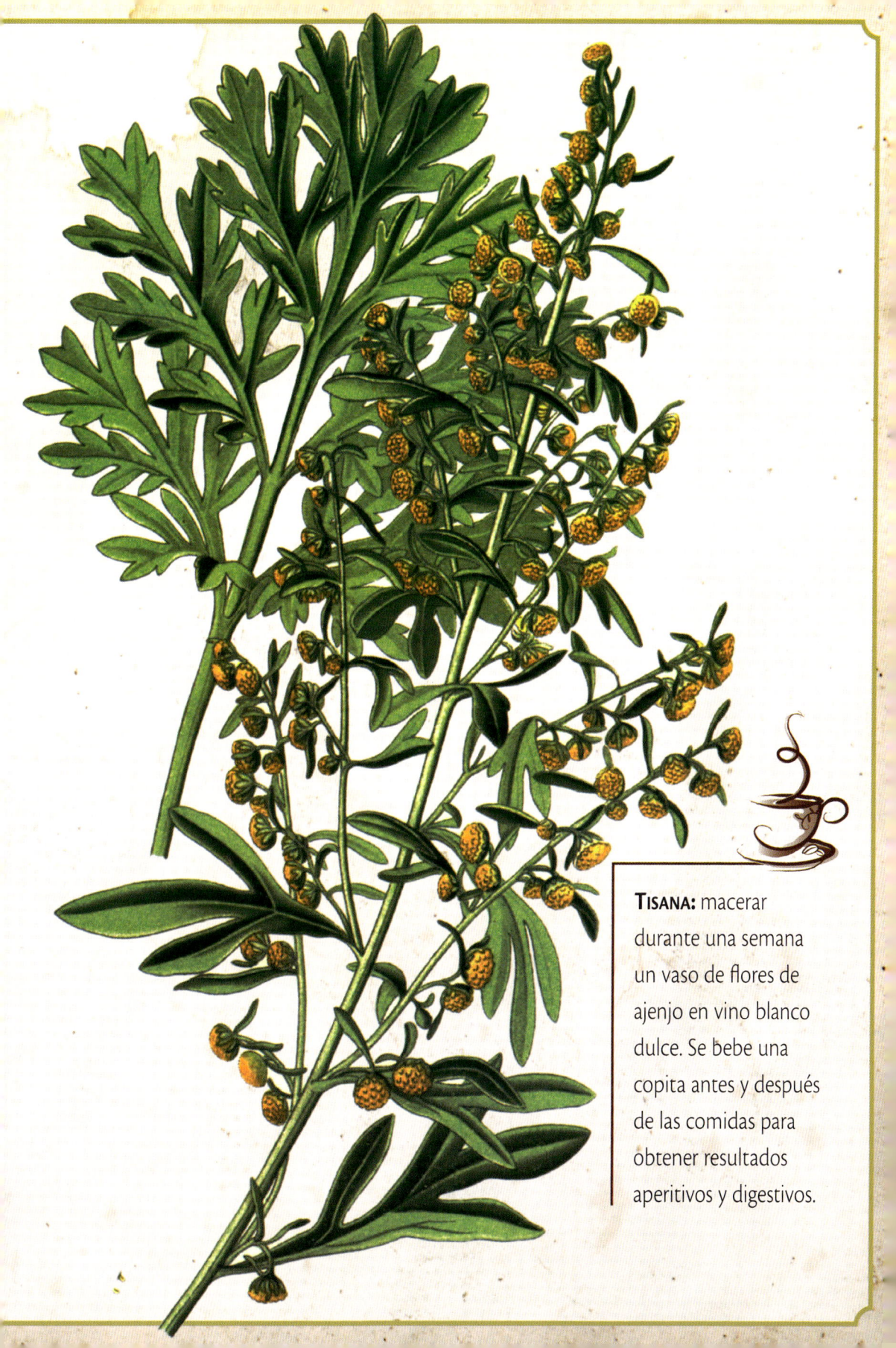

Tisana: macerar durante una semana un vaso de flores de ajenjo en vino blanco dulce. Se bebe una copita antes y después de las comidas para obtener resultados aperitivos y digestivos.

Asperula odorata L.

Hepática estrellada, asperilla, aspérula olorosa, rubia menor, reina de los bosques

Es una planta vivaz cuya altura oscila entre los 10 cm y los 30 cm de altura, que crece en toda Europa, sur de Asia y norte de África. Sus hojas brotan de los nudos del tallo en grupos de cuatro a ocho; son opacas, lanceoladas, terminadas en punta y están bordeadas por pequeños aguijones. Sus pequeñas flores blancas tubulares tienen un penetrante aroma y sus frutos están recubiertos por pelos retorcidos con forma de gancho que se enredan en el pelo de los animales favoreciendo la diseminación de la especie.

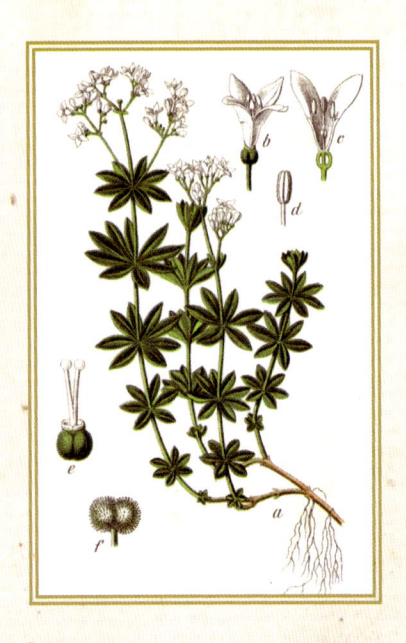

Remedios naturales

Trastornos digestivos, diurético, antiespasmódico, trastornos hepáticos, baños oculares

- **Infusión:** se prepara con 10 g de hojas y extremos floridos secos por taza de agua. Para secar la planta, tras haberla cortado, se coloca en la sombra o en un secadero a 40 ºC. No se debe exceder la dosis porque puede producir vómitos y mareos. Beber ocasionalmente un máximo de dos tazas diarias.

Con la infusión de 100 g de la planta por litro de agua hervida, después de filtrado y endulzado con miel, se hacen gargarismos.

- **Pediluvio y maniluvio:** se realizan baños de pies y manos relajantes del sistema nervioso hirviendo un puñado de la planta en un litro de agua. Antes de utilizar el líquido, se deja reposar durante 15 minutos y se cuela. Con una infusión de 40 g de la planta por litro de agua hervida se hacen baños oculares.

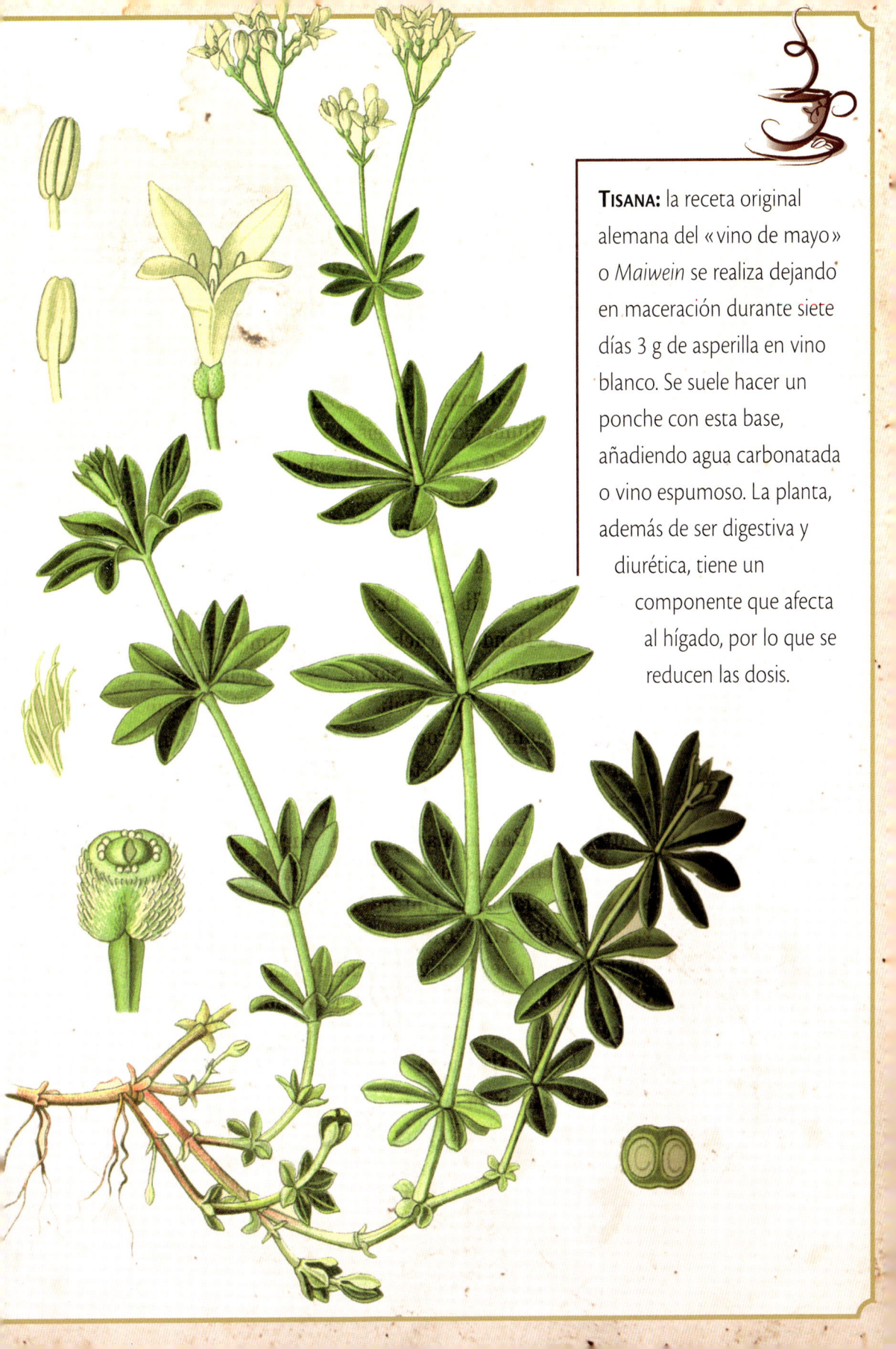

Tisana: la receta original alemana del «vino de mayo» o *Maiwein* se realiza dejando en maceración durante siete días 3 g de asperilla en vino blanco. Se suele hacer un ponche con esta base, añadiendo agua carbonatada o vino espumoso. La planta, además de ser digestiva y diurética, tiene un componente que afecta al hígado, por lo que se reducen las dosis.

Atriplex hortensis L.
Armuelle, espinaca silvestre, serrón

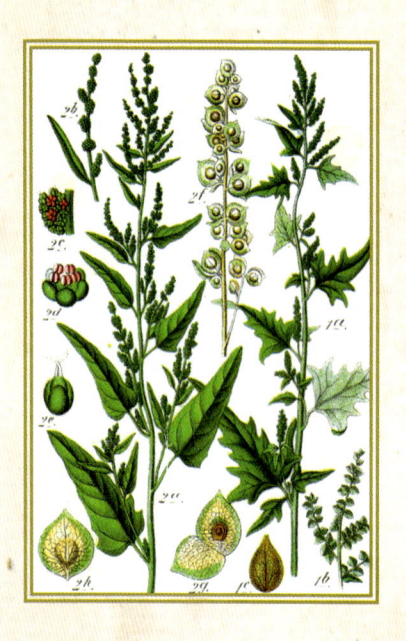

Planta anual, resistente y erecta, que en su madurez alcanza los 2 m de altura. Aunque es originaria de Tartaria, en el este de Asia, crece espontáneamente en otras regiones. Sus grandes hojas pueden ser verdes, verde-amarillentas, rojas o moradas; tienen forma de punta de flecha, con bordes sinuosos o dentados y se unen a la rama por un pecíolo que es más corto en las ramas superiores. Sus flores son pequeñas y forman una inflorescencia en espiga; sus frutos son rojos o negros. Esta planta se ha cultivado para consumo alimenticio; su sabor es más suave y menos ácido que el de las espinacas.

Remedios naturales

Agotamiento, metabolismo lento, intoxicación, estreñimiento, gota

- **Infusión:** para activar el metabolismo, poner un puñado de hojas en medio litro de agua durante 10 minutos. Beber dos tazas al día en ayunas. Se puede complementar ingiriendo la misma planta fresca, ya que no tiene ninguna toxicidad, sobre todo si es de cultivo biológico.

- **Decocción:** como toda la planta es comestible, se pueden preparar diferentes platos con ella. Se cuecen las hojas en agua junto con otros alimentos, como zanahoria o nabo. Se aliña con aceite y se sala al gusto. Las semillas se sirven machacadas en sopas, o se añaden a la masa de pan.

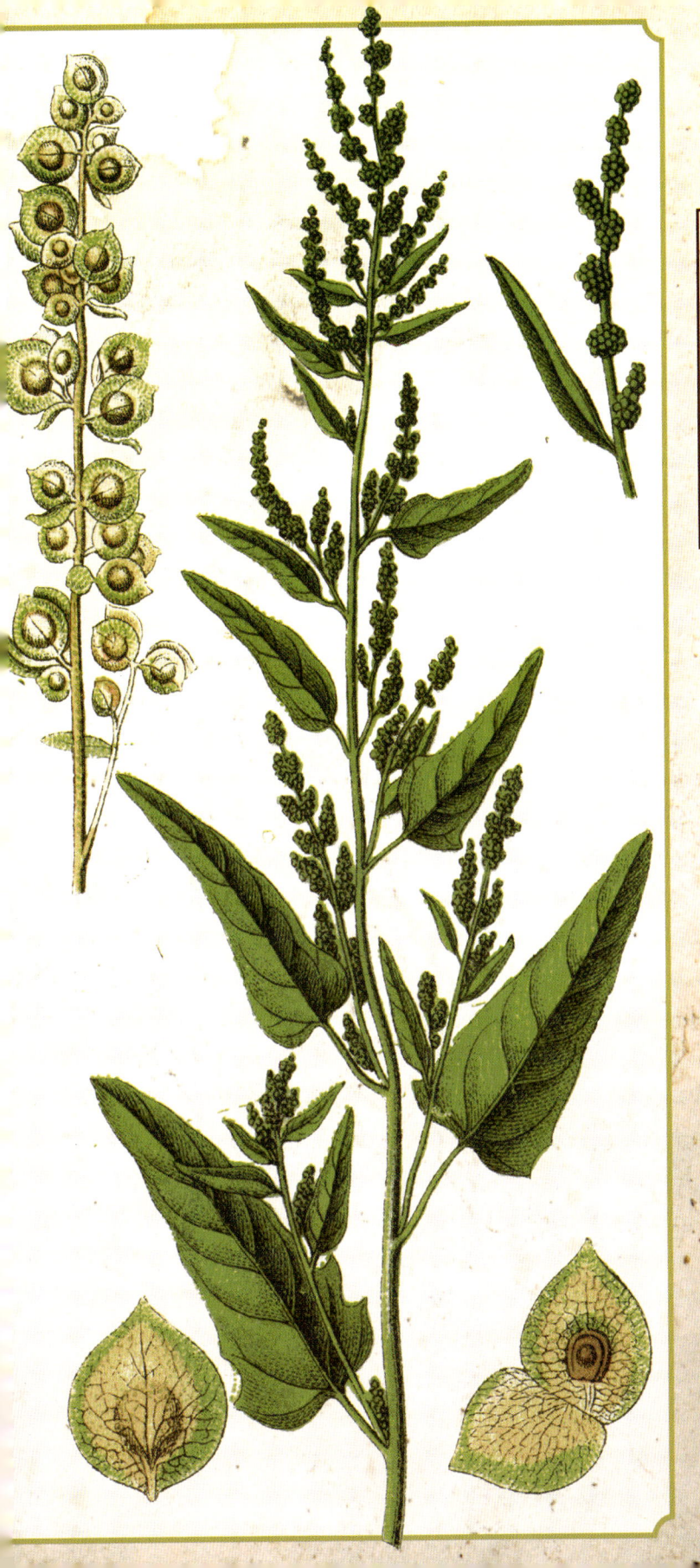

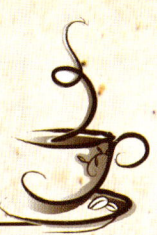

Tisana: para combatir el dolor de gota, calentar con miel, sal y vinagre un puñado de hojas y aplicarlo caliente sobre las zonas afectadas.

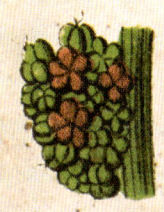

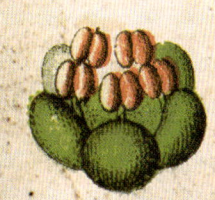

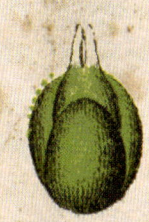

Atropa belladonna L.

Belladona, belladama, solano mayor, solano furioso, botón negro, guinda de costa, tabaco borde

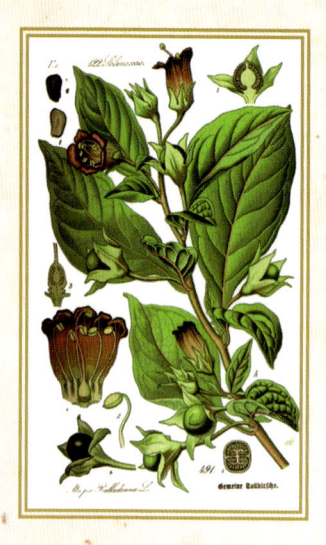

Es un arbusto perenne y erecto de la familia de las solanáceas, originario de Europa, norte de África y oeste de Asia. Cuando la planta es joven suele tener pelos en el tallo y las hojas. Estas son anchas, ovaladas y de color verde oscuro, con nervaduras prominentes en el envés. Cuando se aplastan despiden un olor desagradable. Las flores son acampanadas y de un color púrpura con tintes verdes. La planta entera formaba parte del ungüento de las brujas. Un síntoma típico de la intoxicación por belladona es la pérdida absoluta de la voz.

Remedios naturales

Antiasmático, epilepsia, trastornos intestinales, incontinencia, antiespasmódico, parálisis

- **INFUSIÓN:** se rallan 5 g de raíz y se colocan en una bolsita limpia de tela que cumpla la función de bolsa de té. Se hierve un litro de agua, se aparta del fuego y se sumerge en ella la bolsita, dejando reposar 10 minutos. Aunque esta infusión se puede beber para relajar los espasmos, dada su alta toxicidad conviene usarla externamente sobre zonas afectadas por contracturas.

- **TINTURA:** macerar en un bote de cristal oscuro 10 g de hojas secas de belladona dentro de 100 g de alcohol de 80º durante dos semanas. Tras ese tiempo, filtrar y guardar en un lugar fresco, seco y resguardado de la luz. Se administran 15 gotas en una infusión calmante de manzanilla o valeriana tres veces al día.

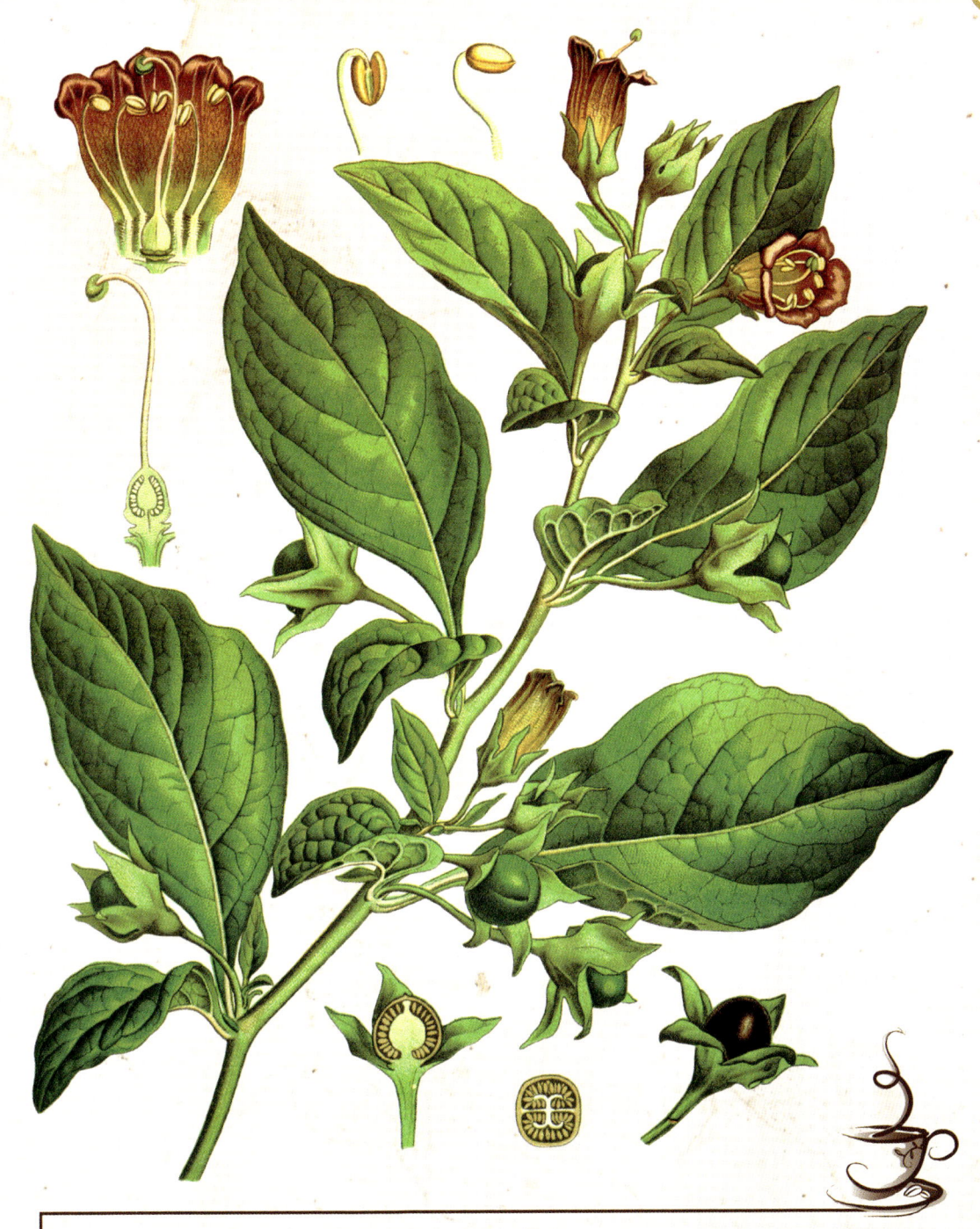

Tisana: el «Ungüento de Populeón» se compone de yemas de álamo, manteca de cerdo, siempreviva, beleño, belladona, adormidera negra, lechuga, bardana, zarzamora, telefio y solano negro. Se unta sobre la piel que recubre las arterias principales de los brazos para provocar el sueño o sobre las hemorroides.

Barleria prionitis

Barleria

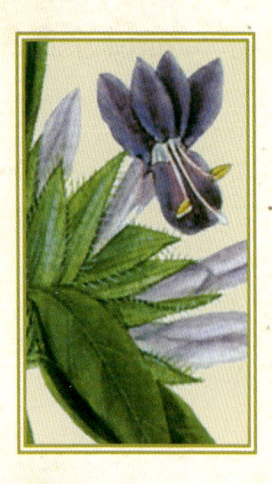

Es un arbusto espinoso y erecto que puede alcanzar los 1,5 m de altura. Sus hojas, de elípticas a lanceoladas, se adelgazan hacia el ápice formando una punta y presentan una espina en la axila (donde se insertan en la rama). Posee flores tubulares amarillo-anaranjadas de unos 40 mm de largo, que se convierten en moradas al secarse, sus estambres sobresalen por encima de la corola. Sus frutos son cápsulas planas, oblongas y poseen solo dos semillas; cuando estas han madurado, la cápsula estalla distribuyéndolas en diferentes direcciones.

Remedios naturales

Trastornos respiratorios, dolores dentales y articulares, antipirético, afecciones de la piel

- **Zumo:** para los catarros febriles se prepara en la India una bebida en la cual se mezclan dos cucharadas del jugo amargo y ácido de sus hojas en un vaso de agua, endulzándolo con miel. La dosis recomendada es de dos tazas al día. También se emplea el zumo de 15 g de hojas frescas en caso de edema generalizado.

- **Pediluvio:** los indígenas de Bombay trituran la planta y con el zumo que extraen de ella se hacen emplastos en las plantas de los pies para curar las grietas producidas en la piel tras la constante exposición al agua.

En India acostumbran a masticar hojas y ramas de barleria para eliminar las bacterias bucales y mantener sana la dentadura.

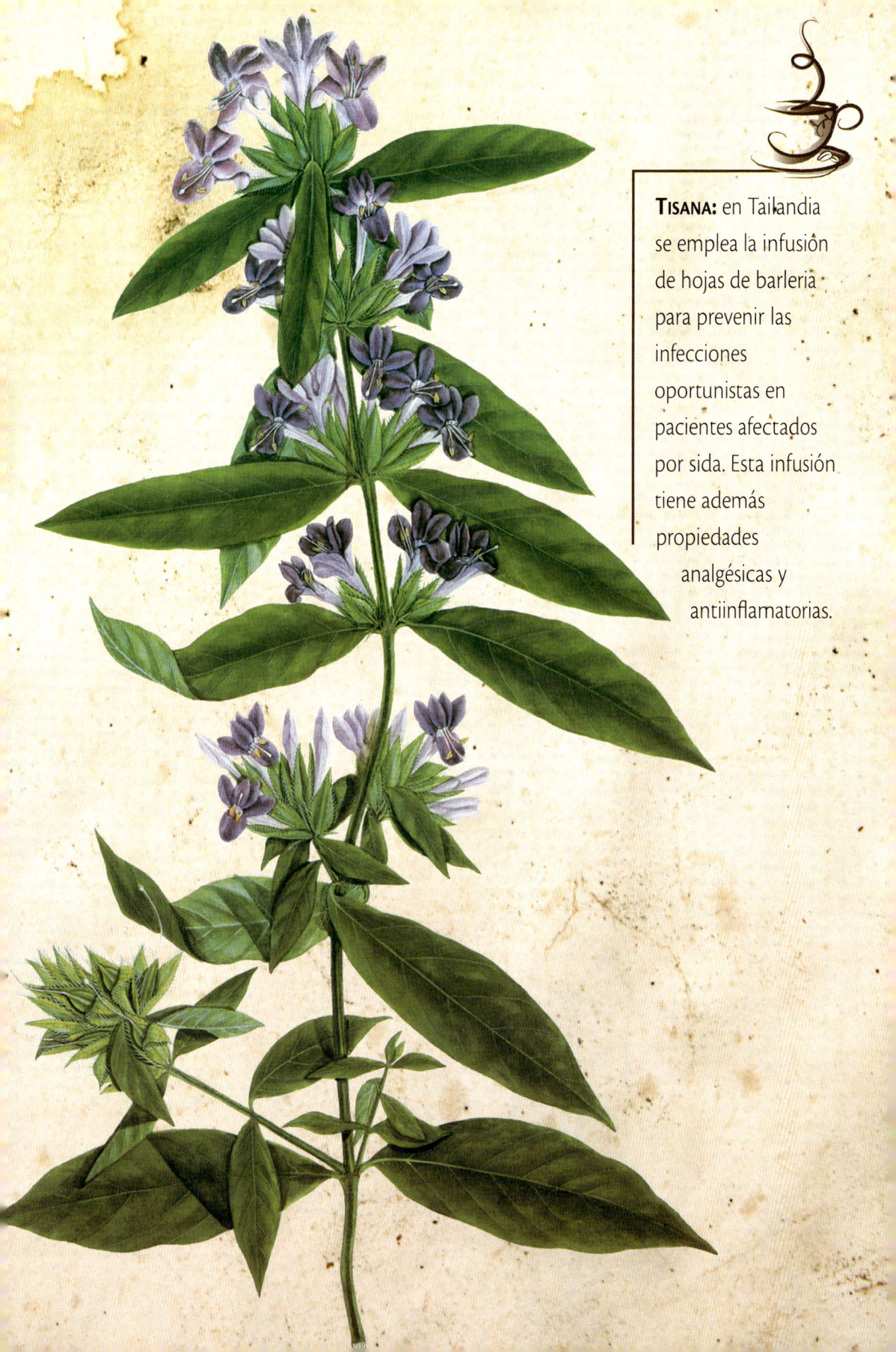

Tisana: en Tailandia se emplea la infusión de hojas de barleria para prevenir las infecciones oportunistas en pacientes afectados por sida. Esta infusión tiene además propiedades analgésicas y antiinflamatorias.

Borago officinalis L.

Borraja, borraina, borraja fina

Planta anual erecta y resistente, cubierta de duros pelos blanquecinos. Tiene una raíz larga, carnosa y ramificada. El tallo, hueco y jugoso, se divide en la parte superior. Sus hojas son ovaladas, frágiles y dentadas, y presentan nervios muy marcados en el anverso; a medida que llegan al ápice, se hacen más pequeñas. En primavera y verano se llena de flores azules, rosáceas o blancas y con forma de estrella, que se agrupan en racimos colgantes. Su olor y sabor es igual que el del pepino.

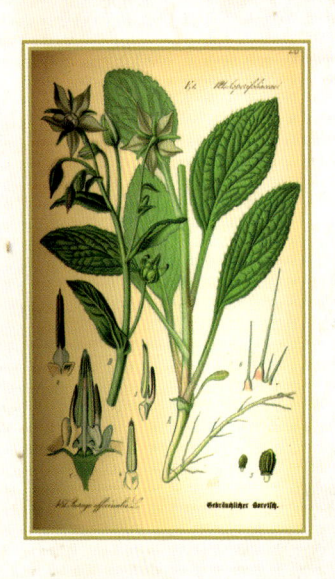

Remedios naturales

Depurativo, emoliente, sudorífico, antiinflamatorio, expectorante, diurético

- **INFUSIÓN:** echar en una taza de agua recién hervida una cucharada de hojas secas. Dejar reposar la infusión tapada durante 15 minutos. Dos vasos al día resultan efectivos para regular el exceso de actividad que sufren las glándulas suprarrenales durante las épocas de estrés. Una infusión de 15 g de hojas secas por vaso de agua con reposo de media hora actúa como diurético si se bebe tras la comida principal. Las cataplasmas de infusión hechas con un puñado de hojas secas por litro de agua constituyen un tónico y emoliente de la piel.

- **DECOCCIÓN:** se prepara con 30 g de flores secas por litro de agua y la dosis es de cuatro tacitas diarias. Es una bebida sudorífica que ayuda a suavizar los resfriados. Por su parte, la decocción de un vaso de hojas por litro de agua durante 10 minutos disminuye la inflamación de la próstata.

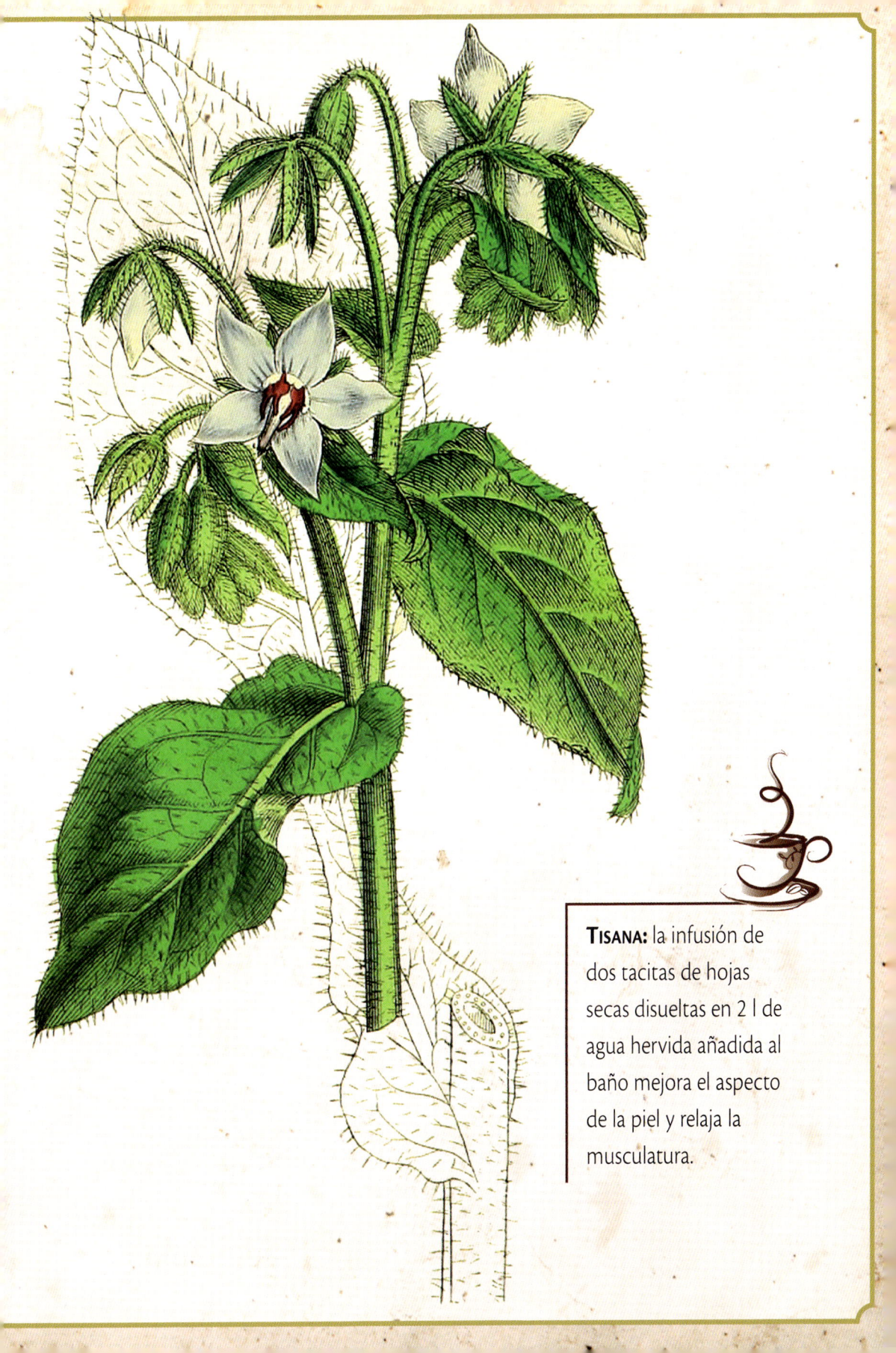

Tisana: la infusión de dos tacitas de hojas secas disueltas en 2 l de agua hervida añadida al baño mejora el aspecto de la piel y relaja la musculatura.

Calendula officinalis L.

Caléndula, flamenquilla, flor de muerto, maravilla

Planta anual y vivaz que crece espontáneamente en diferentes lugares, sobre todo en las regiones mediterráneas. Su tallo, semierecto y ramificado, alcanza una altura de 60 cm. Sus hojas son de color verde pálido, con un tamaño que oscila entre los 5 cm y los 15 cm de longitud. Sus flores, que se cierran de noche y se abren al amanecer, son de un color amarillo intenso o anaranjado y pueden tener hasta 10 cm de diámetro. Su floración dura todo el año. Normalmente, sus frutos poseen alas membranosas o espinas dorsales.

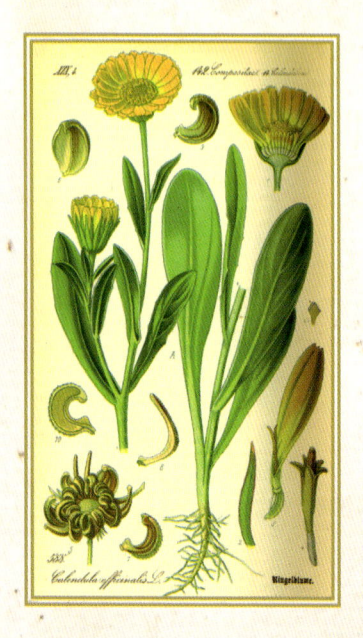

Remedios naturales

Cicatrizante, antiespasmódico, antibacteriano, fungicida, vasodilatador, baños oculares, trastornos menstruales

- **INFUSIÓN:** se prepara con una cucharada de flores y hojas por vaso de agua hervida, dejándola reposar cinco minutos. Para regular el ciclo menstrual, beber dos tazas al día. También puede emplearse para lavar heridas, eccemas y pieles irritadas.

- **PEDILUVIO Y MANILUVIO:** para cicatrizar y regenerar la piel se echan dos puñados de hojas y flores en un barreño de agua recién hervida y se deja reposar de 10 a 20 minutos. Se sumergen los pies en el agua unos 15 minutos. Se puede hacer lo mismo con las manos e, incluso, duplicando la dosis, el cuerpo entero.

- **TISANA:** con la decocción de una cucharada de flores y otra de hojas en medio litro de agua destilada durante tres minutos, se consigue un enjuague bucal y de garganta antiséptico y cicatrizante.

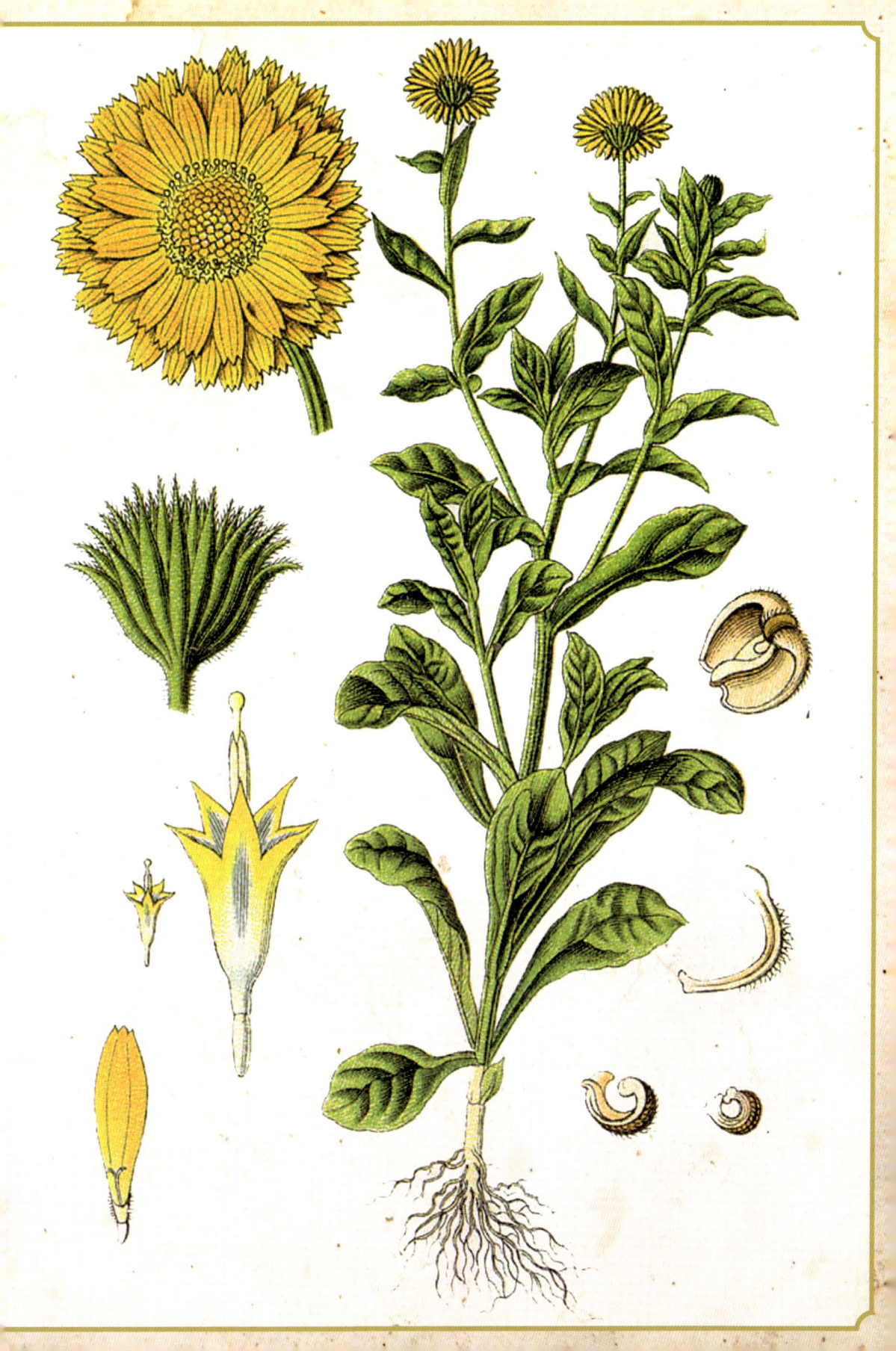

Camellia japonica

Camelia

Arbusto perenne que puede llegar a crecer entre 6 m y 9 m de altura; es originario de Asia, procedente de China y Japón, aunque desde el siglo XIX, cuando fue traído por los jesuitas, es habitual en Europa. Su floración excepcional no solo se produce en primavera, sino también en otoño y en invierno, por lo que son muy populares como arbustos ornamentales en calles y jardines, aunque carecen de fragancia.

Existen hasta 3.000 variedades de esta camelia, pero casi todas se pueden definir por unas hojas coriáceas de bordes dentados que terminan en punta, de color verde oscuro, aunque el envés de la hoja es bastante más pálido. Las flores aparecen de manera solitaria en cada rama; su corola puede ser simple o doble, llegando a medir toda la flor entera hasta 12 cm de diámetro, aunque lo normal es que no superen los 10 cm. El color de las flores va desde el blanco hasta el rojo y existen ejemplares bicolores.

Remedios naturales

Cosmética, cromoterapia

Hoy día, por su extendido uso puramente ornamental, la camelia se ha utilizado con éxito en tratamientos de cromoterapia, una medicina alternativa que pretende mejorar el estado de la mente gracias al uso de determinados colores. La *Camellia japonica* roja, por ejemplo, es un estimulante del sistema nervioso, mientras que la variedad blanca aporta tranquilidad y serenidad.

- **Condimento:** se sabe que es antioxidante y se cree que en algún momento del pasado se utilizó como condimento en la cocina.

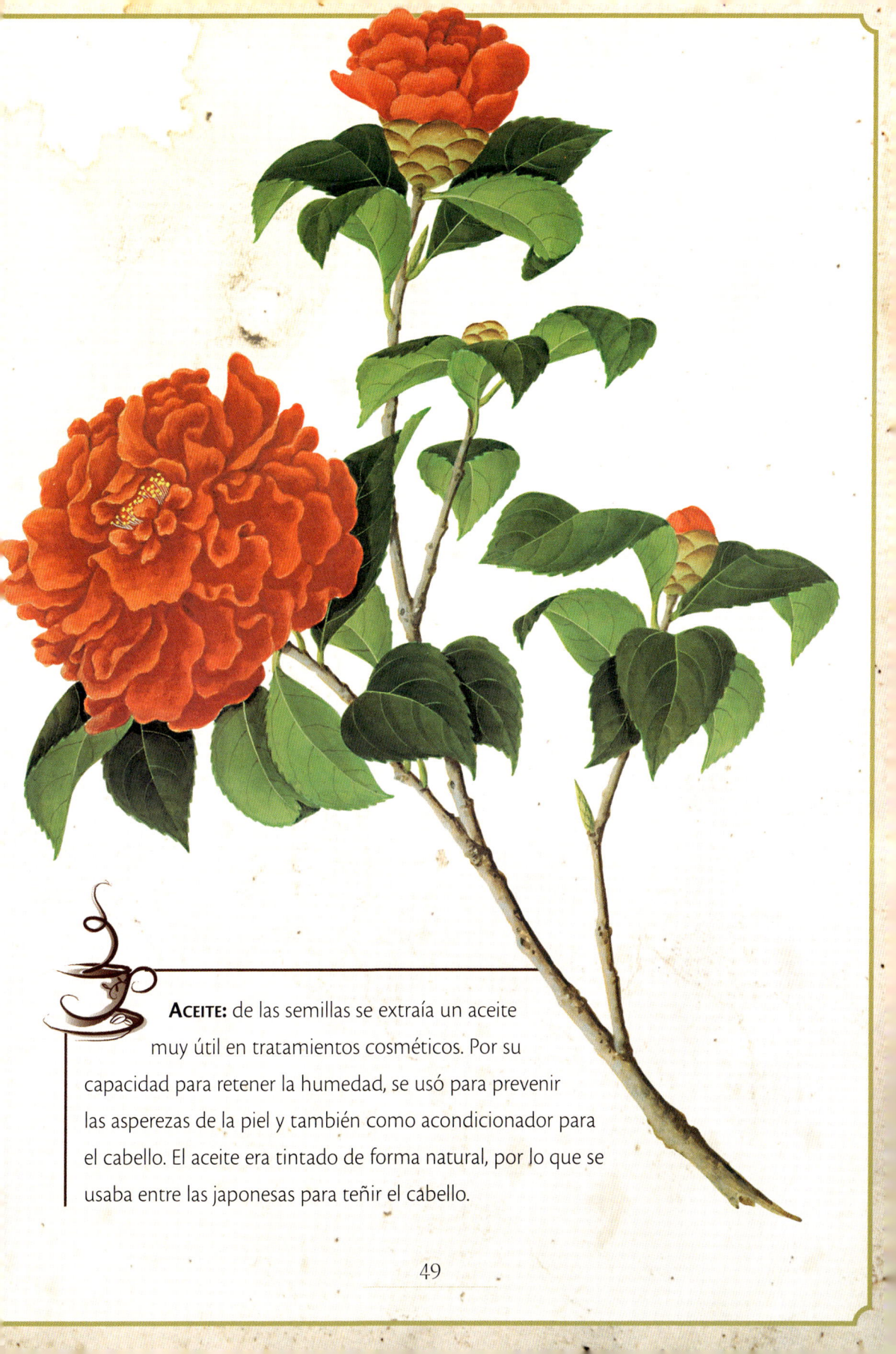

Aceite: de las semillas se extraía un aceite muy útil en tratamientos cosméticos. Por su capacidad para retener la humedad, se usó para prevenir las asperezas de la piel y también como acondicionador para el cabello. El aceite era tintado de forma natural, por lo que se usaba entre las japonesas para teñir el cabello.

Camellia sinensis

Árbol del té

Arbusto o árbol perenne originario del sur y sudeste de Asia cuyas hojas y brotes se emplean para elaborar té. En estado silvestre su altura puede alcanzar los 10 m o 15 m, aunque cuando se cultiva se poda para que no sobrepase los 2 m. Tiene una raíz principal robusta y su tallo o tronco es muy ramificado. Sus hojas lanceoladas, de unos 4 cm de ancho y de 3 cm a 12 cm de largo, siempre están verdes. Presenta flores blancas, en grupos de dos o tres, e inclinadas hacia abajo. Esta planta da origen a los cuatro tipos generales de té: blanco, rojo, negro y verde.

Remedios naturales

Tónico, astringente, cicatrizante, afecciones bucales, baños oculares

- **Infusión:** poner una cucharadita de la planta seca por vaso de agua. Con 15 minutos de reposo resulta astringente y con menos de cinco, estimulante. Se recomienda beber no más de tres vasos diarios porque altera el pulso e irrita el estómago. Si se desea tonificar el organismo, se rebaja la dosis de la planta a la mitad. Con una dosis doble complementada con hojas de menta se hacen enjuagues bucales. Esta planta está contraindicada en personas anémicas o con úlceras gástricas.

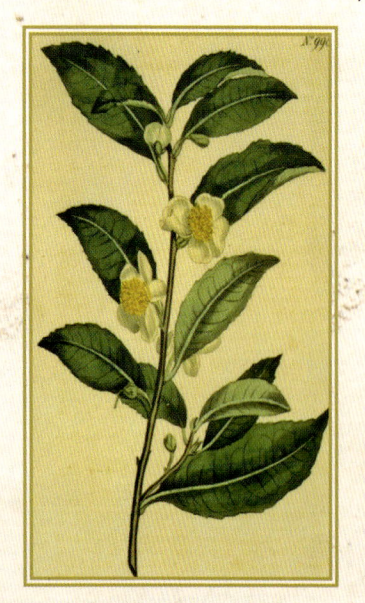

- **Decocción:** hervir un litro de agua y echar un puñado de la planta seca. Bajar el fuego y después de tres minutos retirarla y taparla. Reposar cinco minutos y colar. Sirve para realizar enjuagues bucales, compresas antiinflamatorias de ojos y también para oscurecer el cabello.

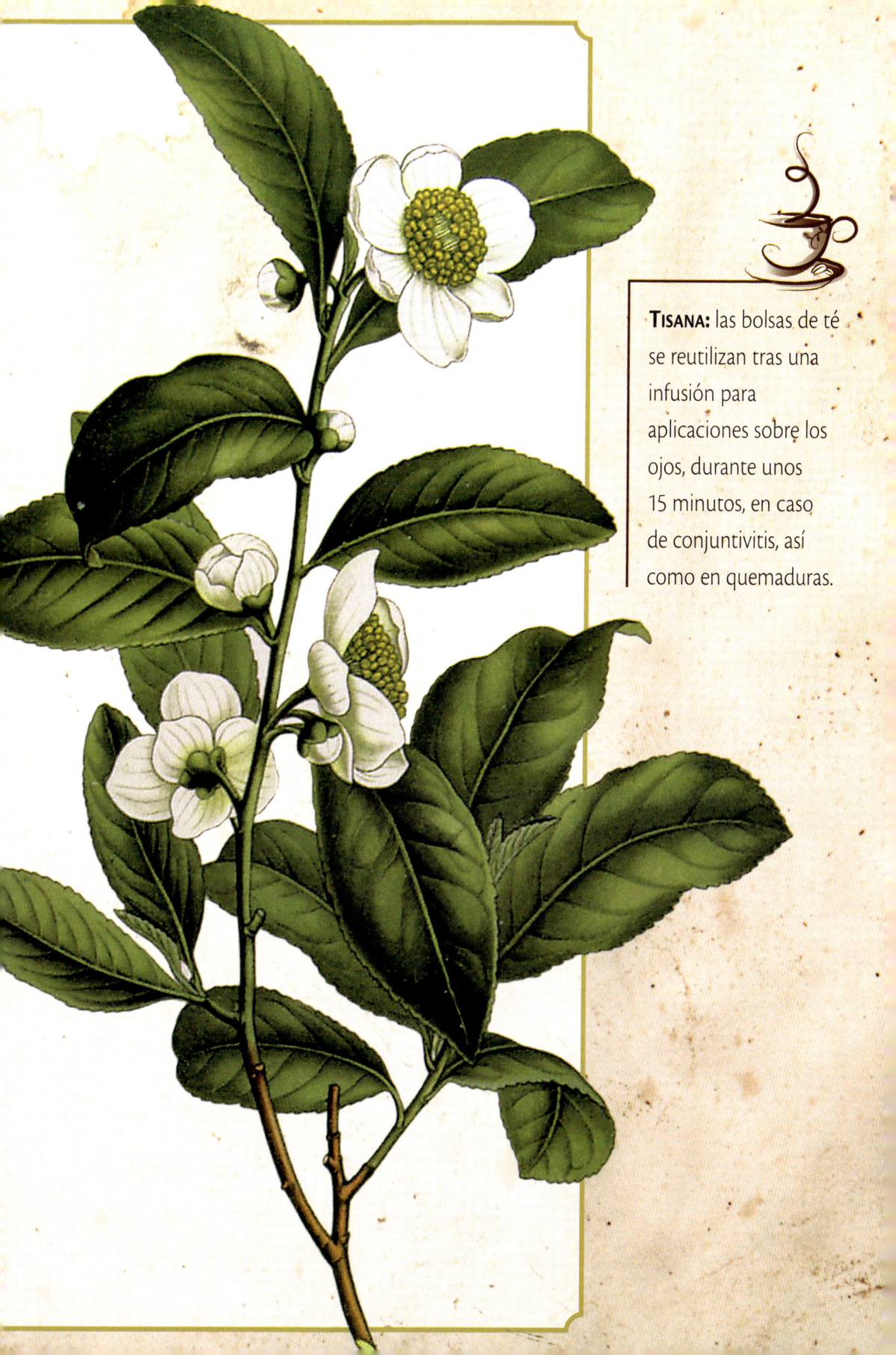

Tisana: las bolsas de té se reutilizan tras una infusión para aplicaciones sobre los ojos, durante unos 15 minutos, en caso de conjuntivitis, así como en quemaduras.

Canna indica

Achira, caña india, lengua de dragón

Planta herbácea, perenne, originaria de Sudamérica. Su rizoma es carnoso y ramificado, cubierto por escamas que marcan surcos. De su ápice nacen unas hojas anchas de color verde, a veces con tintes violáceos. Pueden medir hasta 60 cm de largo. Su tallo aéreo, envuelto por las vainas de las hijas, tiene entre 1 m y 3 m de altura y está rematado por una inflorescencia terminal en racimo compuesta por flores que van del amarillo anaranjado al rojo. Los frutos contienen una gran cantidad de semillas negras y duras.

Remedios naturales

Diurético, sudorífico, tónico estomacal, afecciones de la piel

- **Infusión:** echar una cucharadita de hojas y flores secas por vaso de agua hervida. Se deja reposar tapada, alrededor de tres minutos. La infusión se puede beber, con un máximo de frecuencia de dos tazas diarias, para limpiar el organismo y tonificar el estómago. También se utiliza como tónico y limpiador facial. Duplicando la cantidad de achira (una cucharada sopera por vaso de agua) se limpian infecciones de la piel.

- **Pediluvio y maniluvio:** con unas 15 hojas frescas de la planta por litro de agua hervida se realizan baños de pies y de manos que calman el sistema nervioso. Poniendo 30 hojas en un baño muy caliente de inmersión o de asiento reposado durante 10 minutos se calman los dolores menstruales y de parto.

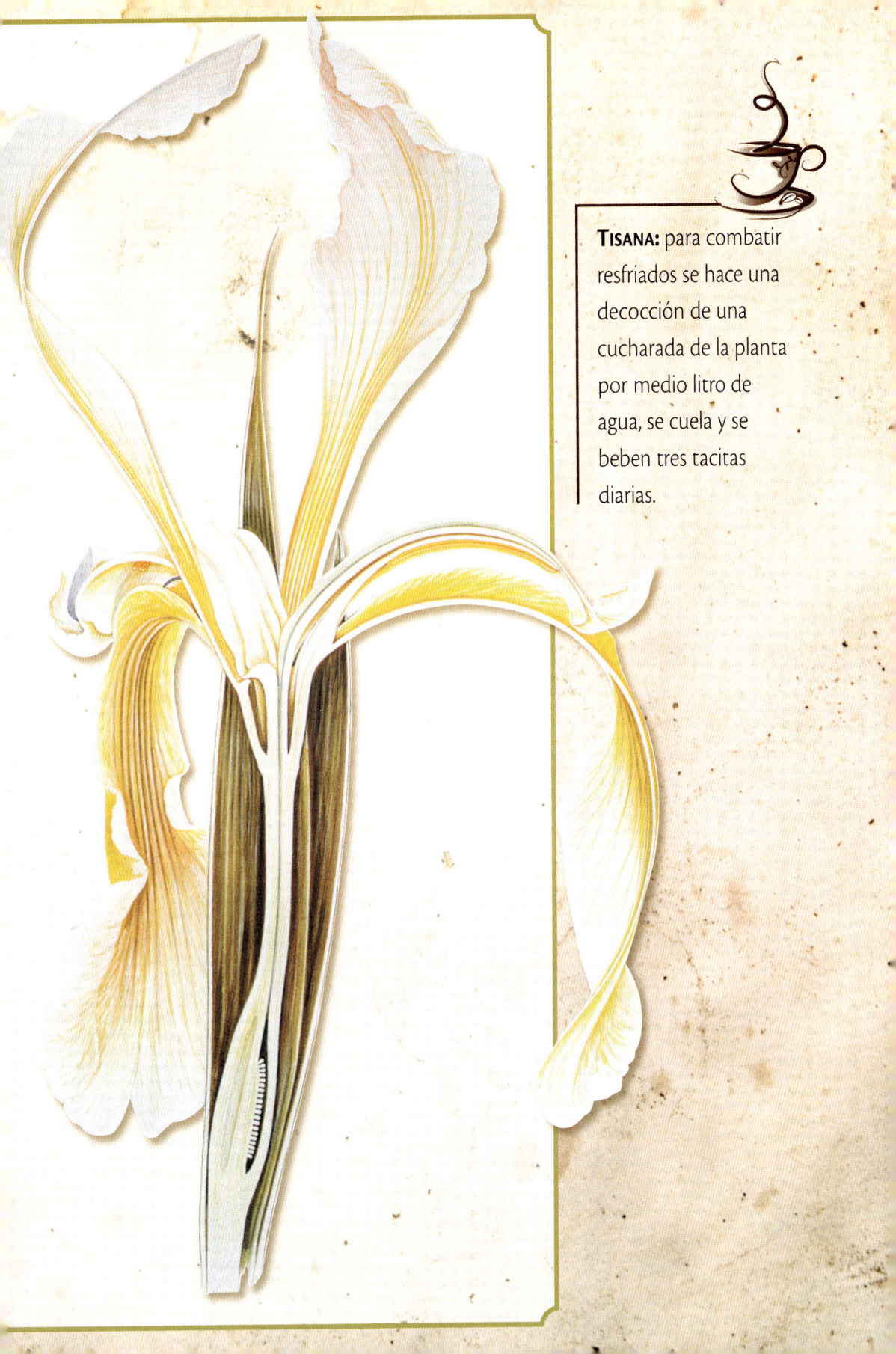

Tisana: para combatir resfriados se hace una decocción de una cucharada de la planta por medio litro de agua, se cuela y se beben tres tacitas diarias.

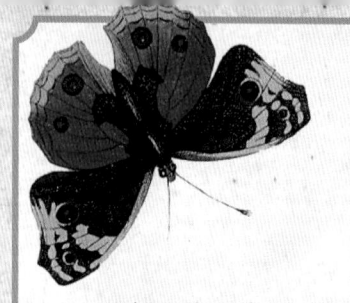

Cannabis sativa

Marihuana

Planta herbácea, anual y originaria de Asia central y occidental, que puede alcanzar hasta los 3,5 m de altura. Su tallo es áspero y erguido y sus hojas son palmeadas, con foliolos aserrados. Las inferiores se presentan opuestas y las superiores, alternas. Es una especie dioica; sus flores femeninas son erectas, simples y presentan hojas en su base. Las masculinas, en cambio, son de un color amarillo pálido o verdoso y se curvan hacia el suelo. Su fruto es hinchado y contiene semillas denominadas cañamones.

Remedios naturales

Glaucoma, efectos de la quimioterapia, esquizofrenia

- **INFUSIÓN:** se prepara con media cucharadita de mezcla de hoja y cogollo fresco por taza de agua recién hervida a la que se añade leche. Se cuela y se bebe. Es sedante e inhibe el dolor, lo cual la hace muy útil en enfermedades crónicas. También abre el apetito, por lo que se emplea en enfermos de sida y retrasa el avance del glaucoma. Es difícil indicar una dosis específica porque es una droga que no está regulada, por ello se recomienda empezar con una tacita al día.

- **TINTURA:** poner a macerar en alcohol etílico de 96° tres hojas frescas durante cinco días, agitando el envase frecuentemente. Colar la mezcla y exprimir todo el alcohol de las hojas. Poner el líquido en un plato y este en un lugar caliente, pero no expuesto al sol ni sobre un fuego. Dos gotas antes de las comidas, disueltas en agua, ayudan a conciliar el sueño.

- **TISANA:** con la decocción de un puñado de hojas en medio litro de agua durante media hora, añadiendo una cucharada de aceite de oliva, se prepara un líquido para hacer friegas corporales sobre zonas afectadas por la artritis.

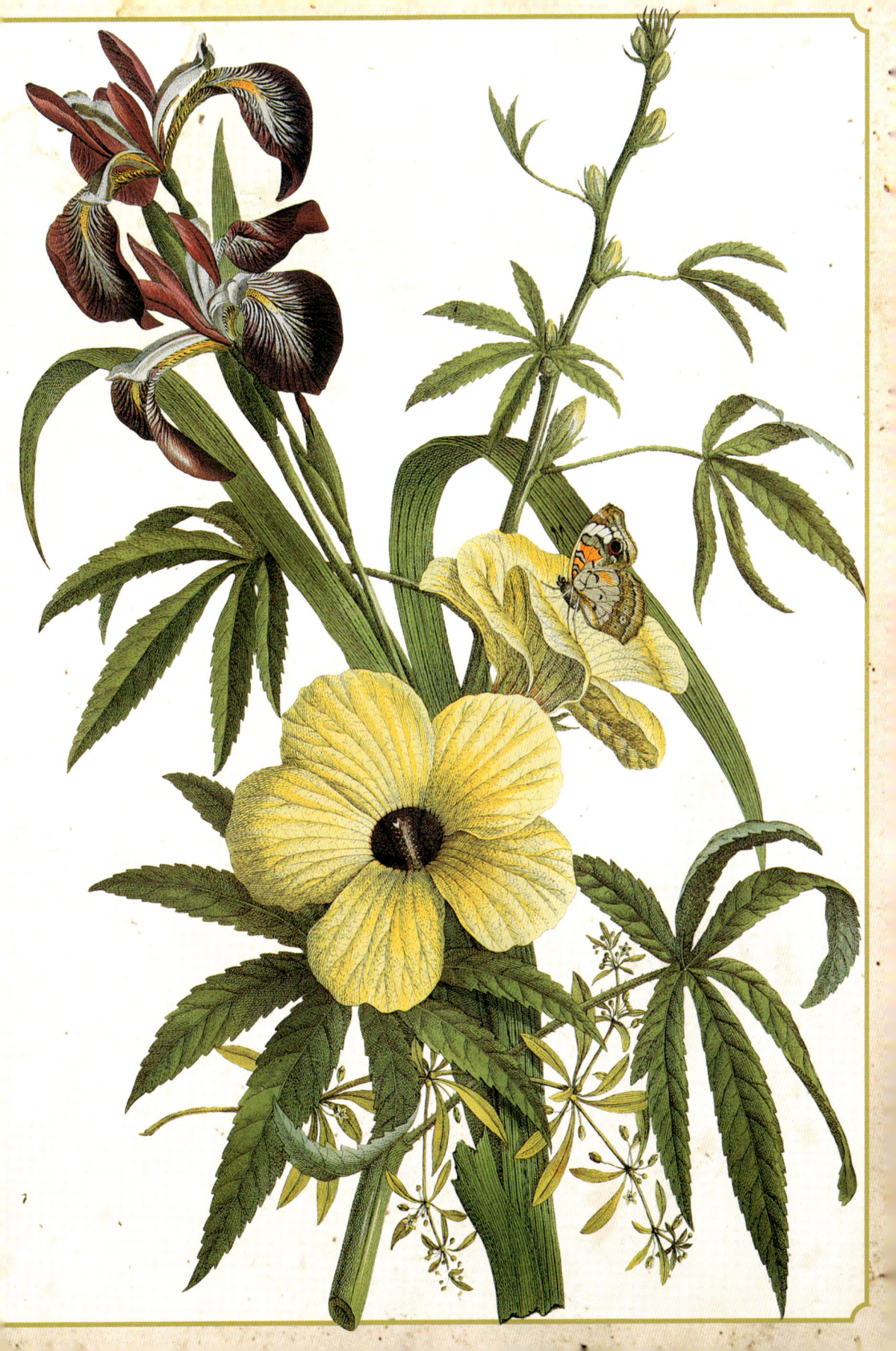

Capparis spinosa L.
Alcaparro, alcaparrera, tapenera, taperera

Arbusto semileñoso originario de las zonas que circundan el mar Mediterráneo. Normalmente alcanza los 50 cm de altura y su forma general varía según las condiciones del suelo y el clima. Aunque sus ramas crecen erectas, tienden a doblarse hacia el suelo reptando por él hasta alcanzar una superficie de varios metros cuadrados. Sus hojas son gruesas, pecioladas y redondeadas y sus flores nacen en las axilas que forman las hojas con el tallo. Tienen largos estambres y pétalos blancos o rosados. Sus capullos florales son las alcaparras y sus frutos inmaduros, los alcaparrones.

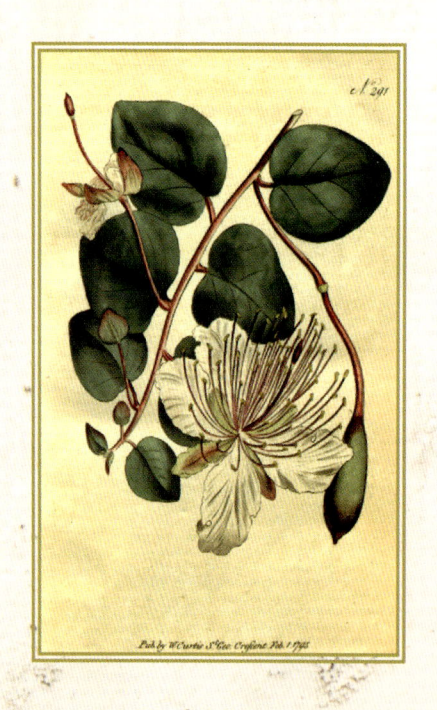

Remedios naturales
Artritis, diurético

No está considerada una planta medicinal en sí misma, pero sí son reconocidas sus aplicaciones terapéuticas.

- **Decocción:** como estimulante de la orina se ponen a hervir en un litro de agua 60 g de la corteza que recubre la raíz durante media hora. Se retira del fuego, se cuela y se deja enfriar. La dosis máxima es de dos cucharadas diarias.

- **Vino de alcaparras:** para estimular el apetito, macerar en un litro de vino de jerez unos 50 g de raíz de alcaparra durante nueve días. Conviene agitar la mezcla diariamente para que sus ingredientes se integren bien. Se recomienda beber una copita antes de cada comida.

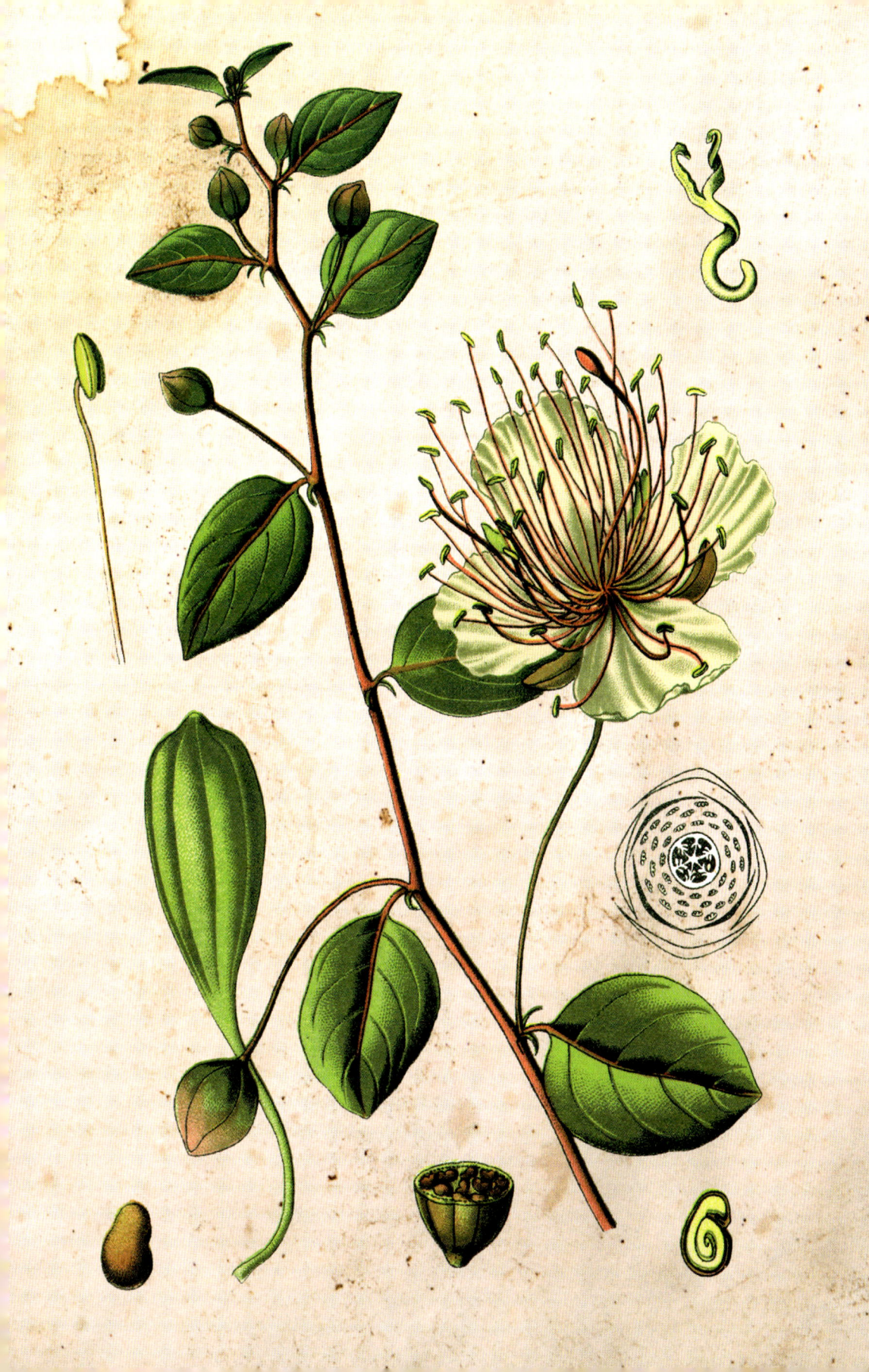

Capsicum frutescens

Guindilla, pimiento, chile, ají

Es un arbusto de la familia de las solanáceas, originario de Centroamérica. Su tallo alcanza el metro de altura, aunque en condiciones de suelo y clima favorables, puede crecer más. Sus hojas ovaladas, lisas y de un color verde claro forman un follaje más denso que en otras especies de *Capsicum* y, aunque se trata de una planta habitualmente bianual, puede llegar hasta los seis años. Las flores tienen una corola lisa de un color blanco o verdoso. Sus frutos son bayas amarillas o verdes que adquieren un tono rojo intenso cuando están maduras. Las aves ayudan a su diseminación, ya que son inmunes a la capsaicina, principio activo que produce irritación y picor.

Remedios naturales

Laxante, artritis, regulador de la circulación

Aunque ha sido muy utilizada para estimular el apetito y combatir los gases intestinales, es necesario emplearla con cuidado, ya que su uso continuado puede agravar las gastritis y otros trastornos digestivos.

- **Tintura:** para combatir dolores reumáticos, tortícolis y lumbago, macerar 60 g de guindilla troceada en medio litro de vino. Dejar reposar la mezcla dos semanas y luego filtrarla y guardarla tapada en una botella. Friccionar con esta tintura las zonas doloridas, siempre y cuando no haya en ellas heridas abiertas o no estén próximas a los ojos o a cualquier otra mucosa. Lavarse bien las manos tras haber hecho las fricciones.

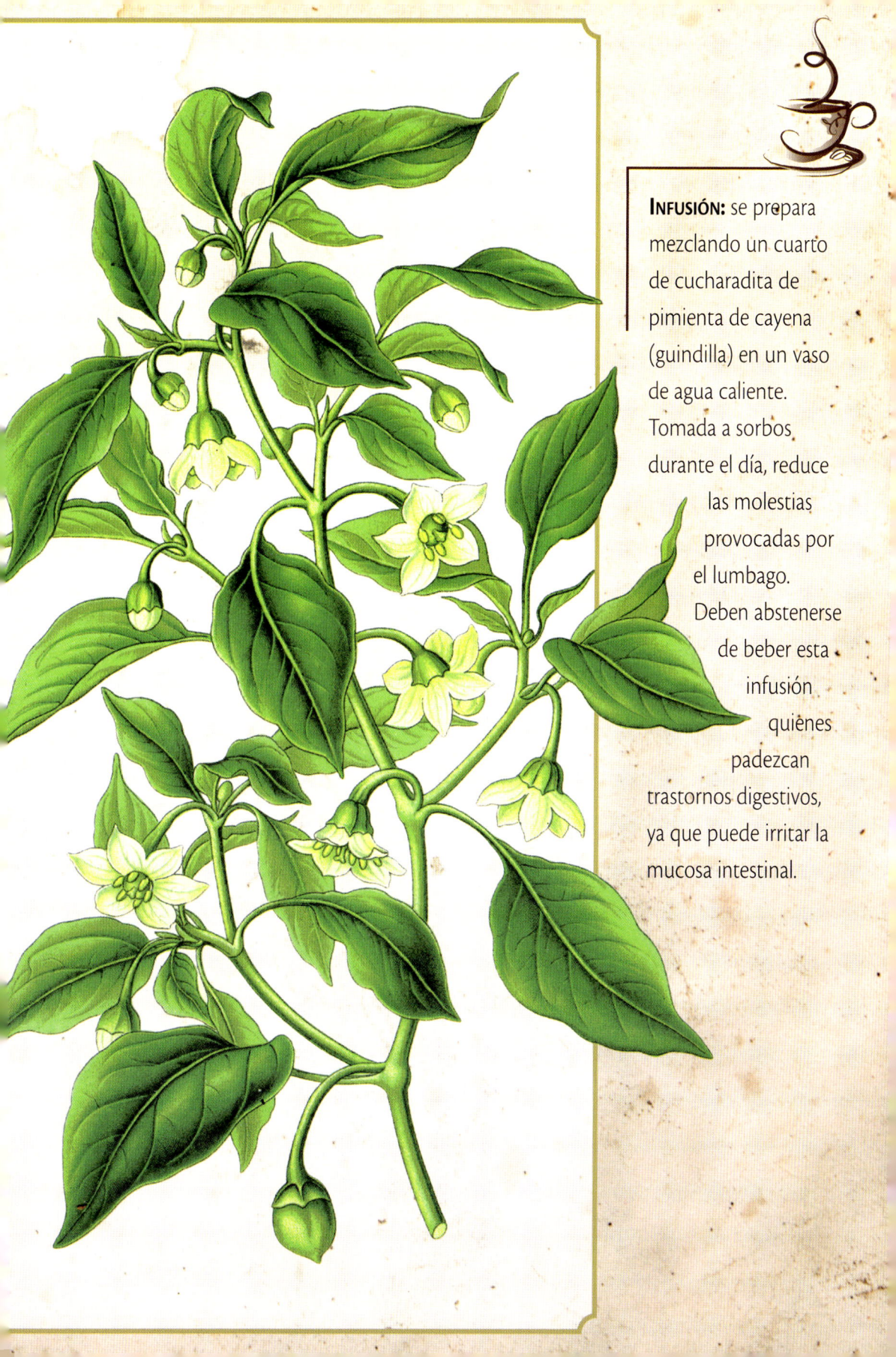

INFUSIÓN: se prepara mezclando un cuarto de cucharadita de pimienta de cayena (guindilla) en un vaso de agua caliente. Tomada a sorbos durante el día, reduce las molestias provocadas por el lumbago. Deben abstenerse de beber esta infusión quiénes padezcan trastornos digestivos, ya que puede irritar la mucosa intestinal.

Carthamus tinctorius L.

Alazor, cártamo, azafrán romí, azafrán bastardo

Planta de la familia de las tubulifloras, originaria de la India, que por lo general alcanza los 50 cm de altura. Tanto sus hojas como su tallo tienen espinas y en verano florece con unas cabezas globulares que primero son de un intenso color amarillo y, con el tiempo, van tornándose anaranjadas. Cada cabeza floral produce entre 15 y 30 semillas.

Las flores fueron empleadas en el antiguo Egipto para teñir telas; con el tiempo su uso fue dejado de lado, ya que los colores obtenidos poco a poco cambiaban. En la actualidad, en algunos lugares se emplea como colorante alimenticio sustituto del azafrán.

Remedios naturales

Laxante, purgante, regulador del colesterol

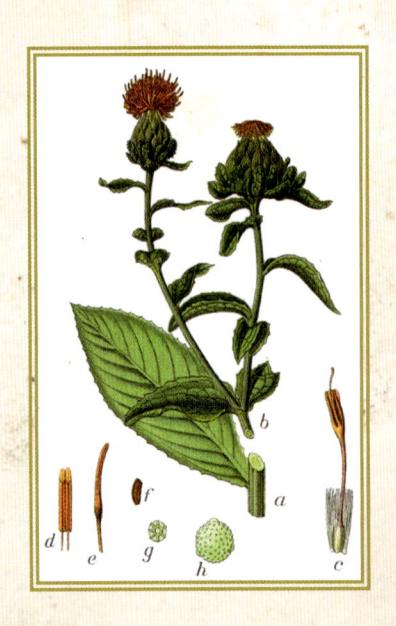

Aunque las emulsiones producidas machacando semillas de alazor hasta extraer el aceite se han empleado ampliamente como purgantes o laxantes según la dosis, en la actualidad se descarta su uso porque existen otras sustancias más adecuadas para este tipo de problemas. Sin embargo, el aceite de estas semillas se emplea en la industria alimentaria para fabricar diversos productos.

- **Infusión:** se prepara echando una cucharada pequeña de flores en agua a punto de hervor. Se utiliza como laxante suave y como ayuda para personas que necesitan bajar el colesterol. La dosis máxima es de tres tazas al día.

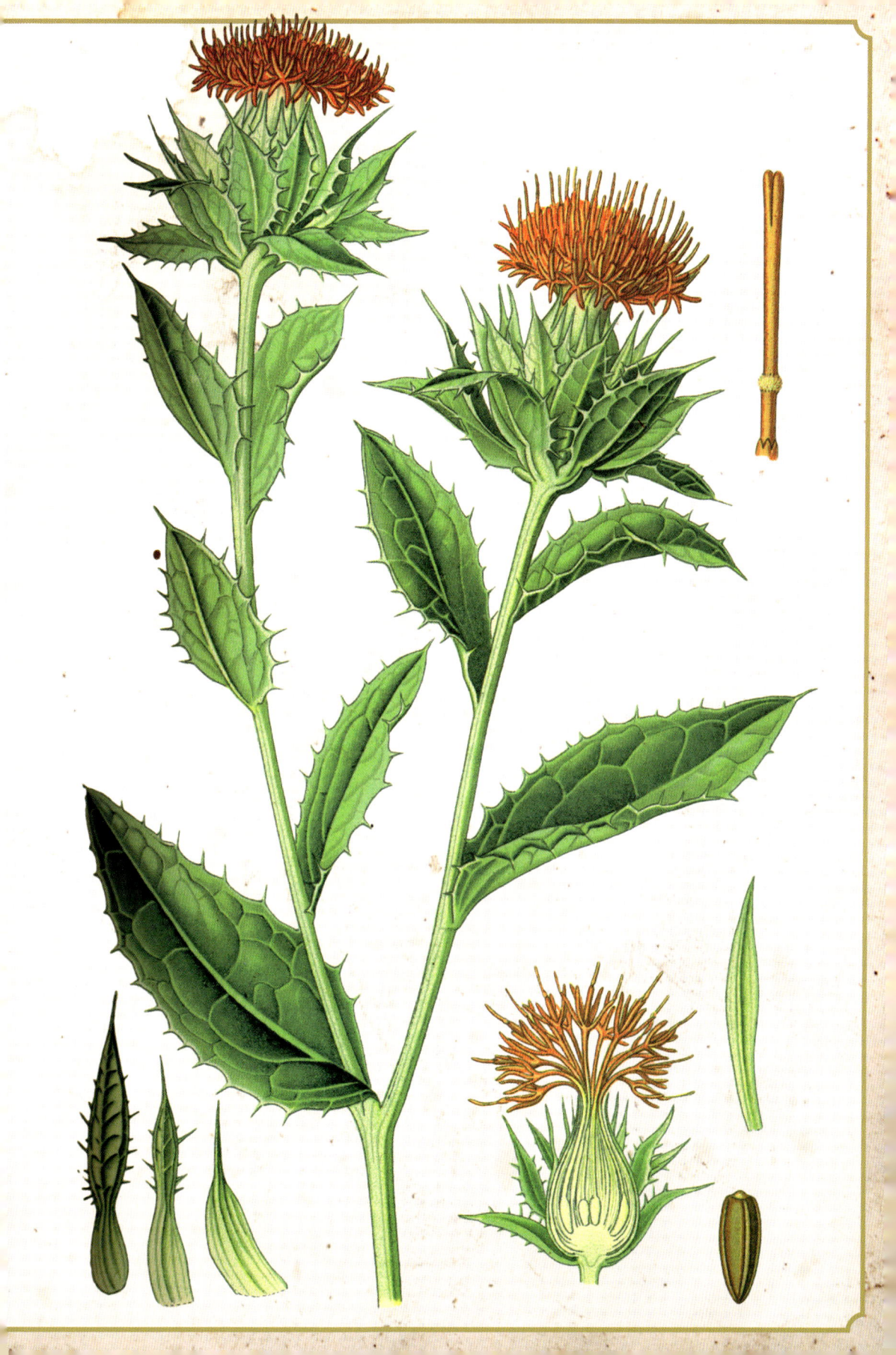

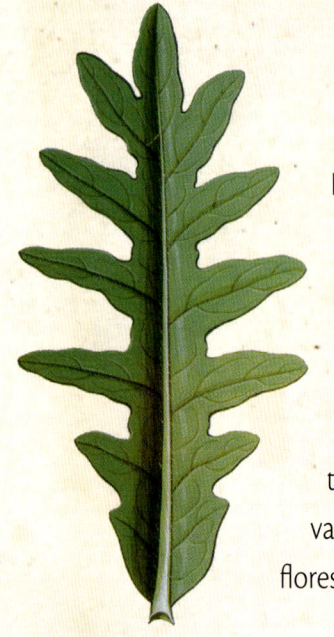

Centaurea polypodiifolia

Centaura

Las centauras constituyen un género de herbáceas robustas que abarca más de 500 especies. Son propias de la región del Mediterráneo y del sur de Asia, aunque se pueden encontrar en el resto de Europa y en África. Su tallo es generalmente velloso y sus hojas, enteras y profundamente divididas en varios lóbulos, en algunas especies tienen espinas. Sus flores se reúnen en capítulos grandes y vistosos. Son flores de corola tubulosa cuyo color varía del amarillo y anaranjado al rosa y violeta. A veces, presentan flores espinosas.

Estas plantas son grandes productoras de néctar, que es libado por lepidópteros y abejas, razón por la cual forma parte de la producción de miel.

Los principios activos, así como sus usos medicinales, dependen de cada familia de centaura. Las centauras también se cultivan como plantas ornamentales de jardín.

Remedios naturales

Diurético, antipirético, aperitivo, reumatismo

- **Decocción:** se prepara poniendo de 60 g a 80 g de *Centaurium umbelatum* (centaura menor) en un litro de agua y dejándolo hervir durante 10 minutos. Se emplea para lavar heridas o en forma de emplastos sobre las zonas externas afectadas. También es eficaz en forma de fricciones en la cabeza, en caso de calvicie, para fortalecer los folículos pilosos, ya que es un buen remedio casero para evitar la caída del cabello o endurecer las raíces si están débiles.

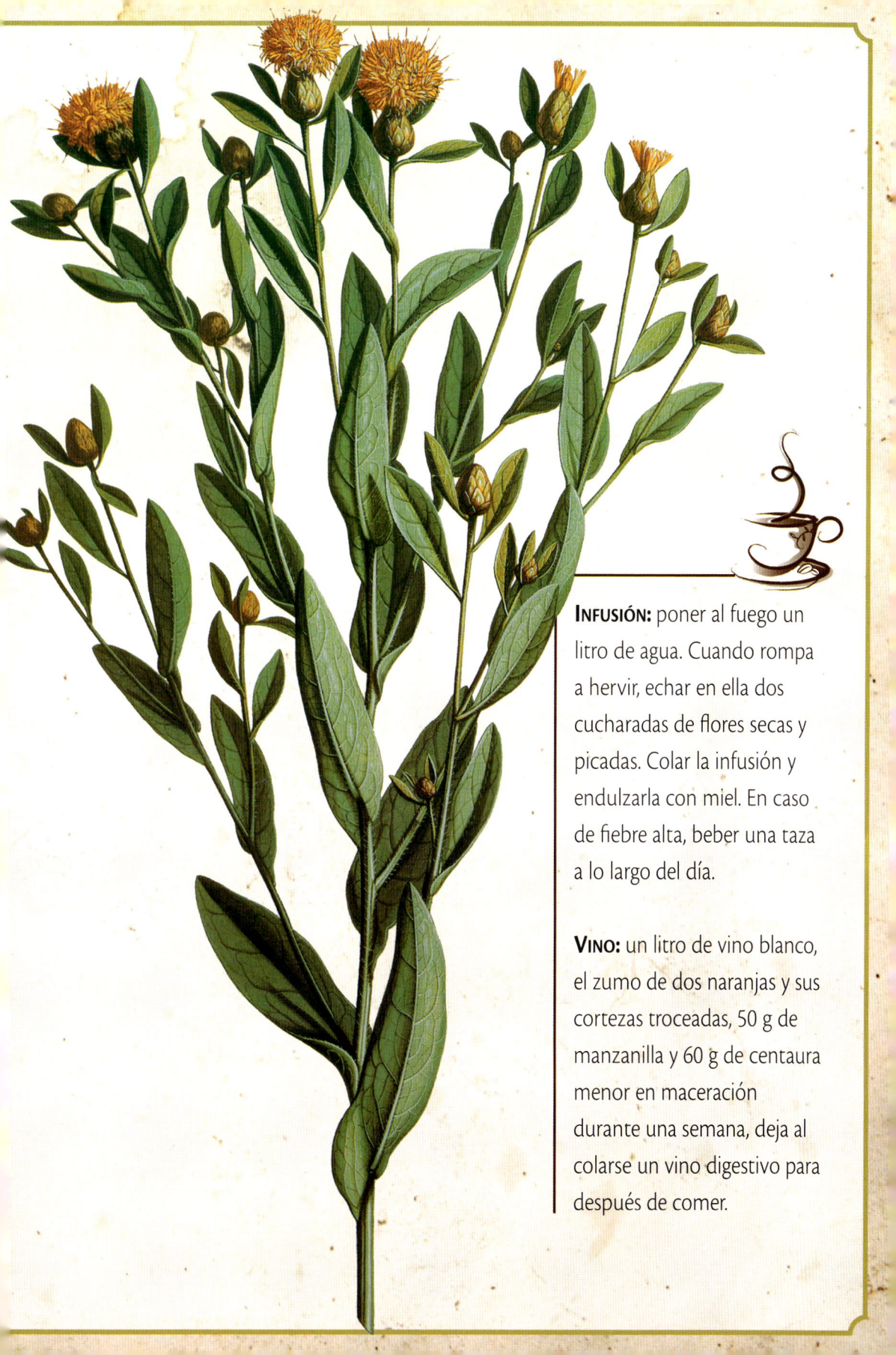

INFUSIÓN: poner al fuego un litro de agua. Cuando rompa a hervir, echar en ella dos cucharadas de flores secas y picadas. Colar la infusión y endulzarla con miel. En caso de fiebre alta, beber una taza a lo largo del día.

VINO: un litro de vino blanco, el zumo de dos naranjas y sus cortezas troceadas, 50 g de manzanilla y 60 g de centaura menor en maceración durante una semana, deja al colarse un vino digestivo para después de comer.

Chamaemelum nobile / Anthemis arvensis

Manzanilla común / Manzanilla bastarda

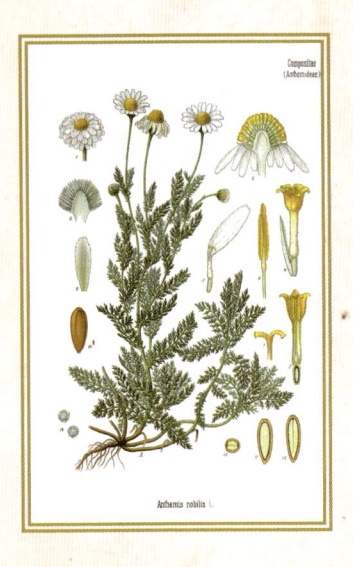

La manzanilla común es una hierba perenne de la familia de las asteráceas, originaria de Europa. Sus tallos, que no tienen suficiente vigor para mantenerse erectos y se arrastran por el suelo sin enraizar en él, forman matas densas. Las hojas son lobuladas y divididas. En verano nacen inflorescencias terminales formando capítulos, con unas 20 flores blancas, liguladas, radiales y unisexuales que rodean a las pequeñas flores de corola amarilla y hermafroditas que están en el centro. Tiene capacidad para autopolinizarse.

Remedios naturales

Relajante, digestivo, antiinflamatorio, antiespasmódico

- **INFUSIÓN:** poner una cucharadita de flores secas por taza de agua recién hervida. Después de reposar de tres a cinco minutos, beberla caliente; la dosis es de dos a tres tazas al día, preferiblemente después de las comidas y antes de dormir. En caso de ojos irritados o conjuntivitis, empapar un algodón en la infusión y ponerlo sobre los párpados. La mezcla de una cucharadita de manzanilla, otra de tila y otra de naranjo en infusión durante media hora cura úlceras estomacales.

- **PEDILUVIO Y MANILUVIO:** mezclar en un barreño 50 g de manzanilla en 2 l de agua hervida. Está indicado para relajar los pies cansados y el agotamiento general. La misma cantidad sirve para sumergir las manos con el mismo objetivo y también realizar baños de asiento para las hemorroides.

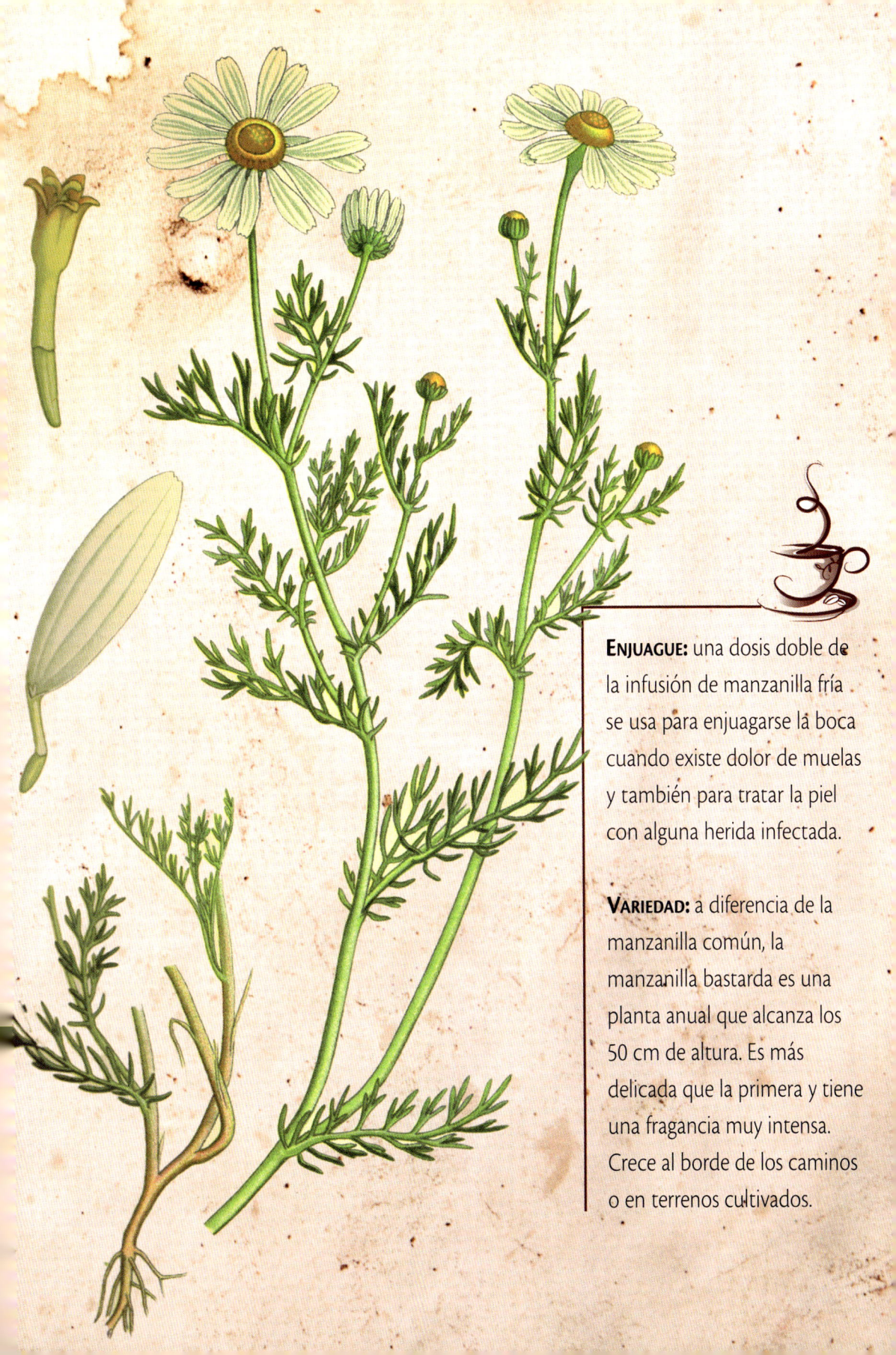

Enjuague: una dosis doble de la infusión de manzanilla fría se usa para enjuagarse la boca cuando existe dolor de muelas y también para tratar la piel con alguna herida infectada.

Variedad: a diferencia de la manzanilla común, la manzanilla bastarda es una planta anual que alcanza los 50 cm de altura. Es más delicada que la primera y tiene una fragancia muy intensa. Crece al borde de los caminos o en terrenos cultivados.

Chelidonium majus L.

Celidonia mayor, hierba de las golondrinas, hierba verruguera, hirundinaria, cerigüeña

Planta vivaz, de la familia de las papaveráceas, que crece en terrenos pedregosos, muros y escombreras. Su altura oscila entre los 20 cm y 1 m. Tiene un tallo frágil y quebradizo, cubierto de vello. Sus hojas son lobuladas y blandas, y sus flores amarillas, con numerosos estambres, están agrupadas en umbelas. Las semillas son pequeñas y negras. Toda la planta produce un látex lechoso, de color anaranjado. Su sabor es acre y su aroma, más bien desagradable.

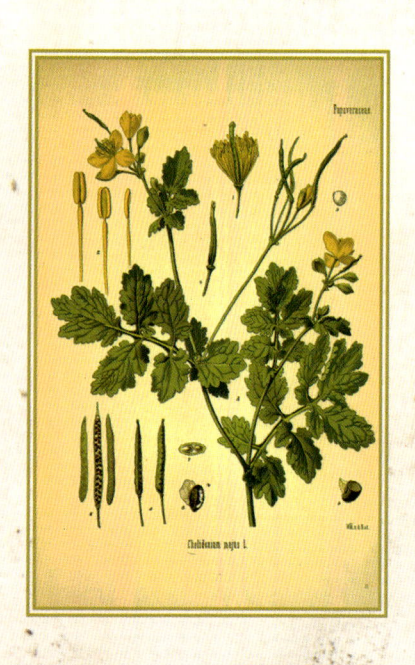

Remedios naturales

Trastornos hepáticos y biliares, gota, cólico nefrítico, estrés, baños oculares, verrugas

- **INFUSIÓN:** unos 15 g por litro, durante 10 minutos, sirven para apaciguar el sistema nervioso. Dejar un espacio de ocho horas hasta la siguiente toma. La infusión de 15 g de flores frescas por litro se aplica en compresas sobre las verrugas durante un minuto aproximadamente.

- **PEDILUVIO Y MANILUVIO:** se lleva a ebullición un litro de agua y se echa sobre 15 g de la planta en un barreño. Tras dejar reposar media hora, se calienta hasta alcanzar 37 ºC y se introducen los pies o las manos para eliminar asperezas de la piel.

- **TISANA:** se cuecen 10 g de raíz seca en medio litro de agua durante 10 minutos y se dejan en reposo 15 minutos. Una taza templada antes de dormir combate el estreñimiento.

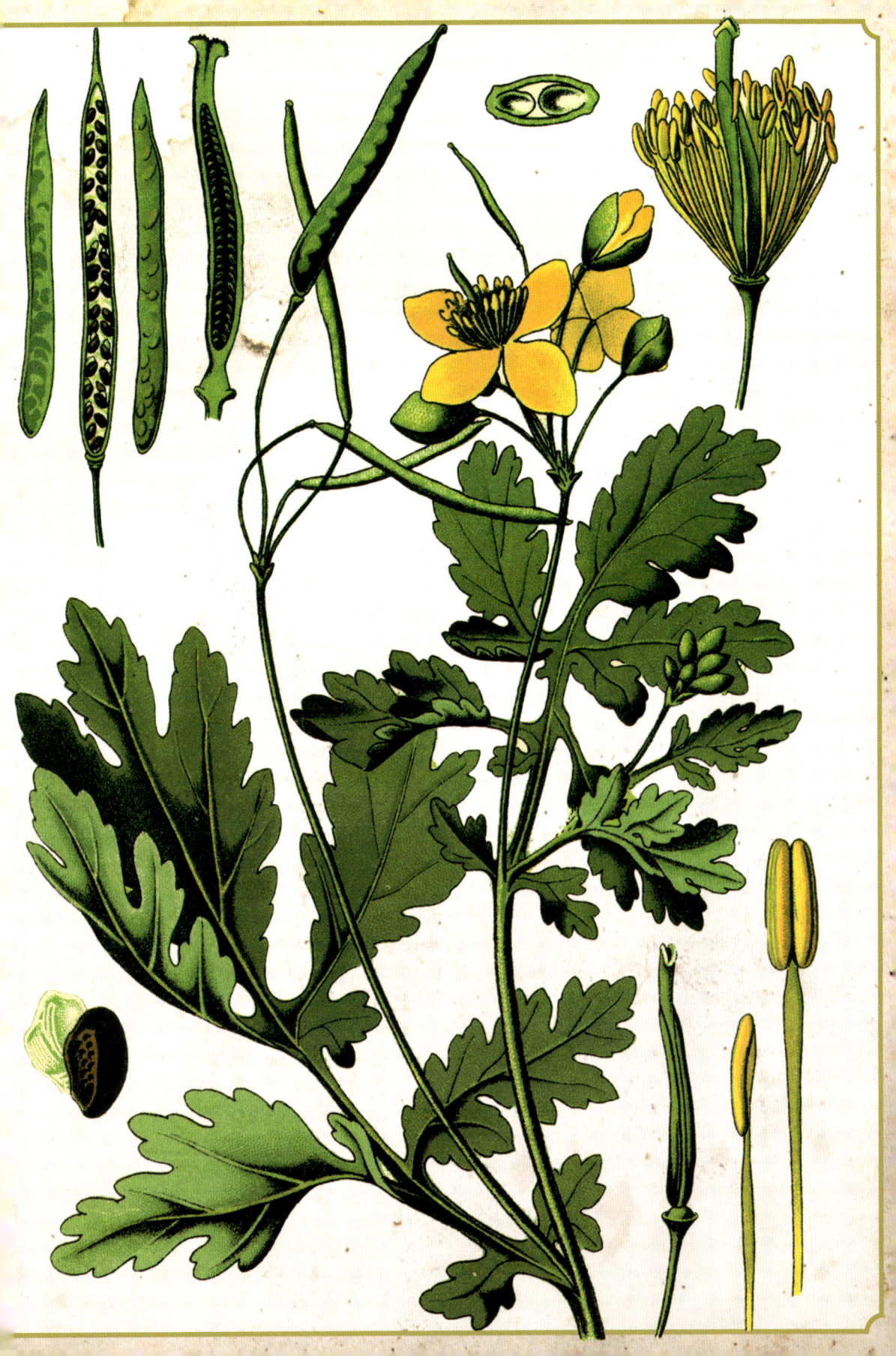

Cinchona ledgeriana

Quina, quino, árbol de quina

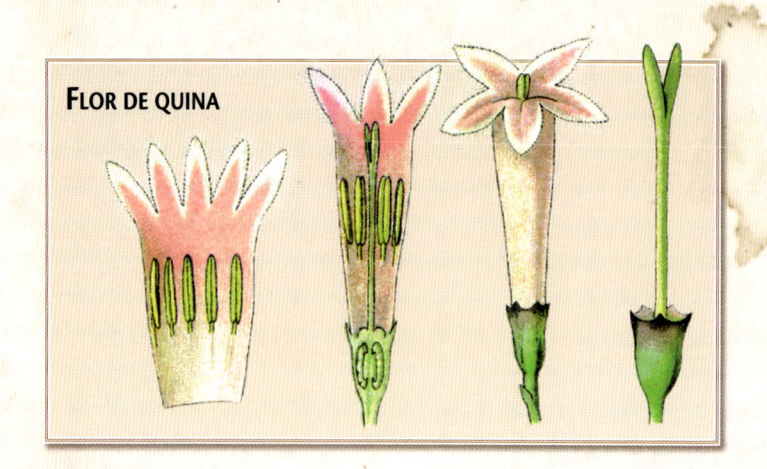

FLOR DE QUINA

Este árbol, perteneciente a la familia de las rubiáceas, es nativo de los bosques de Bolivia, Ecuador y Perú. Su tronco puede alcanzar los 10 m de altura y tiene un diámetro de unos 30 cm. Presenta hojas ovaladas de un color verde oscuro e inflorescencias terminales en forma de panícula. Las flores que las componen son rojas, con la corola blanca o rosada; el interior de los lóbulos es amarillento. Sus frutos son cápsulas estrechas y cilíndricas que contienen normalmente tres o cuatro semillas.

Remedios naturales

Malaria, antipirético, caída del cabello, tónico, digestivo

- **TINTURA:** macerar un gramo de corteza de quina en medio litro de aguardiente de orujo. Añadir una cucharadita de sal y dejar reposar 15 días, agitando de vez en cuando. Se emplea para fortalecer el cabello haciendo un masaje con la yema de los dedos hasta que el líquido sea absorbido.

- **VINO DE QUINA:** es tónico antiescorbútico y digestivo. Se hace mezclando corteza desmenuzada en 120 g de alcohol puro. Tras macerar ocho días, se le añaden 2 l de vino y se deja macerar otros 20 días. Se bebe una copita antes de cada comida.

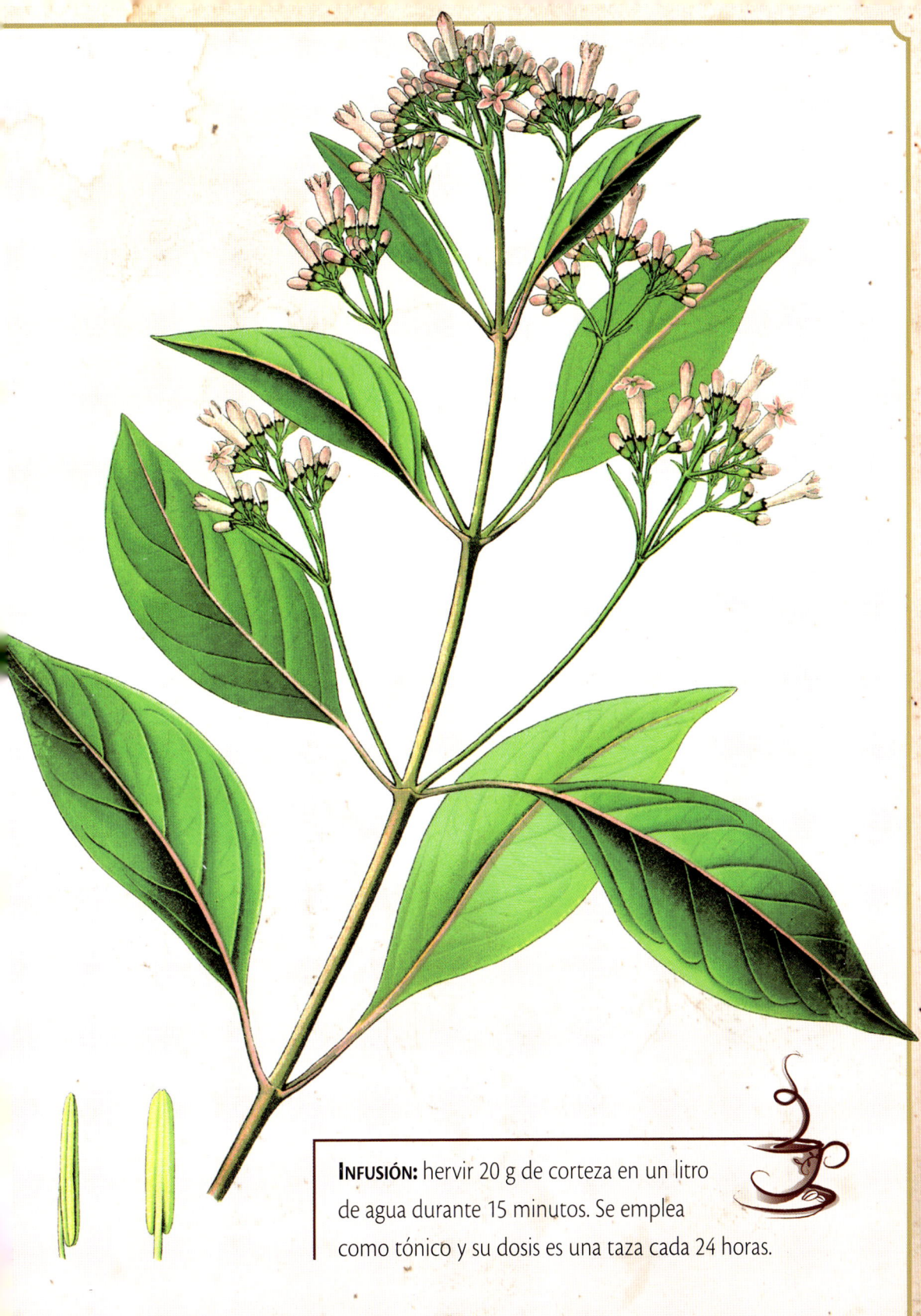

INFUSIÓN: hervir 20 g de corteza en un litro de agua durante 15 minutos. Se emplea como tónico y su dosis es una taza cada 24 horas.

Citrullus colocynthis Schrader

Coloquíntida, alhendal, naranja del diablo, calabaza silvestre

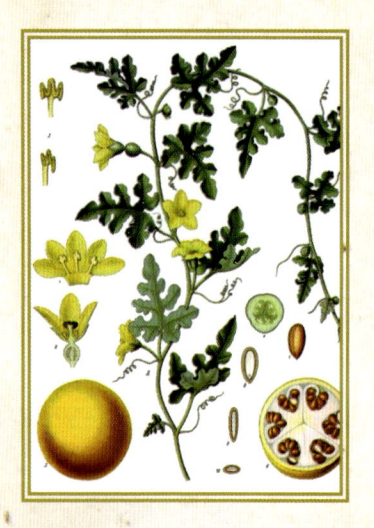

Planta trepadora originaria del norte de África, en la región egipcia de Nubia. Tiene un tallo rugoso, velloso, del cual nacen zarcillos que le sirven para fijarse a diferentes superficies. Sus hojas son palmeadas y lobuladas; se presentan alternas, con un pecíolo largo. Tiene flores amarillas, con una corola acampanada y un fruto grande, del tamaño de una naranja, de color verde con manchas amarillentas. Su pulpa, esponjosa, es sumamente amarga, pero sus numerosas semillas son comestibles.

Remedios naturales

Purgante

La pulpa del fruto del *Citrullus* contiene *colocynthin*, una resina que produce retortijones en el intestino, cólicos y transtornos digestivos. Sin embargo, como purgante drástico en casos de urgencia se ha utilizado en cápsulas homeopáticas.

SEMILLAS

Las semillas son como nueces comestibles que se insertan dentro del fruto. Son muy nutritivas, pero no se debe comer nunca la pulpa, ya que puede resultar excesivamente indigesta.

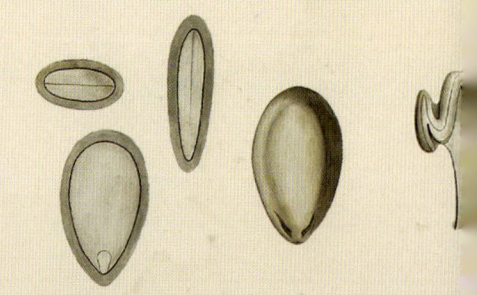

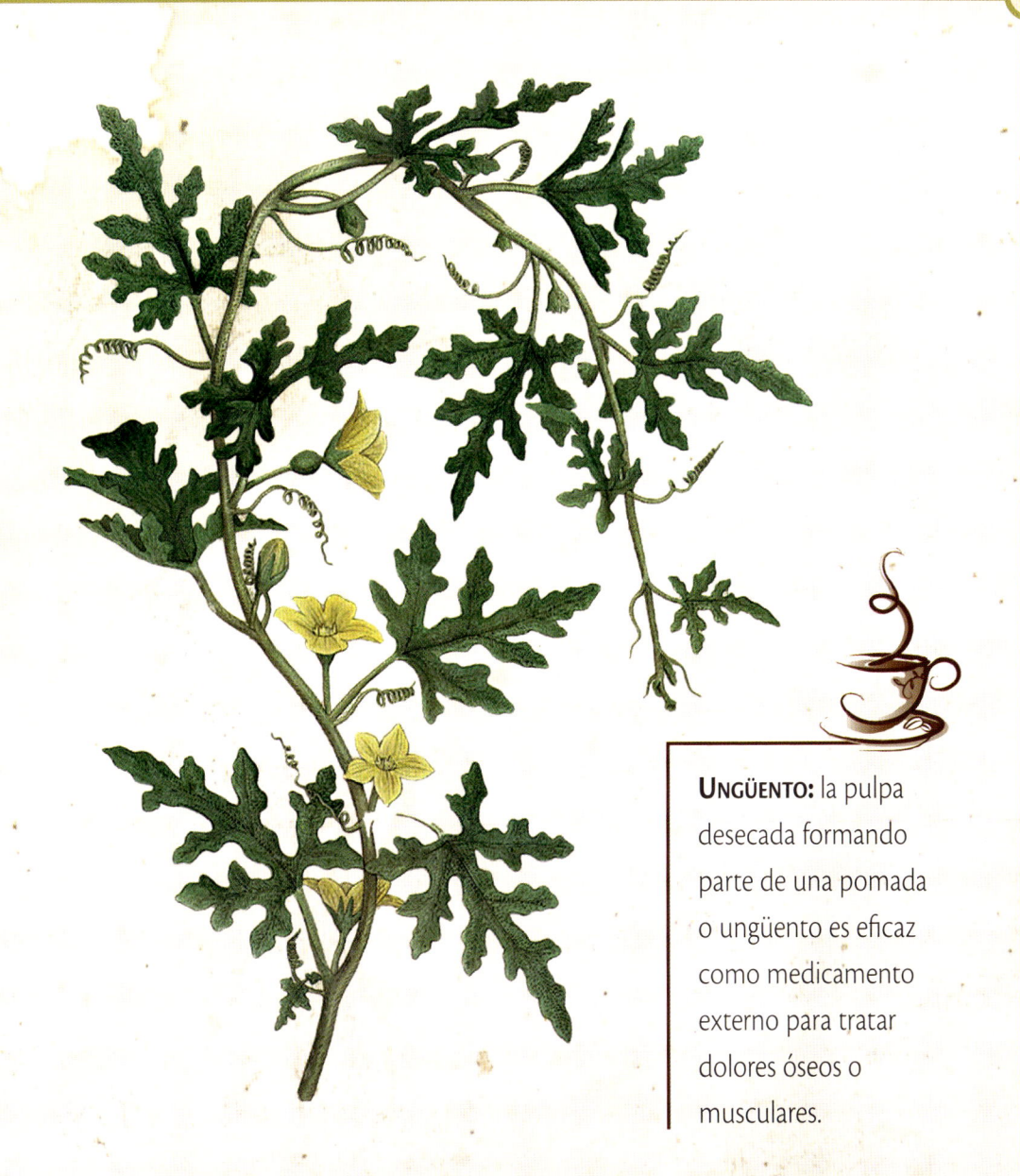

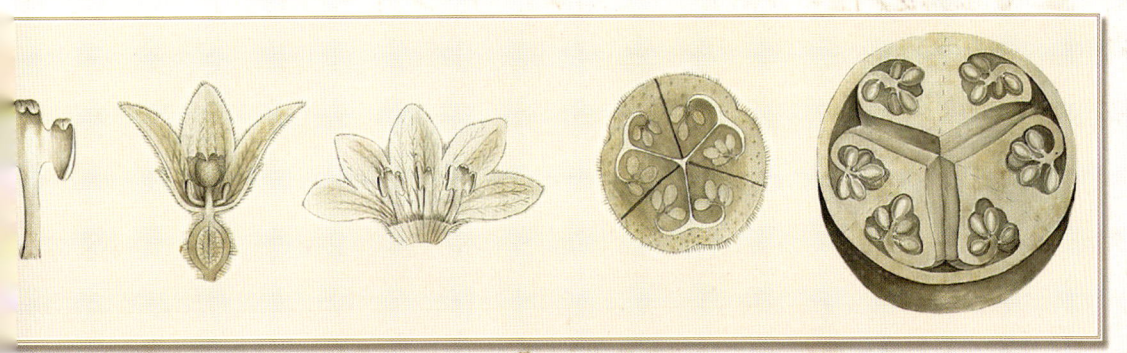

Ungüento: la pulpa desecada formando parte de una pomada o ungüento es eficaz como medicamento externo para tratar dolores óseos o musculares.

71

Cnicus benedictus

Cardo santo, cardo bendito

Es una planta anual de la familia de las compuestas, originaria de la región del Mediterráneo, cuya altura va de los 20 cm a los 50 cm. Los tallos tienen un color morado y las hojas son grandes, con nervaduras muy marcadas en su parte inferior. Ambos, tallo y hojas, están recubiertos de vellos que pueden alcanzar los 0,5 mm. Sus flores, que se agrupan en capítulos, son amarillas y cada capítulo está rodeado de espinas rojizas. Sus semillas se presentan en vilano, adheridas a dos filas de pelos ásperos.

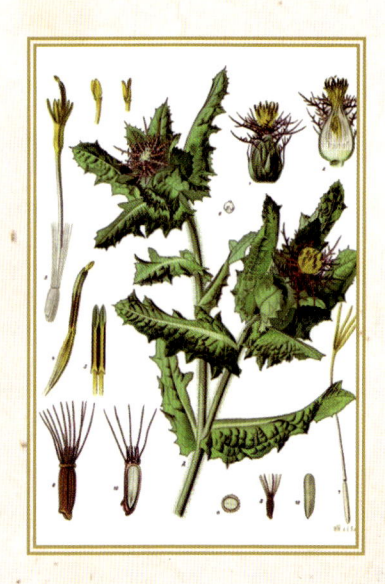

Remedios naturales

Heridas, trastornos digestivos, inapetencia

- **Infusión:** las flores en infusión (una cucharadita llena en medio litro de agua hirviendo, cinco minutos y tapada) regulan el período de la mujer. Se debe tomar en tres medias tazas diarias durante tres días. Si se hace una infusión de la mezcla de una cucharadita de raíces junto a otra de raíz de espárrago y se le añade perejil, se consigue un diurético que limpia los riñones y la vejiga. Un litro de infusión de hojas, raíces y tallo ayuda al buen funcionamiento del hígado.

- **Decocción:** para bajar la fiebre, hervir una cucharada de la planta seca y media de manzanilla en medio litro de agua a fuego lento. También se puede cocer un puñadito de las raíces en medio litro de agua pura o destilada para tratar la piel. Las propiedades del cardo también se asimilan si se come.

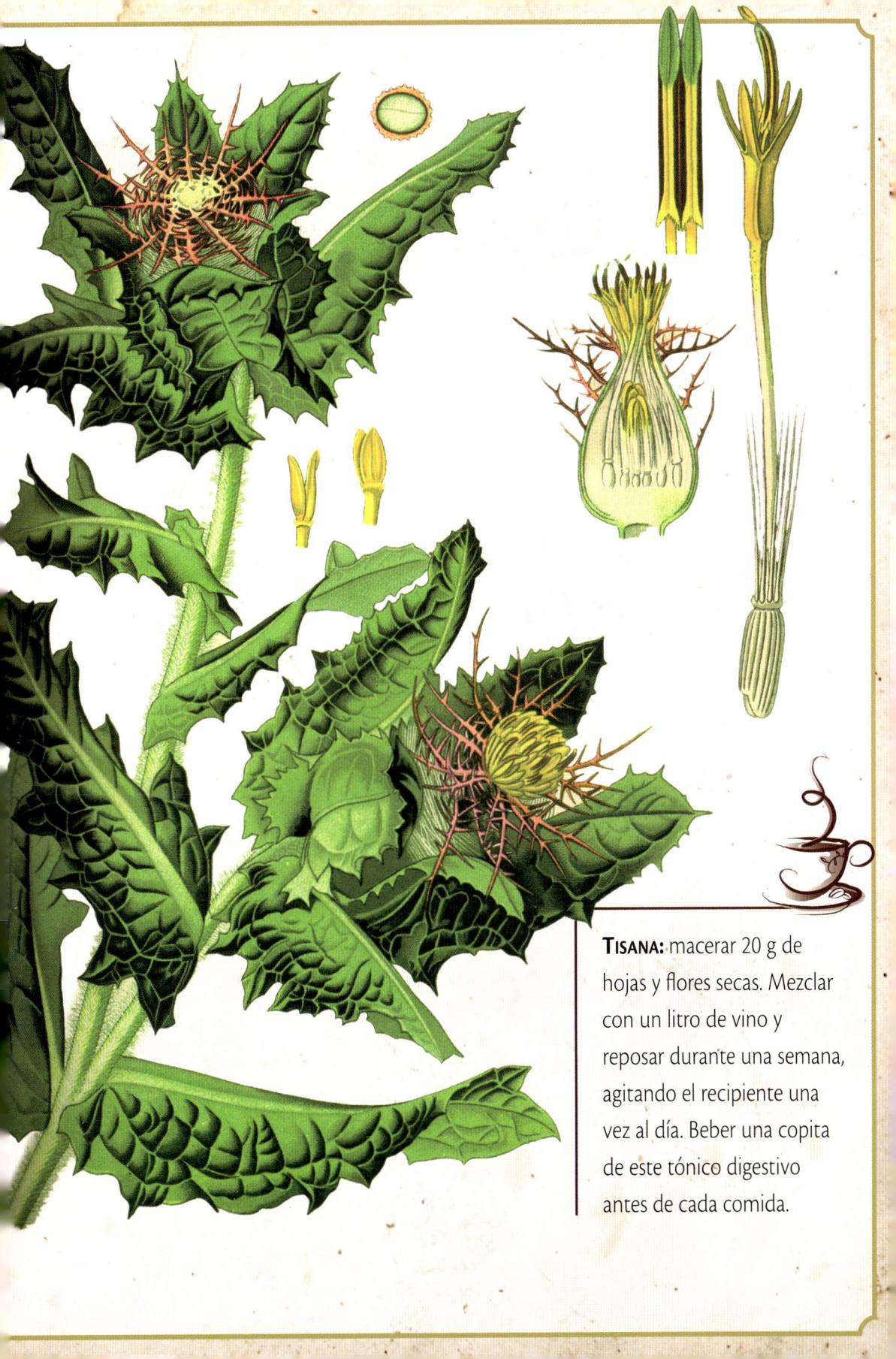

Tisana: macerar 20 g de hojas y flores secas. Mezclar con un litro de vino y reposar durante una semana, agitando el recipiente una vez al día. Beber una copita de este tónico digestivo antes de cada comida.

Cochlearia officinalis

Coclearia, hierba del escorbuto, hierba de cucharas

Esta herbácea bienal de la familia de las crucíferas crece en los terrenos húmedos y umbríos de toda Europa. Es una planta pequeña que no suele sobrepasar los 25 cm. Las hojas de la base, que se agrupan formando una roseta, tienen un pecíolo inusualmente largo y son redondeadas, lo que les da aspecto de cuchara. Las superiores, ovaladas, son sésiles (carecen de pecíolo). Presenta flores blancas y olorosas que se reúnen en racimos en la parte alta del tallo. Su fruto es redondeado.

Su alto contenido en vitamina C y su agradable sabor, similar al del berro, han sido motivo para que en épocas anteriores fuera muy consumida en ensaladas, sopas y asados en los pueblos del norte de Europa. No presenta ninguna toxicidad. Precisamente, el alto contenido en vitamina C la hizo eficaz contra el escorbuto en la antigua Roma.

Remedios naturales

Psoriasis, escorbuto, afecciones bucales, tónico

- **Infusión:** para combatir la psoriasis, mezclar en iguales cantidades coclearia, zarzaparrilla, hojas de saúco y cola de caballo. Una vez mezcladas, guardarlas en un frasco hermético. La infusión se prepara echando en un recipiente una cucharada de té de la mezcla y vertiendo sobre ella una taza de agua caliente. Se deja reposar tapada y luego se cuela. Beber tres veces al día una taza media hora antes de cada una de las comidas.

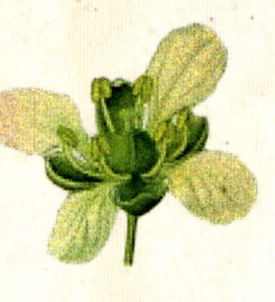

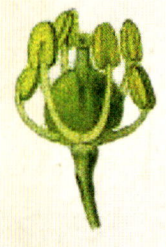

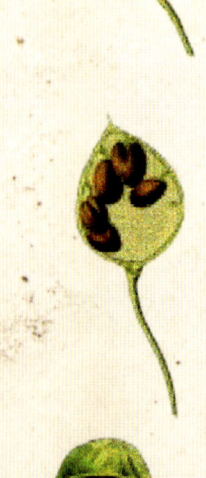

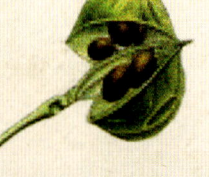

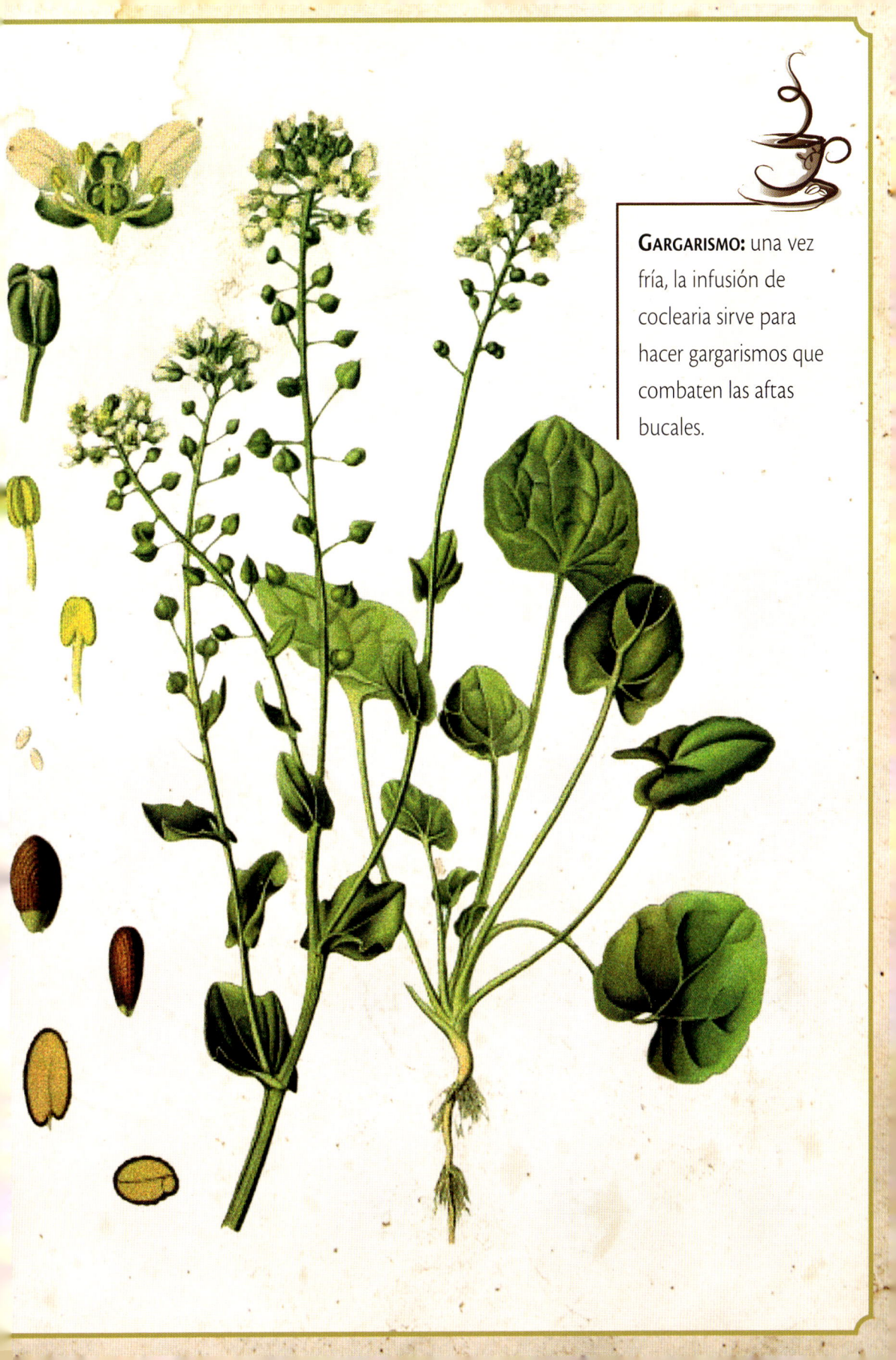

GARGARISMO: una vez fría, la infusión de coclearia sirve para hacer gargarismos que combaten las aftas bucales.

Colchicum autumnale

Cólquico, cólchico, azafrán silvestre o bastardo, narciso de otoño, quitameriendas

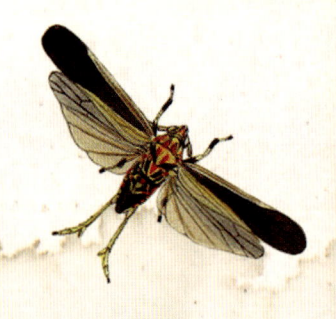

Planta con flor bulbosa de la familia de las liliáceas que puede crecer hasta los 30 cm de longitud. Es originaria de Europa, donde suele crecer en la altura, en praderas con suficiente humedad.

Las hojas tienen forma lanceolada, de color verde oscuro y terminadas en punta. La flor es muy característica, de tono rosa o lila, recuerda mucho a la del azafrán y por eso a veces recibe popularmente su nombre. La diferencia con la flor del azafrán es que la del cólquico tiene seis estambres. Los frutos se agrupan en cápsulas de tres en tres generalmente. La floración suele producirse a finales del verano o principios del otoño.

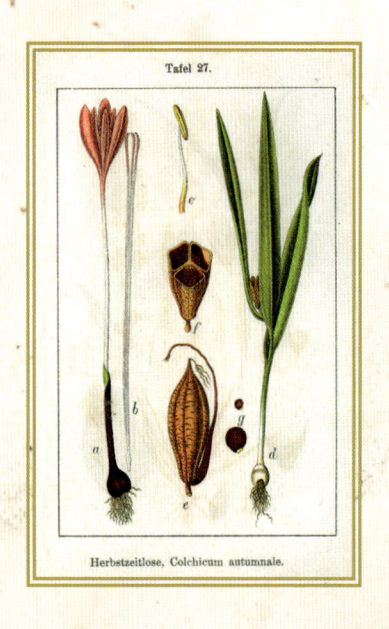

Remedios naturales

Trastornos renales, artritis, gota, antiasmático

No debe usarse esta planta sin consultar con un médico, ya que por su alto contenido en colchicina, un tóxico muy potente, puede resultar venenosa y producir vómitos o diarreas severas.

- **Fármacos:** químicamente, la farmacopea ha utilizado la colchicina como uso medicinal para inhibir la división celular. Fundamentalmente, se ha utilizado como base en medicamentos para tratar la gota, ya que su ingesta favorece la expulsión del ácido úrico del organismo. También se ha usado médicamente en casos de artritis crónica, para tratar problemas renales y como preventivo en casos de asma.

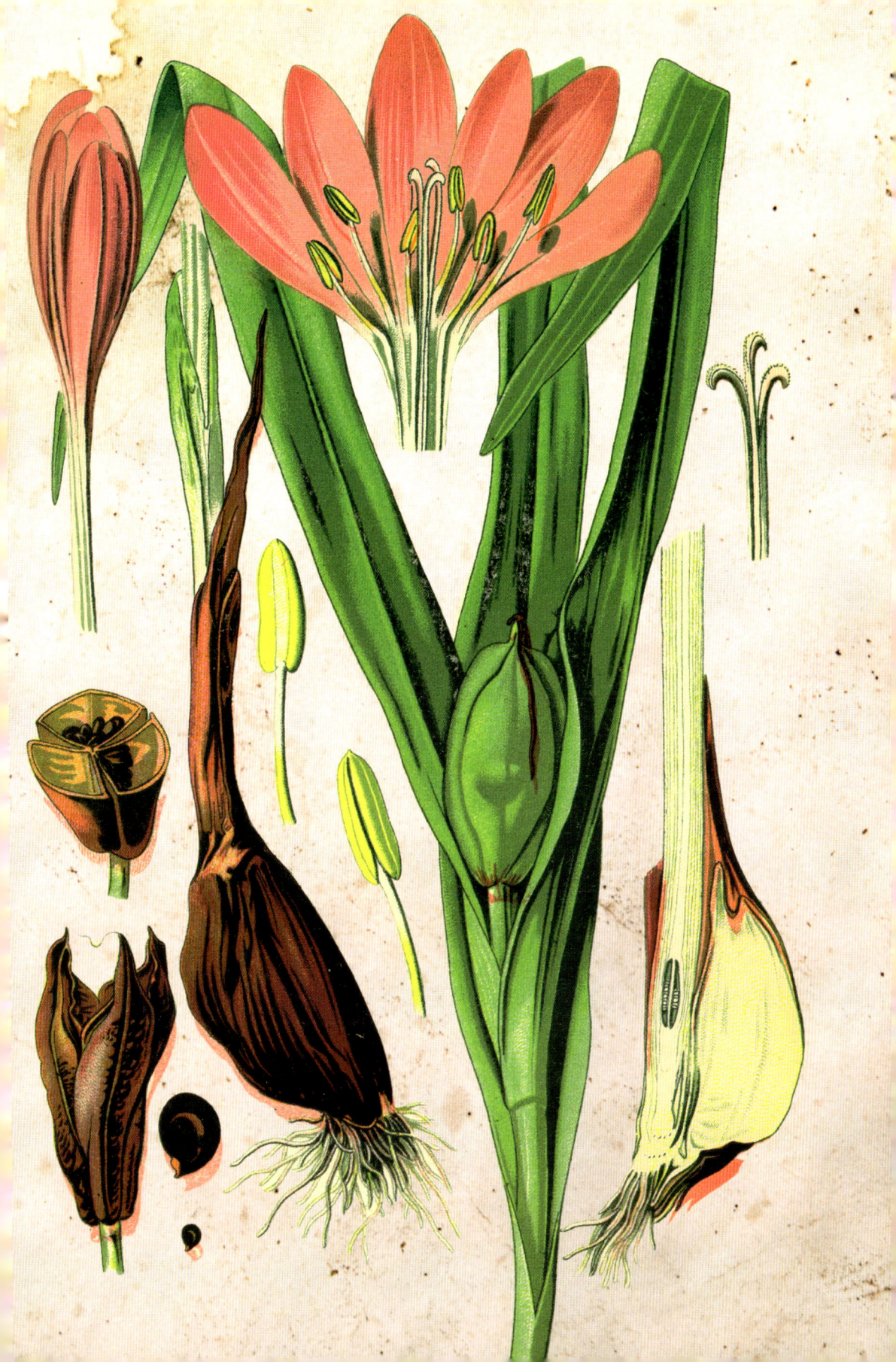

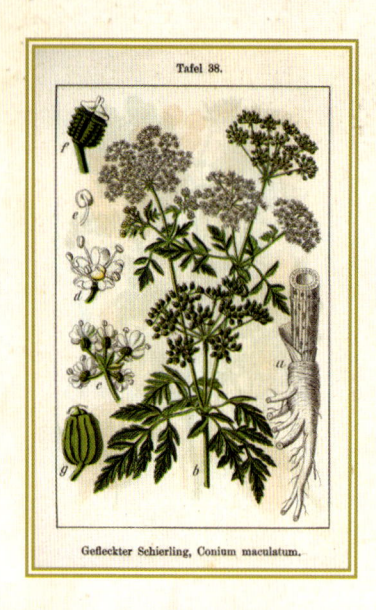

Conium maculatum

Cicuta, budoño, cañahierra, hierba loca, perejil lobuno

Planta herbácea con flor que crece entre los 15 cm y los 25 cm de altura; es fácil encontrarla tanto en Europa como en América, sobre todo cerca de los ríos, en terrenos frescos y húmedos. Tiene un tallo hueco y estriado poblado de hojas verdinegras con forma triangular, que se divide en gajos terminados en punta y dentados en los bordes.

Las flores, pequeñas y blancas, son umbelas que surgen al final de cada tallo y poseen semillas de color negro, también pequeñas. El fruto es ovalado, de color verde pardusco y con un tamaño de apenas 3 mm.

Remedios naturales

Analgésico, antiespasmódico, efectos de la quimioterapia

- **Fármaco:** el jugo de esta planta es venenoso y sus principales componentes son alcaloides como la piperidina, que extraído químicamente sirve para elaborar diversos medicamentos. En concreto, es habitual usado como sedante para tratar dolores en tratamientos de cáncer, en determinadas neuralgias y en molestias por artritis. Hay que tener cuidado porque es fácil confundir esta planta con el apio y con el perejil y por ese motivo se han producido intoxicaciones que en ocasiones han llegado a ser muy graves, provocando incluso la muerte. Los síntomas son las náuseas, la parálisis muscular y la asfixia. Para diferenciarlo con seguridad de estas otras plantas de apariencia similar, lo mejor es olerla: la cicuta no posee un aroma fresco, sino todo lo contrario, resulta desagradable y fétida.

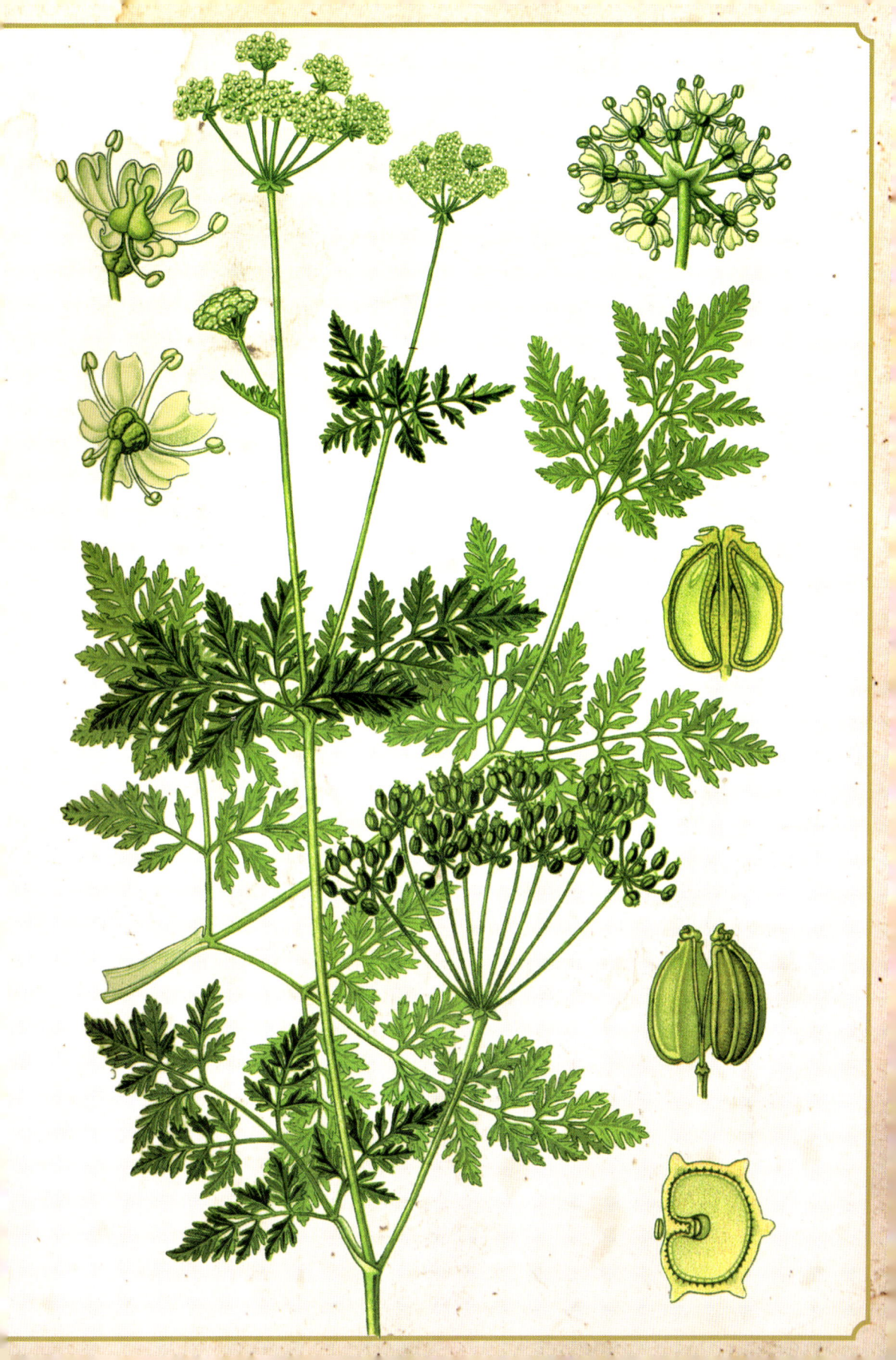

Crataegus laevigata

Espino blanco

Arbusto o pequeño árbol espinoso que alcanza normalmente los 8 m de altura y, ocasionalmente, los 12 m. Es originario del oeste y centro de Europa. Tiene una copa frondosa, con hojas ovaladas que miden de 2 cm a 6 cm de largo y que presentan dos o tres lóbulos delgados y puntiagudos a cada lado de la nervadura central. Sus flores se agrupan en corimbos; son blancas o pálidas y contienen dos o tres estilos. Su fruto es redondo, ligeramente más ancho que alto, y de un vivo color rojo. En su interior alberga dos o tres semillas.

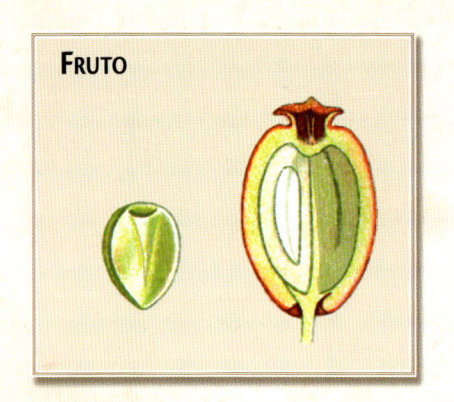

Fruto

Remedios naturales

Cicatrizante, antitusivo, relajante, regulador de la presión arterial y de la circulación

- **Infusión:** una cucharadita de flores secas por vaso de agua hervida, con reposo de 10 minutos tapada, ayuda a detener la tos nerviosa o infecciosa y también las diarreas (es astringente). Se beben dos infusiones diarias. La misma preparación, bebida por la noche, ayuda a conciliar el sueño. Si se toma tres veces al día, regula la presión arterial. Dos infusiones al día de una cucharadita de la mezcla de hojas y flores secas tonifican el corazón y regulan la taquicardia. La dosis es de dos veces diarias, durante dos meses.

- **Pediluvio:** se prepara medio litro de infusión con una cucharada de flores y otra de hojas. Se deja reposar 10 minutos y se cuela. Se introducen los pies en un barreño con el líquido durante cinco minutos, haciendo friegas en las pantorrillas con las manos para incrementar sus efectos sobre la circulación y la tensión nerviosa.

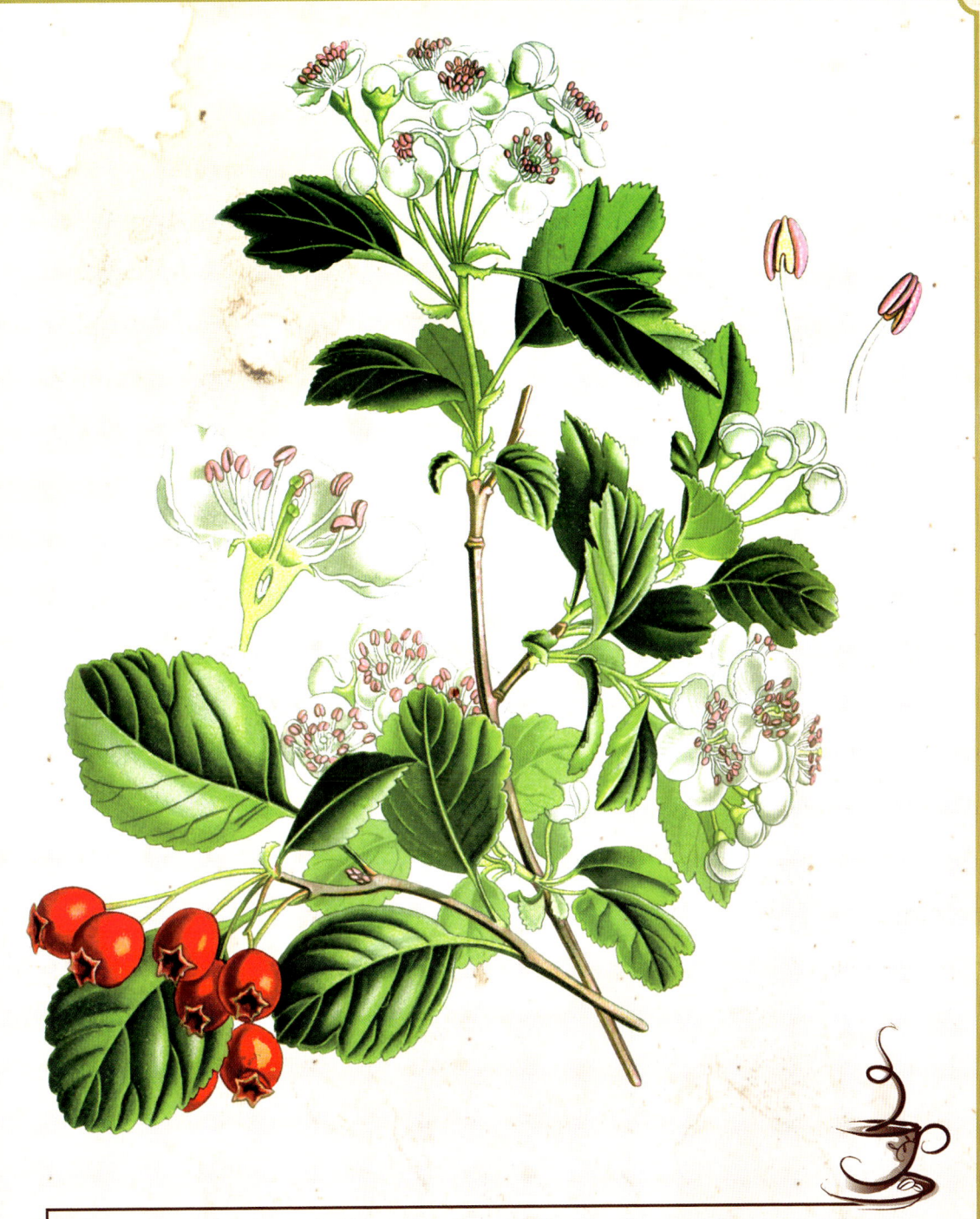

Decocción: para preparar un antidepresivo mezclar 15 g de espino blanco, 15 g de hipérico y otros 15 g de melisa con medio litro de agua y hervir la mezcla dos minutos. Dejar reposar cinco minutos y beberla. La decocción de una cucharada de flores secas de espino blanco en medio litro de agua actúa como cicatrizante.

Crocus sativus L.

Azafrán, croco

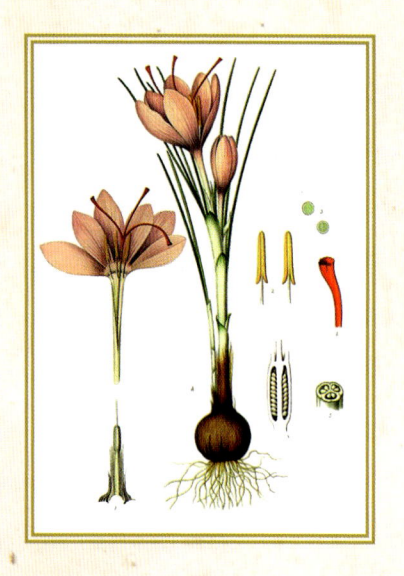

Planta bulbosa y perenne de la familia de las liliáceas, originaria de Asia Menor. Normalmente su altura oscila entre los 15 cm y los 20 cm, pero en condiciones ambientales favorables puede alcanzar los 50 cm. Las hojas, que nacen del bulbo, son erectas, de color verde oscuro y con una banda blanca en su cara interna. Las flores son de color violáceo y se presentan de una a tres en cada tallo. Tienen tres estambres, de color amarillo rojizo o anaranjado; cuando se secan despiden un fragante aroma. La flor en su conjunto se denomina rosa del azafrán.

Remedios naturales

Aperitivo, digestivo, analgésico, regulador del colesterol

- **INFUSIÓN:** poner en una taza 10 briznas de azafrán y verter sobre ellas agua hirviendo. Esta infusión resulta digestiva si se toma después de cada comida. Si se ingiere antes, resulta aperitiva. Poniendo más hebras (unas 20) se puede hacer otra que actúa como analgésico bucal en bebés que están echando los dientes. Para conseguir este efecto, una vez que la infusión esté fría, frotar las encías con ellas hasta que el dolor remita.

- **DECOCCIÓN:** para ayudar a bajar el colesterol, se puede realizar una tisana mezclando en partes iguales azafrán, hojas de manzano, ginseng y llantén. Una vez secos los ingredientes, molerlos en un mortero y emplearlo hirviendo dos cucharaditas del preparado en un cuarto de litro de agua durante tres minutos. Reposar tapado hasta que entibie y beber una taza después de cada comida.

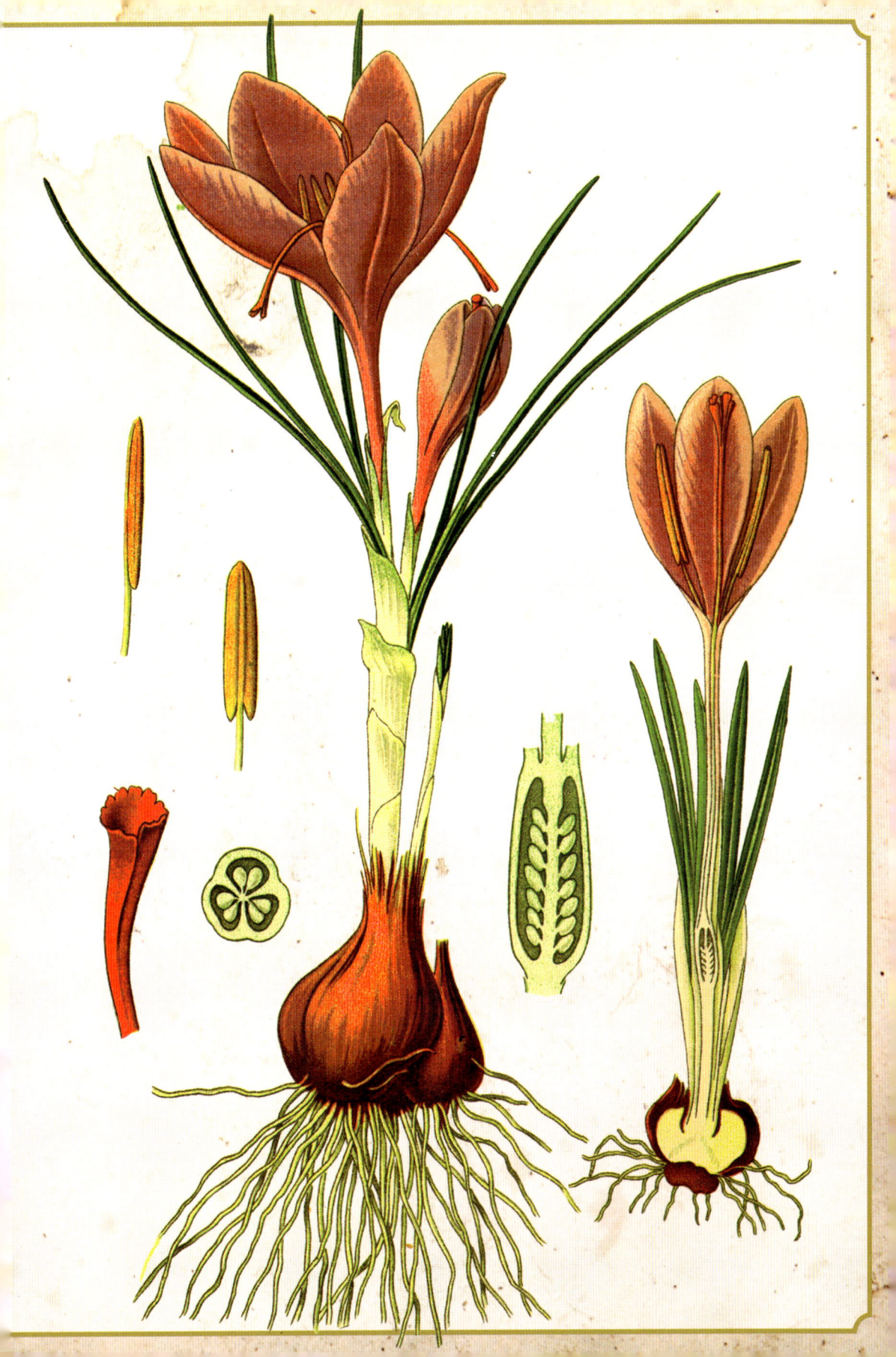

Cynoglossum officinalis L.
Cinoglosa, lengua de perro, viniega, oreja de liebre

Especie herbácea y vivaz, bianual y erecta cuya altura oscila entre 30 cm y 60 cm. Se encuentra en terrenos pedregosos y montañosos de Europa, Asia y América del Norte. Presenta hojas lanceoladas, ásperas, cubiertas de vello y con nervios laterales muy marcados. Cuando se frotan despiden un olor desagradable. Sus flores, de cinco pétalos, tienen un color púrpura o azulado. El fruto es ovoide y las semillas presentan pelos en forma de gancho que se adhieren al pelaje de los animales.

Esta planta no debe ser administrada por vía interna a menos que un médico recomiende lo contrario.

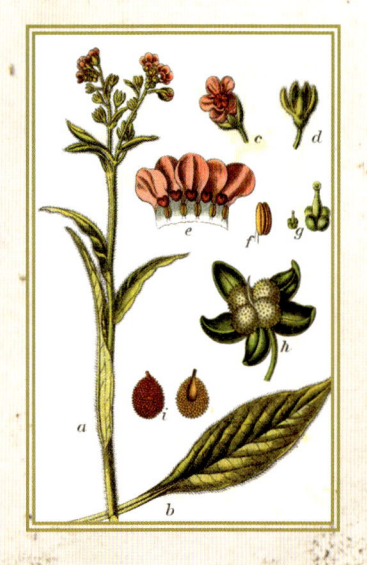

Remedios naturales

Astringente, antiinflamatorio, expectorante, cicatrizante

- **Decocción:** añadir 5 g de raíz de cinoglosa a medio litro de agua y ponerlo al fuego. Una vez que el agua entre en ebullición, contar cinco minutos, apagar el fuego y dejar reposar hasta que se entibie. Colar la decocción y aplicar el líquido en compresas para cicatrizar rápidamente las grietas de los pezones provocados por la lactancia o por el rozamiento. La decocción también sirve para hacer baños de asiento con el fin de aliviar las molestias de las hemorroides.

- **Compresa:** machacar en un mortero hojas frescas hasta hacer una pasta. Empapar en el jugo y las hojas un trozo de algodón y aplicarlo sobre las heridas. Tapar con una gasa y vendar la zona afectada. Hacer este emplasto dos veces al día.

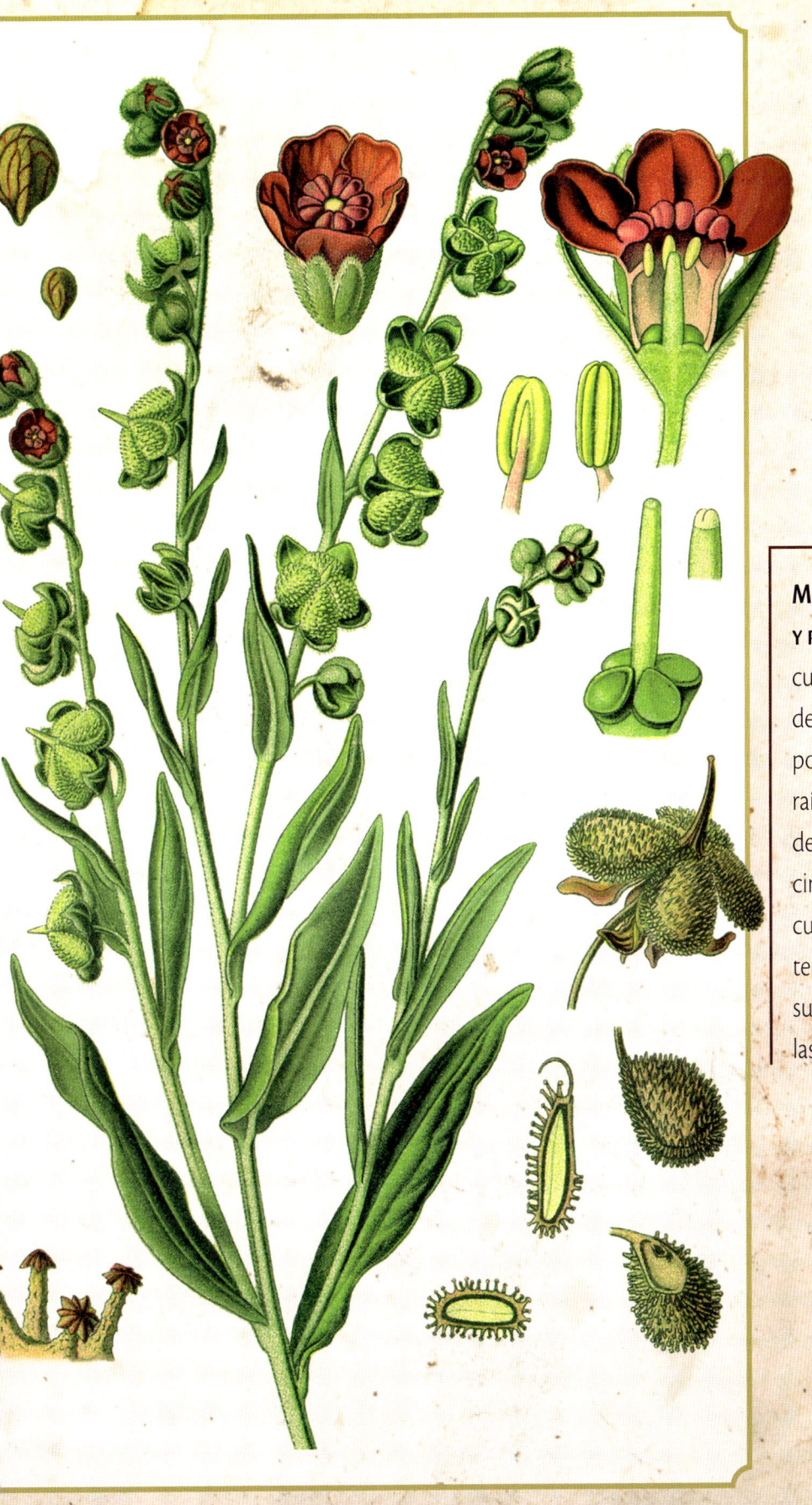

MANILUVIO Y PEDILUVIO: para curar las grietas de manos y pies, poner 10 g de raíz en un litro de agua. Hervirla cinco minutos y, cuando se haya templado, sumergir en ella las extremidades.

Datura metel

Trompeta del diablo

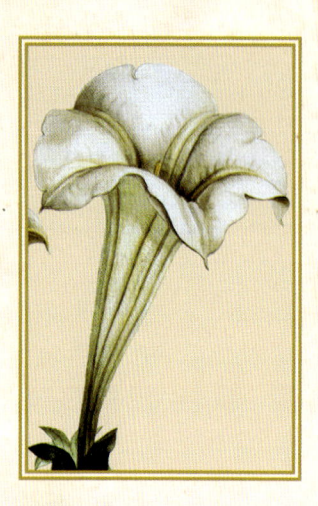

Hierba anual, arbustiva, cuya altura oscila entre los 30 cm y el metro. Sus hojas tienen la forma de un triángulo ovalado, con bordes dentados; miden entre 14 cm y 22 cm de largo por 8 cm a 11 cm de ancho. Sus grandes flores son erectas, de color blanco amarillento o púrpura; su forma se asemeja a una trompeta. Su fruto redondeado, cubierto de espinas, contiene en su interior semillas aplanadas y marrones. Toda la planta despide un olor penetrante y sumamente desagradable.

Remedios naturales

Antiespasmódico, hipnótico, antirreumático, antiasmático, antiinflamatorio

La trompeta del diablo es una de las 50 hierbas fundamentales usadas en el herbolario chino. Algunos autores opinan que es originaria de ese país, pero no todos están de acuerdo.

Ha sido ampliamente empleada en Europa, tanto para curar enfermedades como en forma de droga alucinógena; sin embargo, no hay remedios naturales prescritos con esta planta, ya que resulta sumamente venenosa y puede ocasionar el coma.

Su ingestión, en dosis que superen los 20 mg, produce taquicardia, visión borrosa, dilatación de las pupilas, alucinaciones y paralización del sistema nervioso, con las consecuencias que ello acarrea a todo el organismo. Dosis que no llegan a ser mortales pueden ocasionar, asimismo, daños cerebrales irreparables.

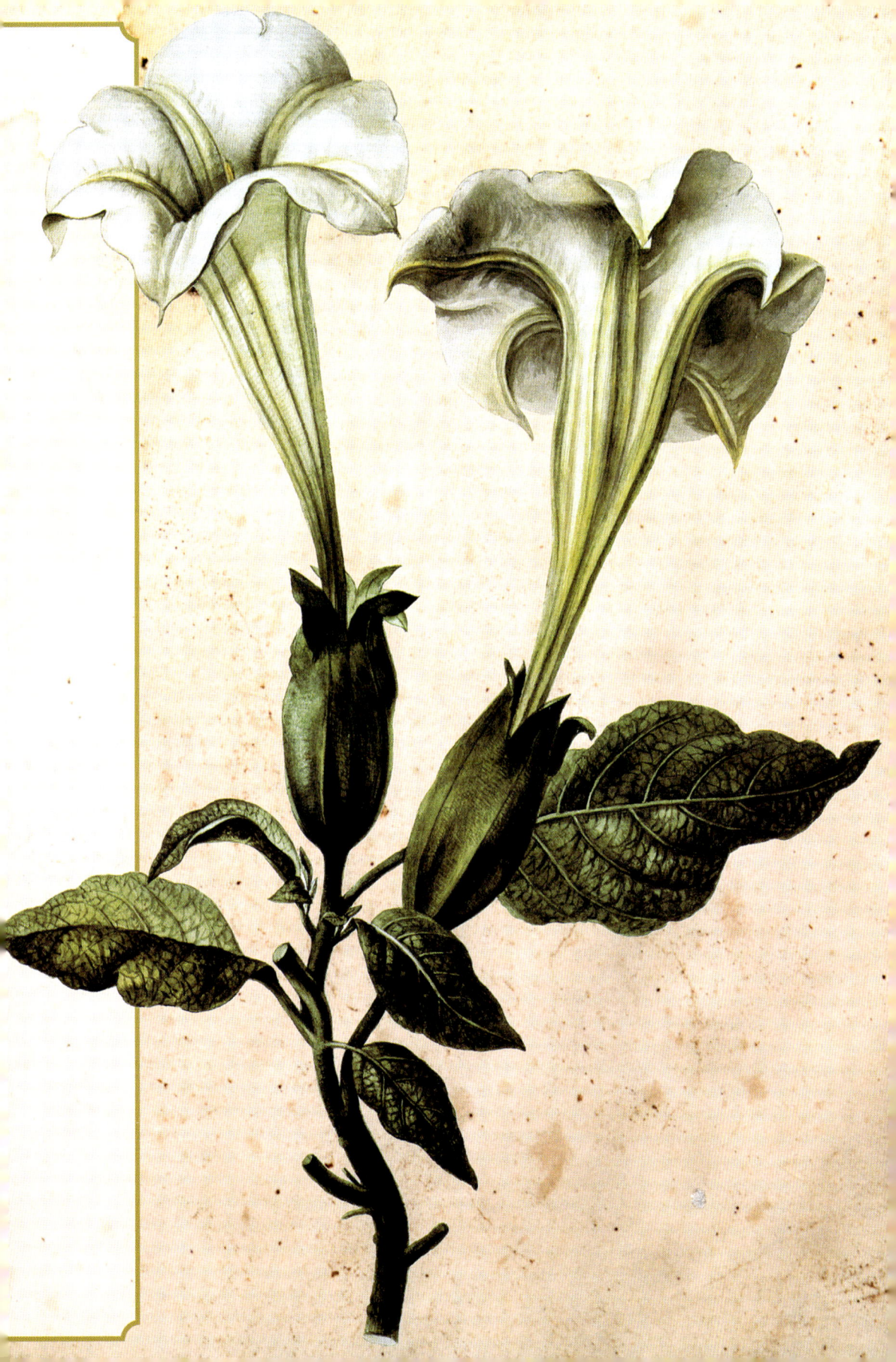

Datura stramonium

Estramonio, hierba hedionda, hierba de los topos, berenjena del diablo, flor de la trompeta, manzana espinosa, hierba del infierno

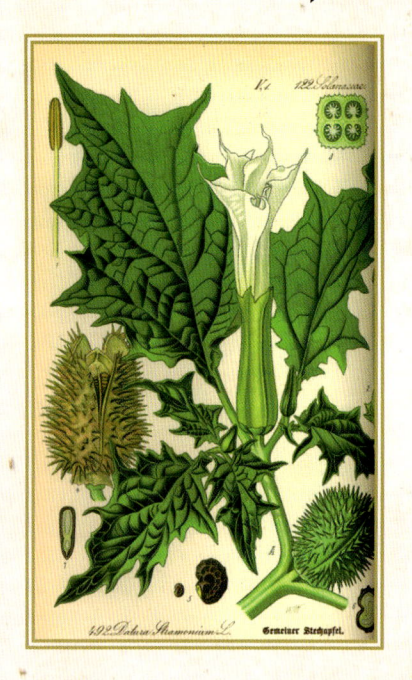

Es una planta anual y robusta, de la familia de las solanáceas, nativa de América y Asia, cuya altura puede alcanzar 1,5 m. Tiene una raíz blanquecina y, de ella salen numerosas raicillas. Sus hojas ovaladas, de un color verde intenso y con los bordes sinuosos, pueden alcanzar de 15 cm a 20 cm de largo; cuando aún son jóvenes están cubiertas de una pelusilla, pero con el tiempo la pierden y son completamente lisas. Las flores nacen en las axilas, son blancas, grandes y tienen un cáliz tubular con forma de prisma de cinco caras. Presenta frutos ovoides y verdes, con el extremo superior abierto, que contienen numerosas semillas.

Remedios naturales

Antiespasmódico, sedante, anestésico

El estramonio tiene una altísima toxicidad, ya que uno de sus principios activos, la hiosciamina, se encuentra tanto en la raíz como en las hojas y semillas, amén de otros alcaloides igualmente peligrosos. Su ingestión puede provocar la muerte por parada cardiaca, razón por la cual no existen remedios naturales que se puedan preparar con ella.

Se cree que esta planta fue el componente básico del ungüento de las brujas; combinada con otras, produce alucinaciones.

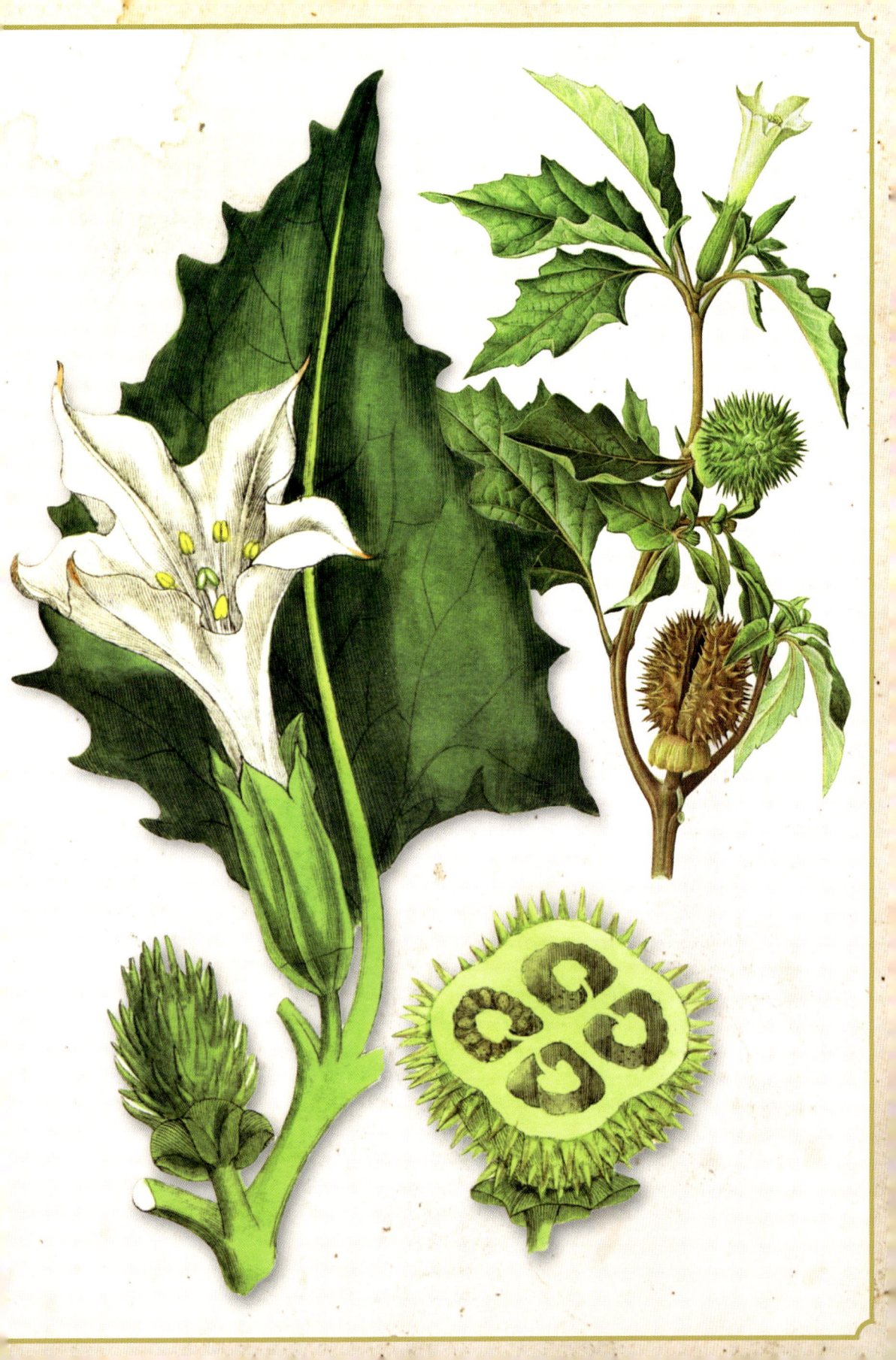

Delphinium staphysagria L.

Estafisagria, albarraz, hierba piojera

Es una planta herbácea y robusta, de la familia de las ranunculáceas, originaria de la región del Mediterráneo. Su tallo, siempre erecto, puede alcanzar el metro de altura. Tiene unas hojas grandes y palmeadas que presentan de cinco a nueve lóbulos. En verano produce flores azules y vistosas, de cinco pétalos, que se agrupan en largos ramilletes. El fruto, cubierto por tres capas, tiene en su interior varias semillas negras, de sabor amargo, cuya ingestión puede provocar la muerte por asfixia.

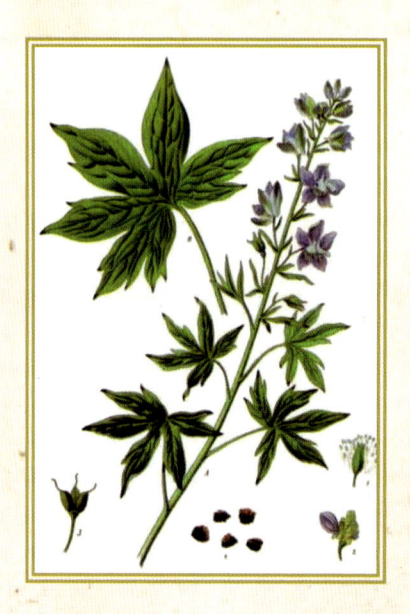

Remedios naturales

Analgésico, tónico cardíaco, antiasmático

Esta planta es sumamente venenosa. Antiguamente se empleaban las semillas pulverizadas, a veces mezcladas con aceite, para combatir los piojos, esparciéndose el polvo en los lugares en que anidaban. También se hervía con vinagre para curar las llagas y se decía que tenía la virtud de atenuar el dolor de muelas.

Sin embargo, en la actualidad hay muchas otras hierbas que pueden cumplir sobradamente estos propósitos y que no resultan peligrosas para el organismo de los seres humanos, razón por la cual se ha dejado de utilizar en remedios naturales.

La industria farmacéutica, en cambio, utiliza en dosis ínfimas el alcaloide que contiene para tratar las neuralgias, sobre todo faciales.

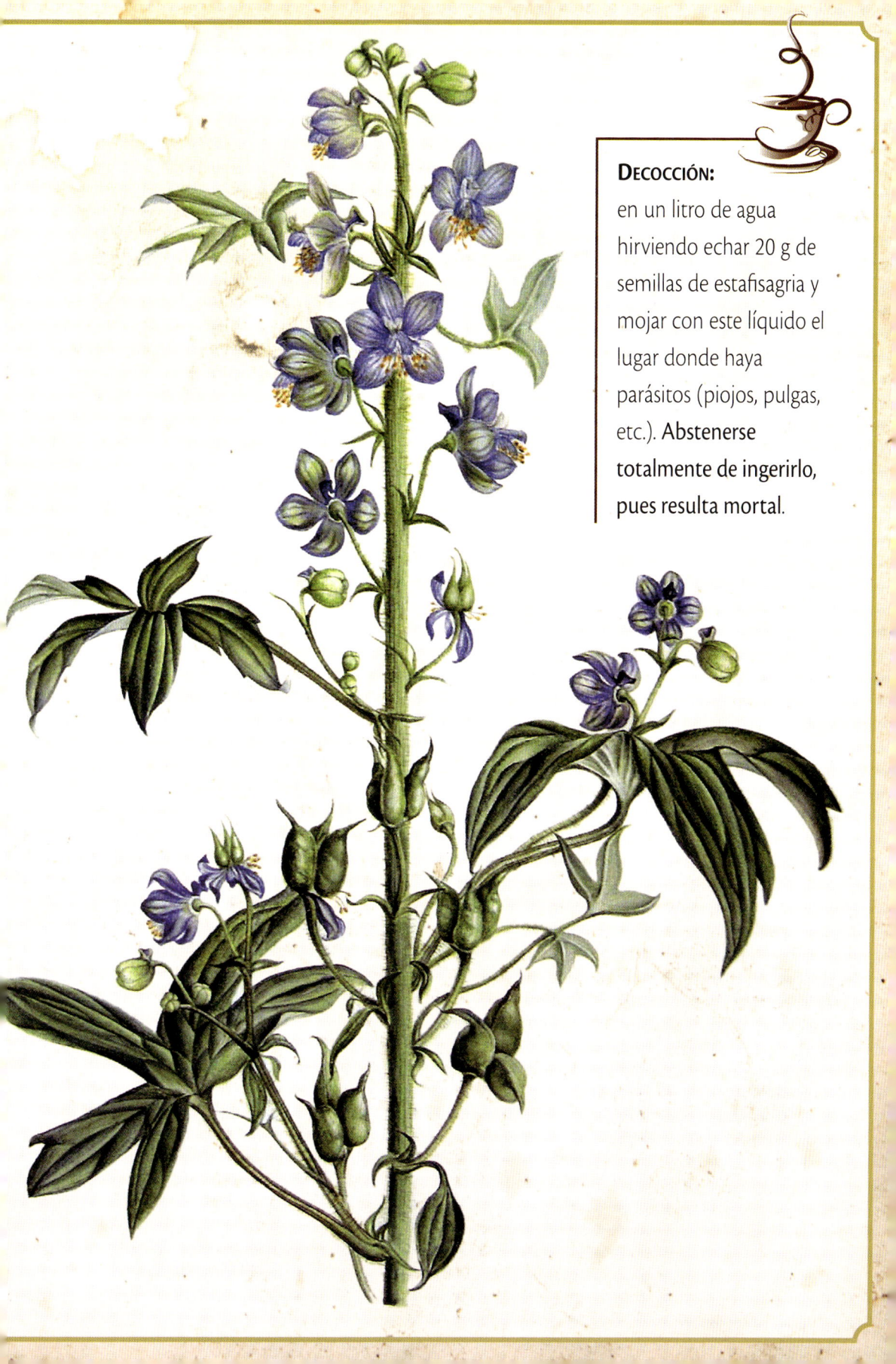

Decocción: en un litro de agua hirviendo echar 20 g de semillas de estafisagria y mojar con este líquido el lugar donde haya parásitos (piojos, pulgas, etc.). **Abstenerse totalmente de ingerirlo, pues resulta mortal.**

Digitalis purpurea L.
Digital, dedalera, giloria, guantera, gualdaperra

Es una planta herbácea bienal nativa de Europa, noroeste de África y Asia occidental y central. Su desarrollo abarca un ciclo de dos años; en el primero, produce solamente las hojas basales y durante el segundo, el tallo, cuya altura puede oscilar entre 0,50 m y 2,50 m. Sus hojas son rugosas, dentadas y están levemente cubiertas de vello. Sus flores son de un vistoso color púrpura y en forma de campana; se agrupan en racimos colgantes en la parte superior de los tallos. El fruto es una cápsula que contiene numerosas semillas.

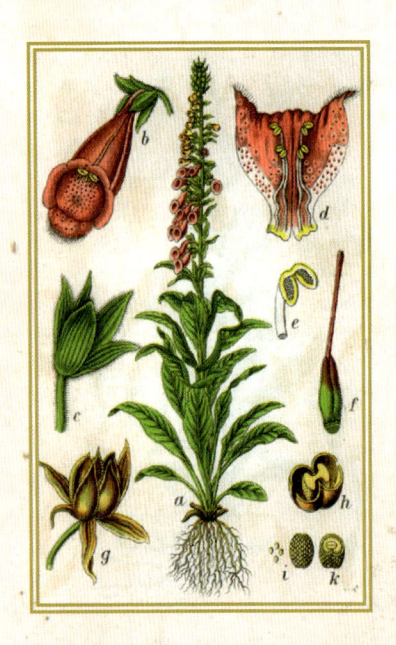

Remedios naturales
Tónico cardíaco, tóxico, diurético, cicatrizante

Los principios activos del digital constituyen el elemento más importante que se usa en medicina como tónico cardíaco; hasta hoy no ha podido ser reemplazado por ningún otro. Sin embargo, dada la alta toxicidad de esta planta, no se emplea para preparar remedios naturales que deban ser ingeridos. Solo 10 g de hojas de digital pueden matar a un adulto sano por parada cardiorrespiratoria; si además es alérgico a cualquiera de sus componentes, la dosis mortal puede ser aún más pequeña. Por otra parte, sus componentes se acumulan en el organismo, lo cual puede acarrear fatales consecuencias. Su uso externo tampoco es recomendable sin estricta prescripción médica, aunque es más difícil que se produzcan envenenamientos por esta vía.

- **Infusión:** verter un litro de agua hirviendo sobre una hoja de digital. Esperar a que la infusión se temple y aplicarla en compresas sobre las heridas para favorecer la cicatrización. Tener en cuenta que muchos principios activos se absorben por la piel.

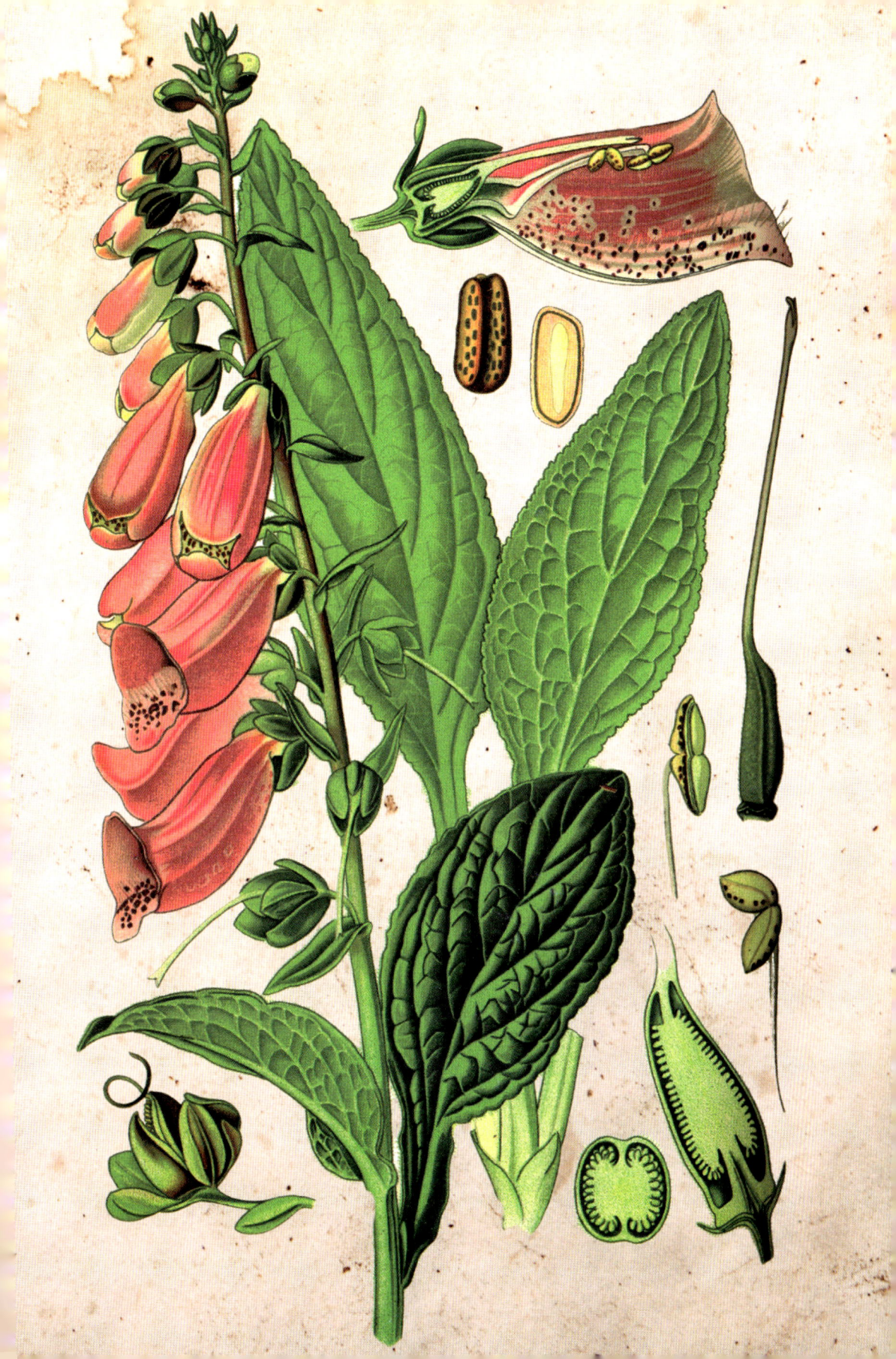

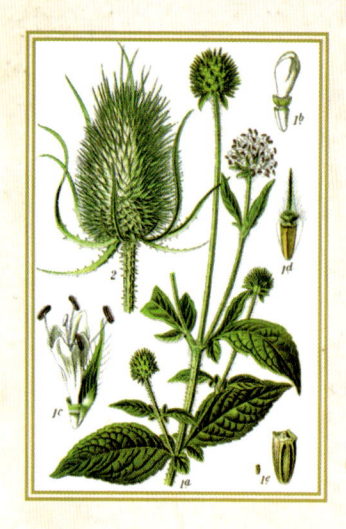

Dipsacus fullonum L.

Cardencha, cardo de cardadores, raspasayo, dipsaco

Planta herbácea y bienal, perteneciente a la familia de las dipsacáceas, originaria de Europa. Su tallo erecto, espinoso y resistente, alcanza el 1,5 m de altura. Es poco ramificado y presenta aguijones. Sus hojas, dentadas y lanceoladas, se unen en la base formando un recipiente que retiene el agua de lluvia; las basales se unen formando una roseta. Las flores, que crecen en verano, se reúnen en inflorescencias cónicas y espinosas; son de color blanco liláceo o rosadas.

Remedios naturales

Diurético, sudorífico, depurativo, artritis, acné, eczemas

- **Decocción:** poner 50 g de raíz en 2 l de agua. Dejar la mezcla al fuego hasta que la mitad del líquido se haya evaporado. Colarlo y endulzarlo con miel. Beber varias tazas al día para depurar la sangre, eliminar toxinas, combatir el acné y obtener, en suma, todos los beneficios de la planta.

- **Tisana:** se prepara vertiendo un litro de agua caliente, antes de que rompa el hervor, sobre 30 g de raíz. Dejar reposar tapada 15 minutos. Beber tres tazas al día para que actúe como diurético o para que sirva de ayuda en las dietas para adelgazar.

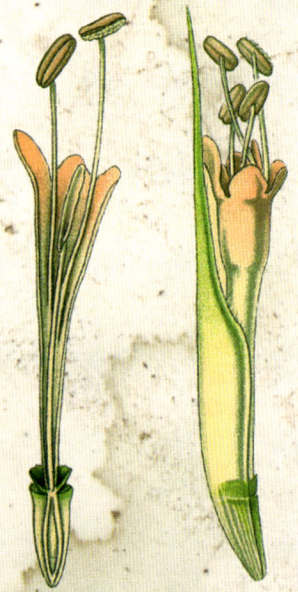

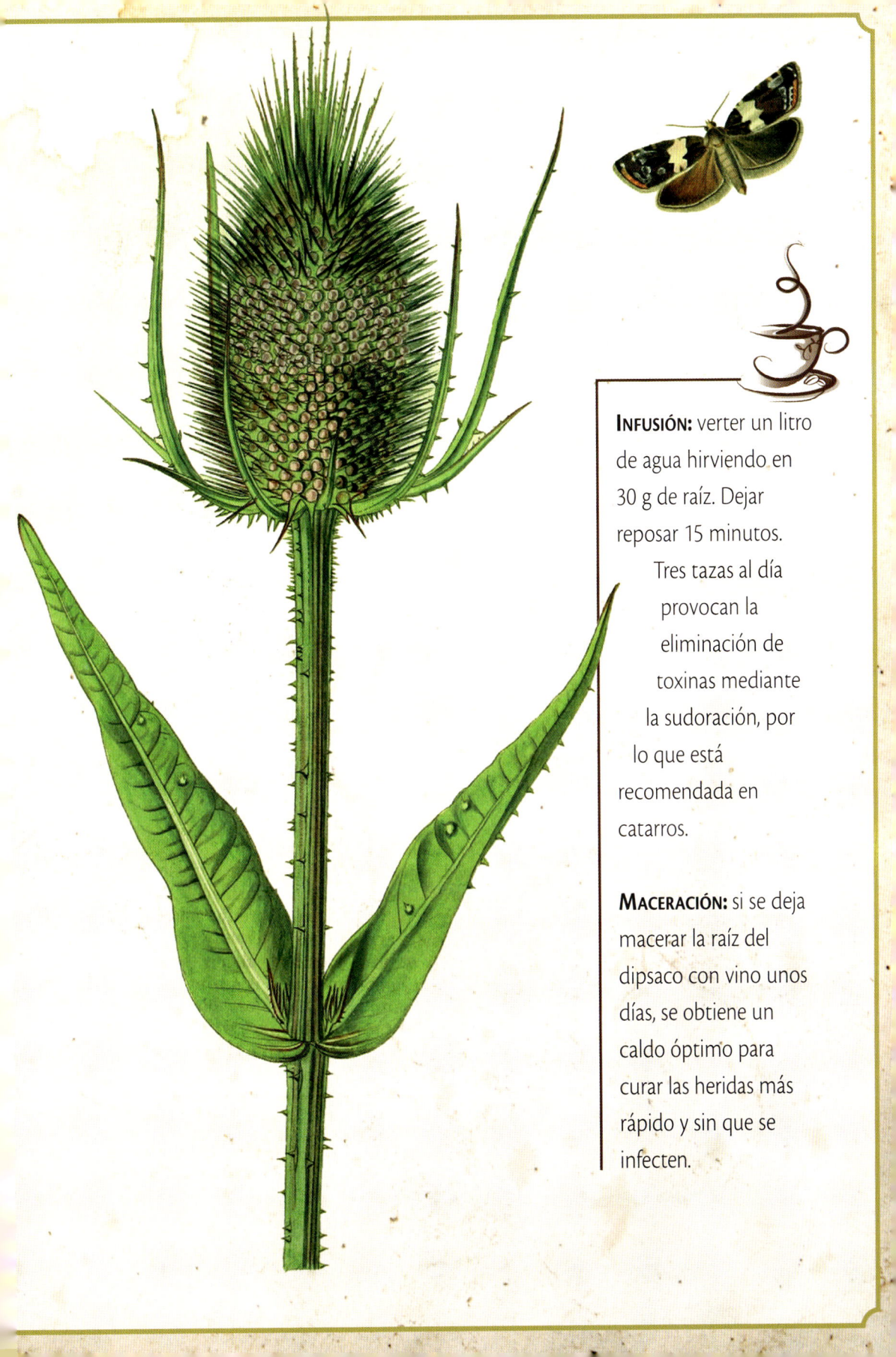

Infusión: verter un litro de agua hirviendo en 30 g de raíz. Dejar reposar 15 minutos. Tres tazas al día provocan la eliminación de toxinas mediante la sudoración, por lo que está recomendada en catarros.

Maceración: si se deja macerar la raíz del dipsaco con vino unos días, se obtiene un caldo óptimo para curar las heridas más rápido y sin que se infecten.

Eucalyptus globulus

Eucalipto

Árbol originario de Australia, de la familia de las mirtáceas, que habitualmente mide entre 25 y 35 m pero que, en condiciones favorables, puede alcanzar una altura mayor. Su madera es roja, pero su tronco está recubierto por una corteza lisa y gris. Sus hojas son planas y brillantes con forma de hoz y en primavera presenta flores blanquecinas. Sus frutos son cápsulas duras, rugosas y muy aromáticas. Aunque el empleo del eucalipto es muy popular, debe tenerse en cuenta que en ciertas personas con alergia o sensiblidad puede provocar cuadros asmáticos.

Remedios naturales

Resfriados, garganta irritada, catarro nasal, bronquitis, enfriamientos, antiséptico

- **Decocción:** desmenuzar tres hojas de eucalipto en un cazo y echar sobre ellas un cuarto de litro de agua. Ponerla al fuego y cuando entre en ebullición, mantener al fuego durante cinco minutos. Retirar el cazo y dejar reposar, tapada, 10 minutos. Se pueden beber tres tazas al día. Su uso está contraindicado durante el embarazo y la lactancia, y en personas que toman sedantes, antiepilépticos o analgésicos.

- **Jarabe:** verter medio litro de agua hirviendo sobre 50 g de hojas de eucalipto. Reposar tapado durante dos horas. Colar y añadir 850 g de azúcar y calentar la mezcla para disolverla. Colar y añadir agua hasta completar el litro. Para combatir la tos, ingerir tres cucharaditas al día.

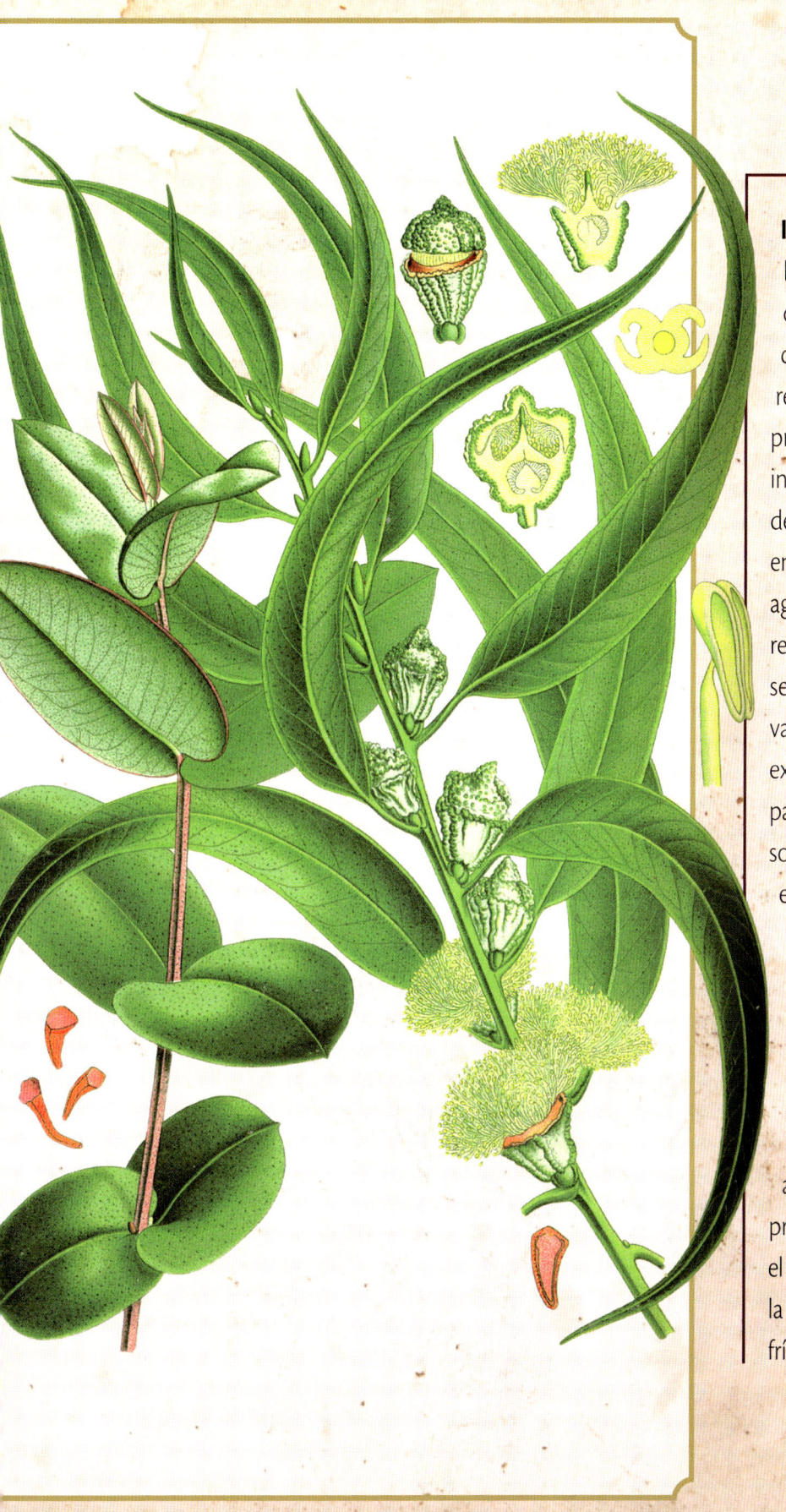

Infusión: para hacer vahos descongestivos de las vías respiratorias, preparar una infusión con 10 g de hojas trituradas en un litro de agua hirviendo. Se retira del fuego y se inhalan sus vapores. Conviene exponer al paciente durante solo 15 segundos, esperando a continuación media hora para constatar que no se produzcan reacciones alérgicas. Si no se presentan, aspirar el vapor hasta que la infusión esté fría.

Gentiana lutea L.

Genciana, gensiana, junciana

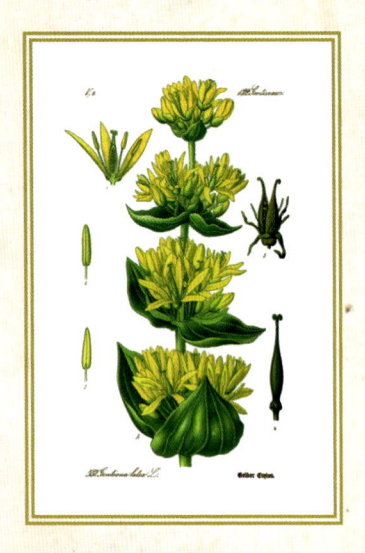

Planta herbácea perenne, originaria de las zonas montañosas del centro y sur de Europa. Tiene una raíz carnosa, gruesa y amarillenta. Su tallo alcanza los 2 m de altura y en él nacen unas hojas lanceoladas que tienen entre 10 cm y 30 cm de longitud. Las flores se presentan en racimos que nacen en las axilas de las hojas superiores; sus corolas tienen de cinco a nueve lóbulos amarillos y profundos. Toda la planta, y especialmente su raíz, es amarga. En la Edad Media era utilizada como antídoto contra los venenos.

Remedios naturales

Antipirético, digestivo, cicatrizante, diurético, antiséptico

- **Infusión:** preparar una mezcla de 20 g de raíz de genciana, 20 g de ápices de centaura menor, 30 g de cáscara de naranjo amargo y 30 g de cáscara de limón. Mezclar estos ingredientes picados. Añadir a una taza de agua caliente una cucharadita. Estimula el apetito y ayuda en las convalecencias.

- **Vino de genciana:** poner en un litro de vino blanco 10 g de raíz de genciana. Dejar macerar el preparado durante 10 días, colarlo y guardarlo en una botella. Para digestiones lentas o en casos de inapetencia, beber una copita antes de cada comida. Las mujeres que amamanten deberán abstenerse, ya que amarga la leche. No es recomendable para quienes padezcan de úlcera gástrica.

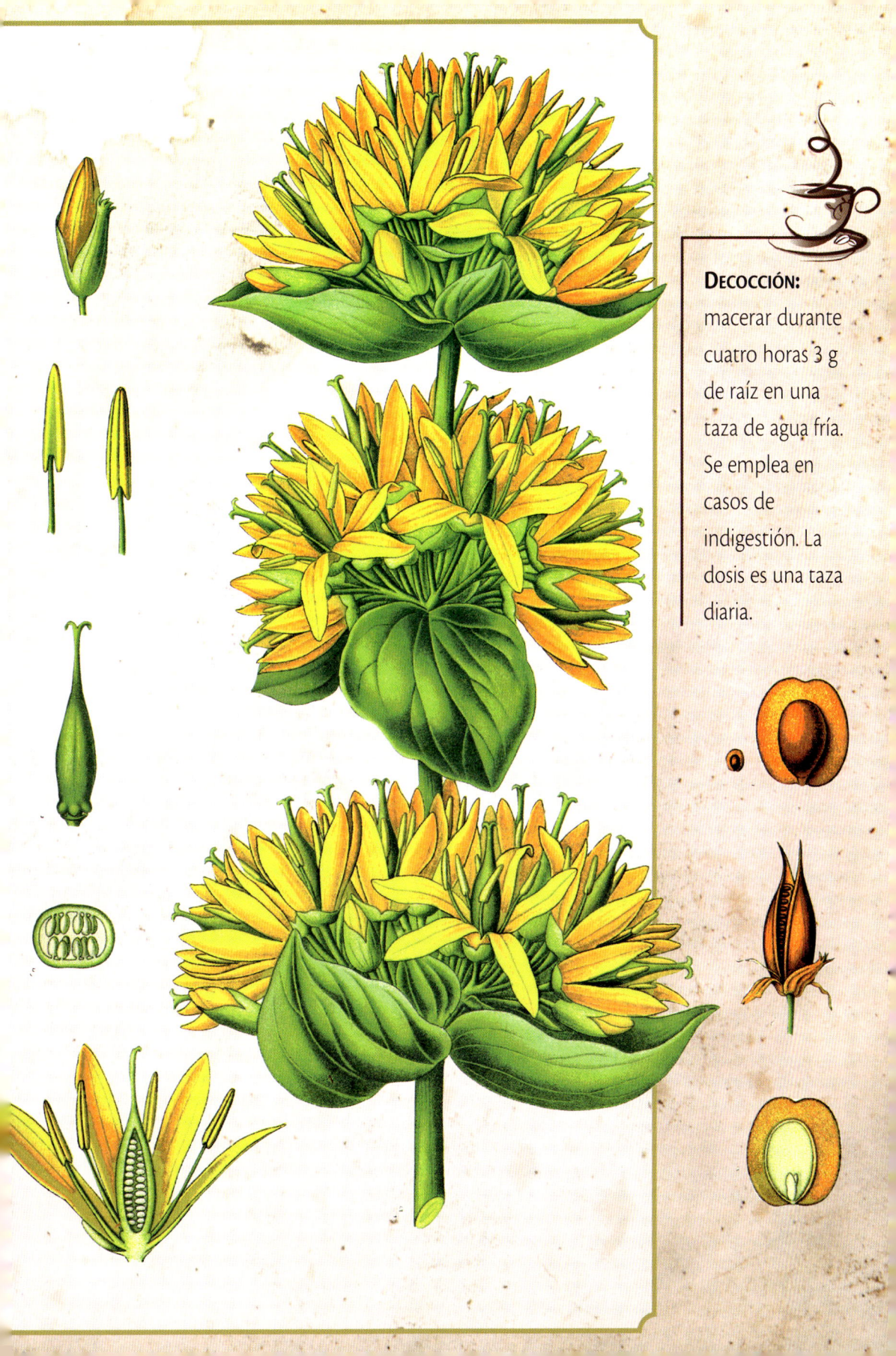

Decocción: macerar durante cuatro horas 3 g de raíz en una taza de agua fría. Se emplea en casos de indigestión. La dosis es una taza diaria.

Glechoma hederacea L.

Hiedra terrestre, madrona

Hierba de la familia de las labiadas, con tallos rastreros en los que se originan raíces que dan lugar a nuevas plantas. Crecen habitualmente en los edificios en ruinas, en las huertas y en los bosques. Presenta tallos florales que nacen erguidos y alcanzan una altura de 50 cm. Sus hojas son verde oscuro, redondeadas, vellosas y tienen un largo pecíolo. Sus flores, pequeñas y blancas o de un tono malva azulado, despiden un agradable y sutil aroma.

Remedios naturales

Astringente, expectorante, antiséptico

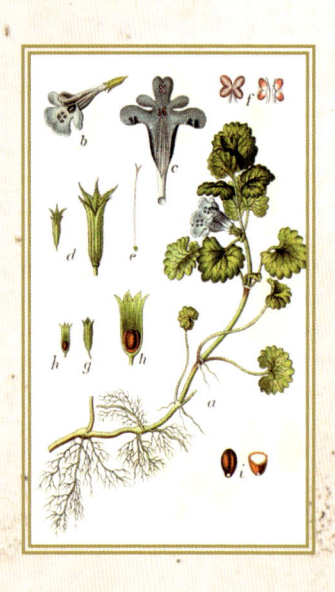

- **Zumo:** machacar en un mortero un puñado de hojas frescas previamente lavadas. El zumo se emplea para limpiar y desinfectar heridas, y para acelerar el proceso de curación de forúnculos, granos y abscesos.

- **Tintura:** echar en un recipiente 600 g de alcohol de 90º y sumergir en él 500 g de la planta fresca. Dejarlo macerando en un lugar oscuro durante una semana. Luego colarlo y exprimir bien el resto sólido a fin de que suelte todo el jugo. Guardar en un frasco. Para bronquitis crónicas, tomar dos cucharaditas diarias.

- **Leche de hiedra:** para las obstrucciones pulmonares, mezclar cinco cucharadas de planta fresca en un litro de leche. Ponerla al fuego hasta que levante el hervor y luego retirarla dejándola tapada durante 10 minutos. Colarla y beber una taza antes de acostarse, endulzada con miel.

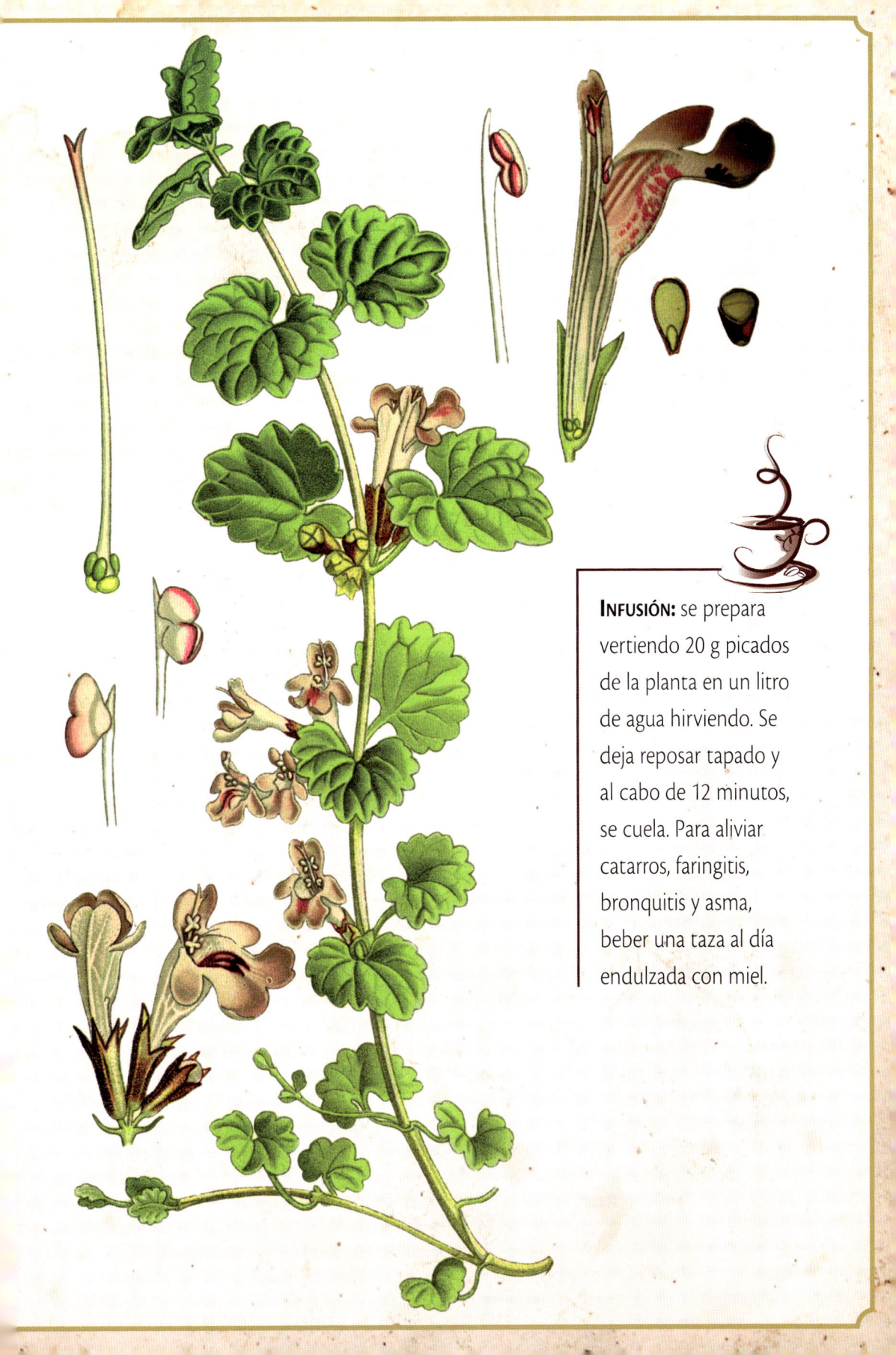

INFUSIÓN: se prepara vertiendo 20 g picados de la planta en un litro de agua hirviendo. Se deja reposar tapado y al cabo de 12 minutos, se cuela. Para aliviar catarros, faringitis, bronquitis y asma, beber una taza al día endulzada con miel.

Glycyrrhiza glabra

Regaliz

Es una hierba perenne, de la familia de las papilionáceas, originaria del sur de Europa y Asia Menor. De su rizoma nacen raíces delgadas y de sabor muy dulce que pueden alcanzar el metro de longitud. Su tallo es erecto y ramificado en su parte inferior; alcanza una altura de 1,5 m. Sus hojas son compuestas y pegajosas; tienen un corto pecíolo y hasta 17 foliolos. En la intersección de las flores con las ramas nacen flores de tonos azules o violáceos, agrupadas en racimos. Su fruto es una legumbre que puede tener hasta 2 cm de longitud.

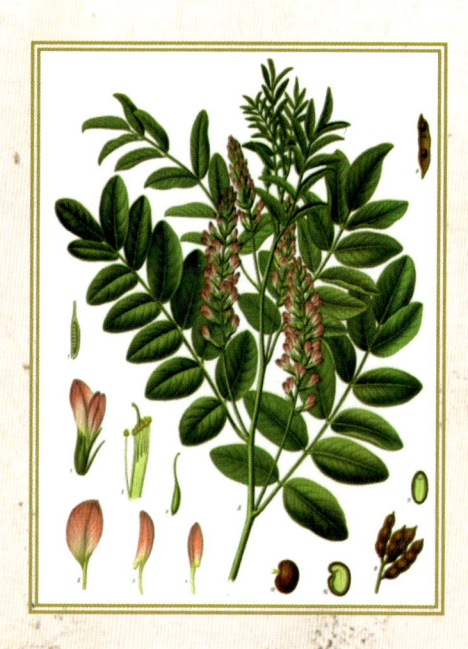

Remedios naturales

Bronquitis, antiasmático, artritis, trastornos digestivos

- **Infusión:** hervir 20 g de raíz de regaliz en un litro de agua durante cinco minutos. En caso de bronquitis, asma o trastornos digestivos por exceso de secreción, beber 500 centímetros cúbicos al día. Para los problemas de encías o llagas en la boca, hacer enjuagues con esta decocción dos veces al día. Ambas formas están contraindicadas en personas que padezcan hipertensión, en niños menores de dos años y en quienes estén en proceso de deshabituación del alcohol.

- **Baños oculares:** preparar una decocción con 20 g de regaliz por litro de agua, dejándola hervir durante media hora. Aplicarla en forma de compresas o con un gotero como colirio en caso de conjuntivitis o blefaritis.

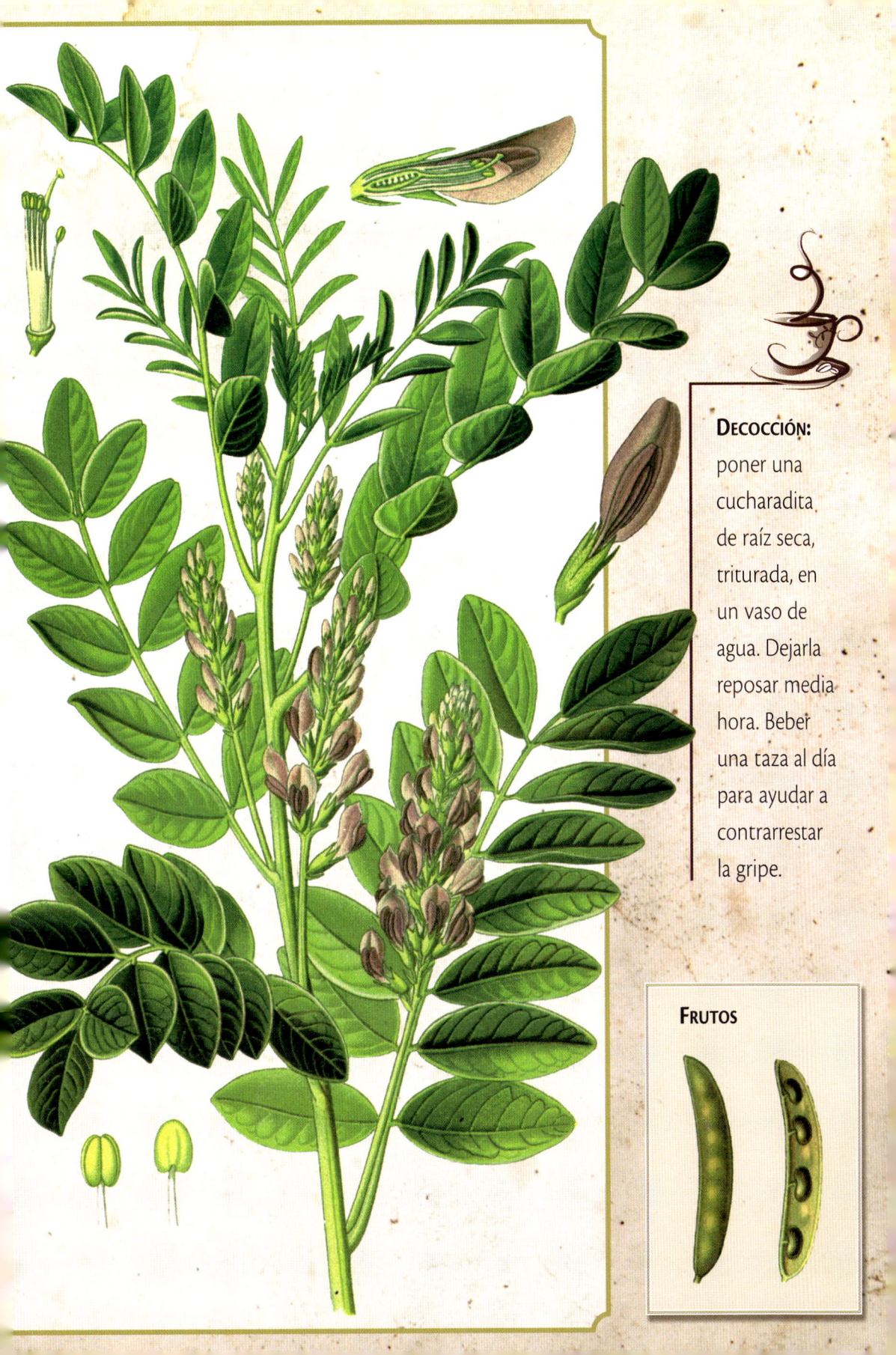

DECOCCIÓN: poner una cucharadita de raíz seca, triturada, en un vaso de agua. Dejarla reposar media hora. Beber una taza al día para ayudar a contrarrestar la gripe.

FRUTOS

Gratiola officinalis L.

Graciola, hierba de las calenturas, hierba del pobre

Planta de origen europeo que crece en terrenos húmedos. De las raíces nace una cepa que se arrastra a ras del suelo y de esta emerge un tallo de estructura cuadrangular que alcanza los 50 cm de altura. Las hojas son lanceoladas y carecen de pecíolo; presentan tres nervios que discurren paralelos desde el tallo hasta la punta de la hoja y están rodeadas de pequeñas púas. Sus flores nacen en las axilas, es decir, en la unión de las hojas con el tallo; son blancas o de un leve color rosado y alcanzan hasta 2 cm de longitud. Sus frutos son cápsulas de dos valvas que contienen una sola semilla.

Antiguamente esta planta ha sido utilizada como purgante y vermífuga, pero su uso para este propósito se ha descartado, ya que en dosis altas puede resultar sumamente tóxica. Sí se emplea, bajo preparados de laboratorio, como diurético y para el tratamiento de la gota, de los edemas cardiorrenales y de la uremia.

Remedios naturales

Purgante, sedante, vermífugo, diurético

- **INFUSIÓN:** mezclar 2 g de la planta triturados o en polvo en un vaso con agua caliente, previamente hervida. Dejarlo reposar durante 10 minutos, agitándolo cada tanto para que sus componentes se mezclen. Filtrarlo y beberlo antes de ir a dormir. No debe excederse de esta dosis, ya que puede provocar trastornos gástricos; por ello, también deberán abstenerse de tomarla quienes sufran de este tipo de problemas, así como las embarazadas y mujeres que estén amamantando.

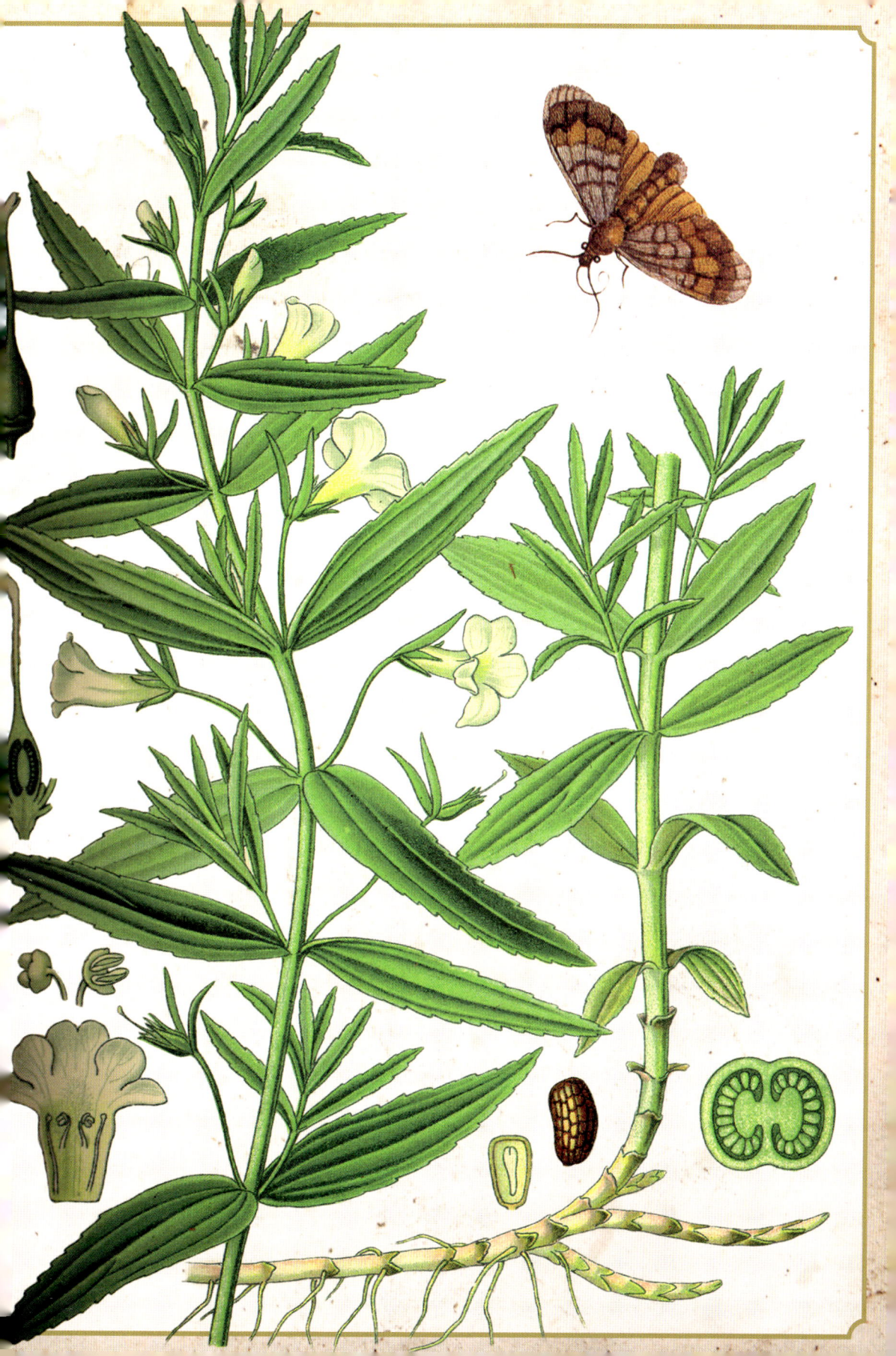

Helianthus annus L.
Girasol

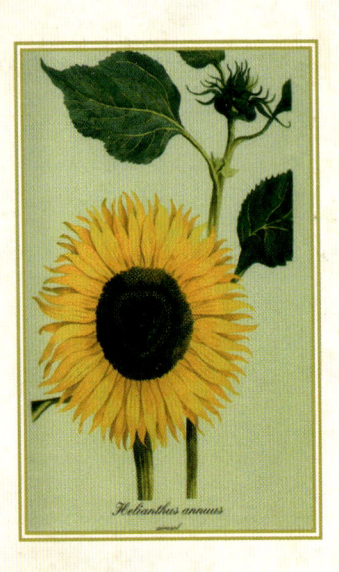

Planta herbácea y anual, de la familia de las asteráceas, originaria de América. Su tallo es erecto y fuerte; alcanza los 2 m y en él se insertan grandes hojas con forma de corazón. En verano crecen en su parte superior las flores compuestas en forma de plato que alcanza los 25 cm de diámetro. Su parte externa es amarilla y la central, marrón. Esta especie tiene muchísimas variedades, de modo que resulta difícil hacer una explicación generalizada. Sus semillas, de las que se extrae aceite, son muy ricas en vitamina E, calcio, fósforo y magnesio.

Remedios naturales

Antiséptico, digestivo, expectorante, diurético, estrés

- **Pipas:** el alto contenido de magnesio de las semillas de girasol hace que sean un excelente remedio para combatir el estrés. También contienen fósforo y calcio, que refuerzan el sistema nervioso. Se pueden tomar solas en cualquier momento del día o espolvoreadas sobre las comidas, como ensaladas, yogures o cremas.

- **Aceite:** por sus cualidades antisépticas, resulta adecuado para limpiar todo tipo de heridas ya que disminuye los riesgos de infección.

- **Infusión:** hervir durante 12 minutos unas 10 semillas de girasol en un litro de agua. Dejar en reposo dos o tres minutos y luego colarlo. Se puede beber frío o caliente y se emplea en casos de estreñimiento y para regular los procesos digestivos.

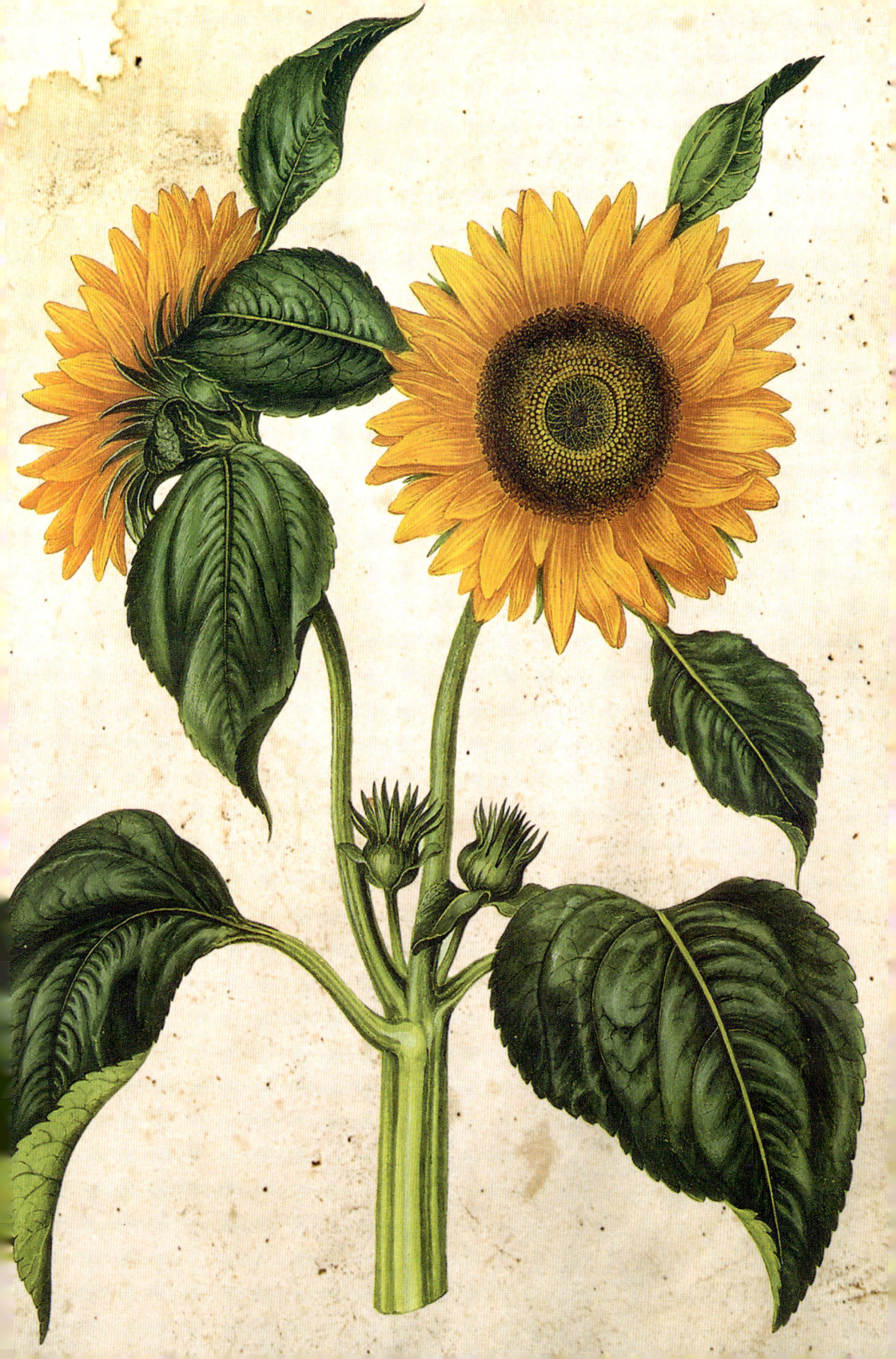

Hibiscus sabdariffa

Rosa de Jamaica

Planta herbácea de la familia de las malváceas, originaria de África tropical. Su tallo es rojizo y mide habitualmente 2 m de altura, aunque en condiciones favorables puede alcanzar los 5 m. Sus hojas superiores son dentadas, presentan de tres a cinco lóbulos y tienen aproximadamente 15 cm de longitud; las inferiores son enteras y ovaladas. Las flores tienen pétalos amarillos con una mancha púrpura en su base. Lo más vistoso son sus cálices carnosos, de un color rojo intenso.

Esta planta se utilizó como colorante alimenticio y sus tallos fueron la materia prima para fabricar arpillera.

Remedios naturales

Antiespasmódico, protector del corazón, diurético, expectorante, trastornos intestinales

- **Emplasto:** poner varias hojas de rosa de Jamaica en un lugar en el que haya calor suave (sobre un radiador, en el horno tras haber sido apagado, etc.). Una vez que están calientes, aplicarlas sobre las heridas y úlceras para acelerar su curación, poniendo encima un paño para que guarden por más tiempo el calor.

- **Infusión:** echar dos cucharadas de flores previamente machacadas y preferiblemente frescas en un litro de agua hirviendo. Dejar reposar, tapada, cinco minutos. Es una bebida refrescante, sobre todo para los días de mucho calor, útil para bajar la tensión, reducir las grasas y estimular el hígado y el riñón. Es muy empleada en zonas desérticas del norte de África, como Egipto, donde se comercializa como refresco y recibe el nombre de *karkadé*.

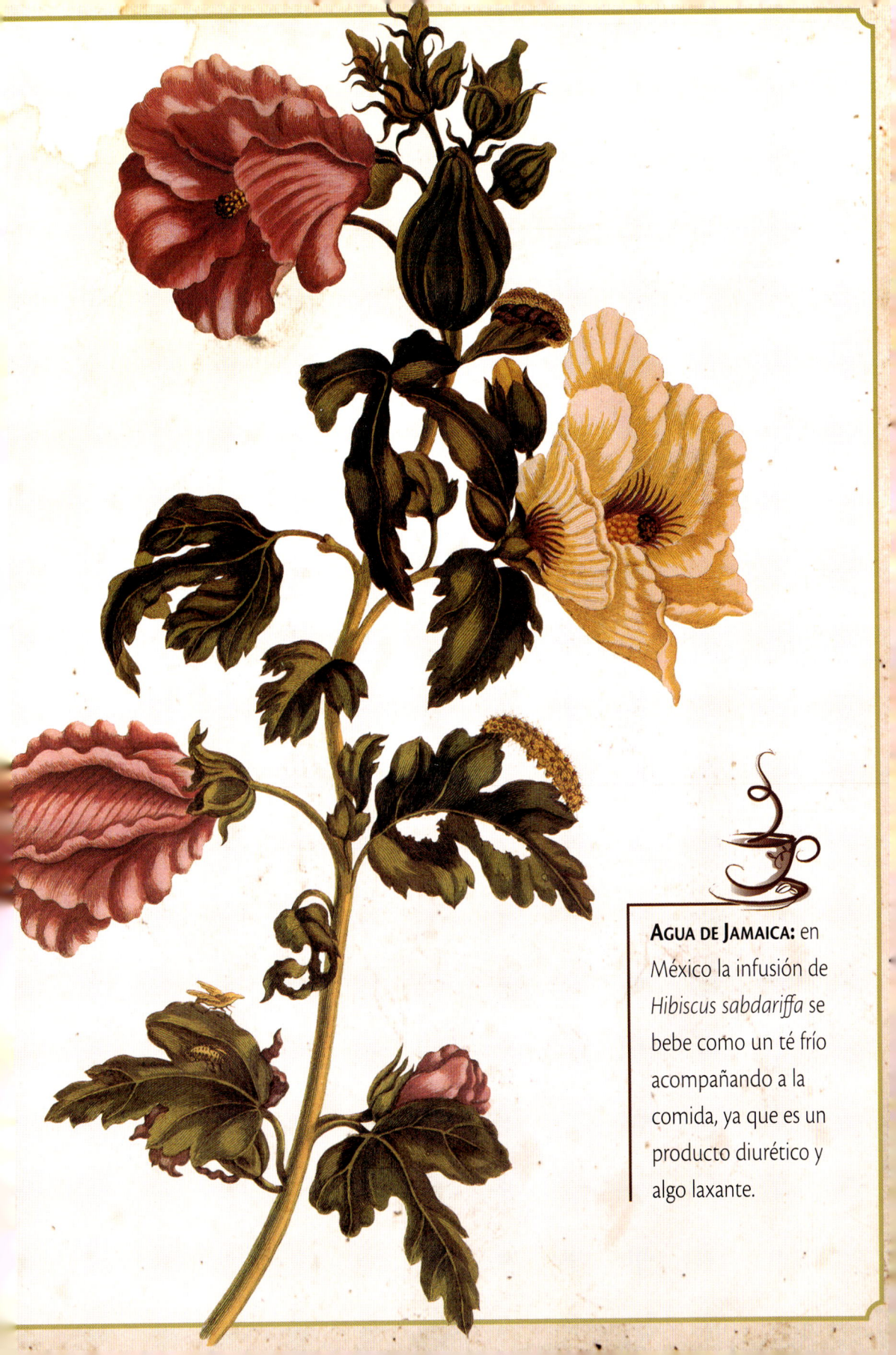

Agua de Jamaica: en México la infusión de *Hibiscus sabdariffa* se bebe como un té frío acompañando a la comida, ya que es un producto diurético y algo laxante.

Hyoscyamus niger L.

Beleño negro, hierba loca, beleño, arangaño

Fanerógama anual o bianual que puede alcanzar el metro de altura. Crece en Europa, Asia central y occidental y América del Norte; se encuentra al borde de los caminos, en taludes y terrenos baldíos. Tanto las hojas como el tallo están recubiertos de vello suave y pegajoso; las hojas son grandes, dentadas y de un color verde pálido. Tiene flores de un tono amarillo grisáceo con venillas violetas amarronadas. El fruto es una cápsula que contiene pequeñas semillas marrones. Toda la planta despide un olor nauseabundo y es sumamente tóxica.

Remedios naturales

Analgésico, antiasmático, sedante, alucinógeno

Desde hace muchos siglos, las propiedades del beleño han sido empleadas para mitigar el dolor. Entre otras cosas, ha sido usada para aliviar a quienes eran sentenciados a tortura o a muerte, ya que además provoca inconsciencia.

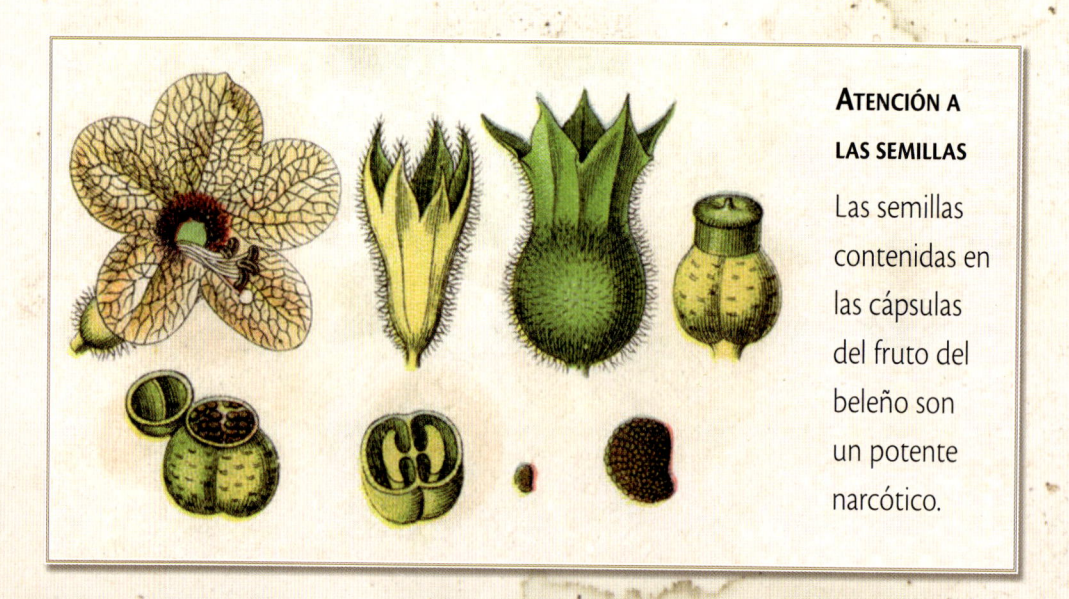

ATENCIÓN A LAS SEMILLAS

Las semillas contenidas en las cápsulas del fruto del beleño son un potente narcótico.

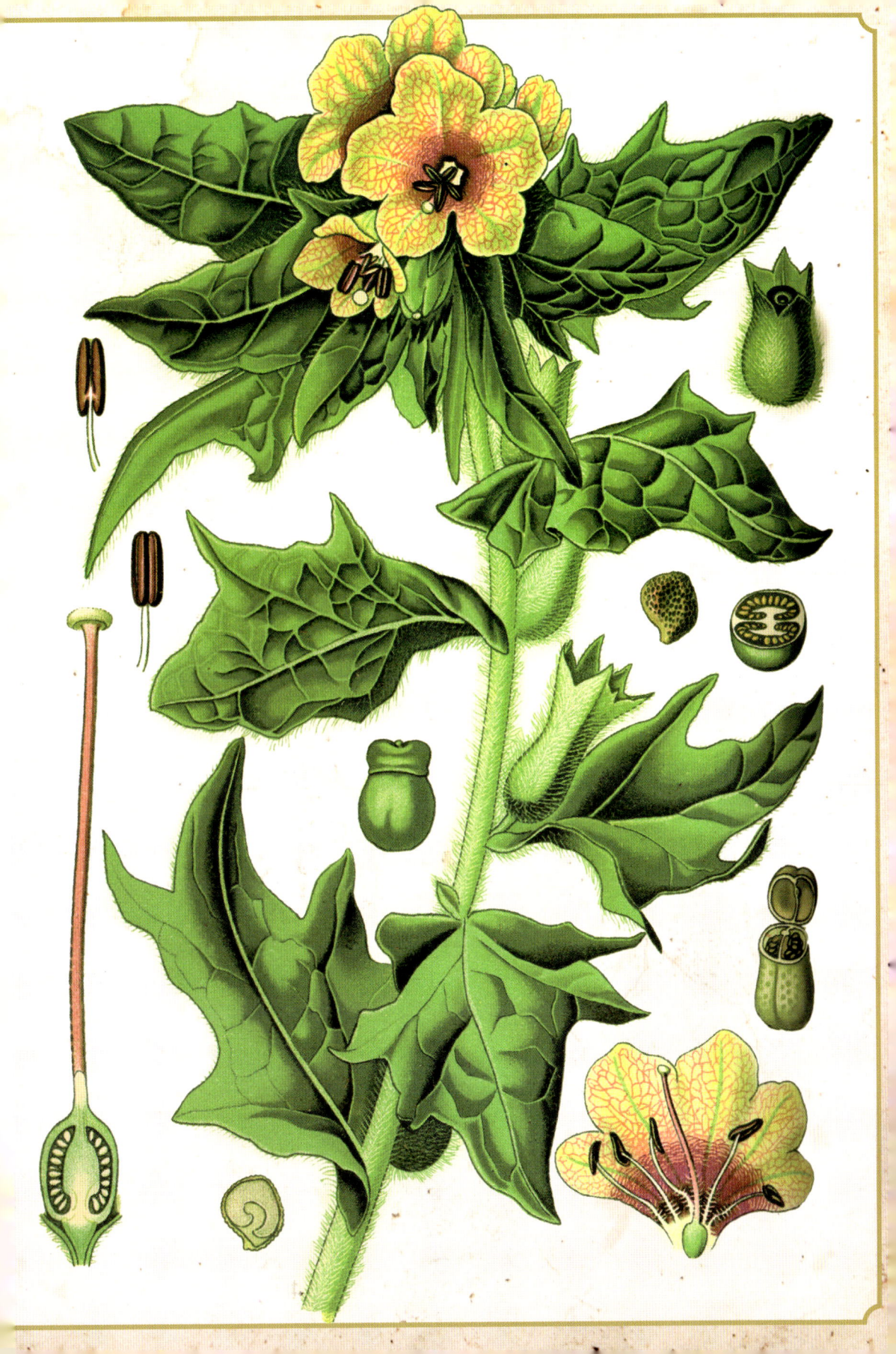

En el siglo XIII, según informó el obispo Alberto el Grande, el beleño era utilizado en los rituales de iniciación de los círculos de brujos. Hacían beber al postulante una tisana preparada con esta planta para después orientar sus intensos delirios. Como produce sensación de ingravidez, resultaba fácil persuadirlos de que estaban volando.

La tisana no solo contenía beleño, sino también belladona, estramonio, opio y cicuta, todos ellos alcaloides y alucinógenos. Era incluso frecuente que se añadiera piel de sapo o de escarabajo porque se sabe que contienen afrodisiacos.

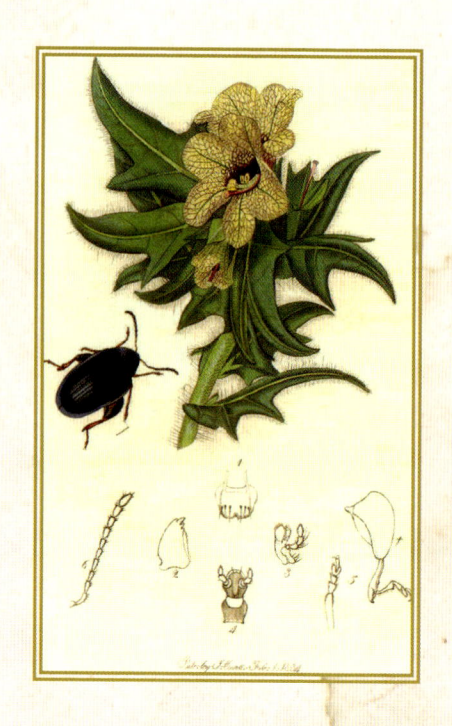

También se empleaba para profetizar y, según explican Shultes y Hofmann en el libro *Plantas de los dioses*, las sacerdotisas de Delfos quemaban semillas de beleño antes de emitir sus oráculos.

Actualmente el beleño negro solo es utilizado en la industria farmacéutica. Por ser antiespasmódico, es un componente habitual en los tratamientos contra la enfermedad de Parkinson, y por ser sedante, se puede usar contra el dolor de cólico renal, e incluso para mitigar los dolores dentales de gran intensidad.

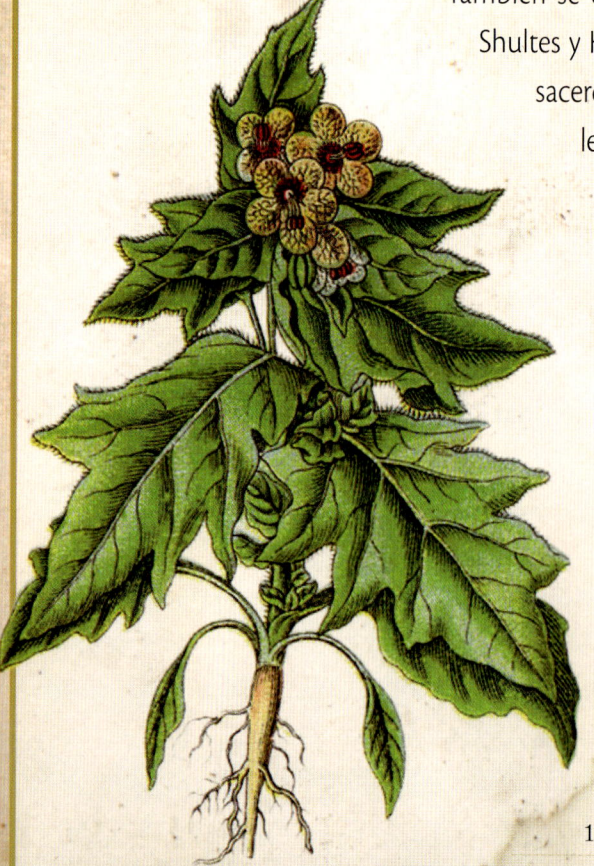

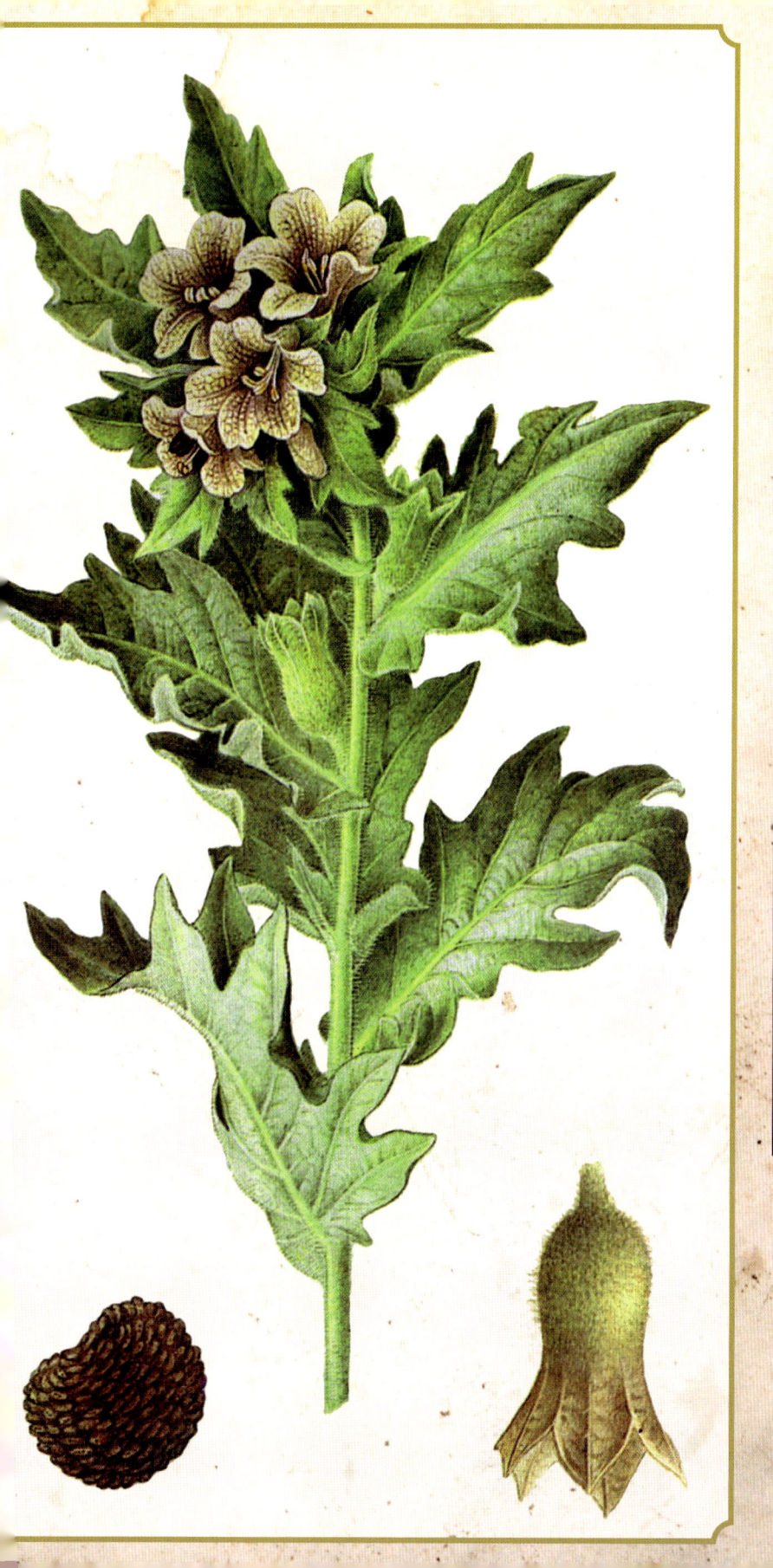

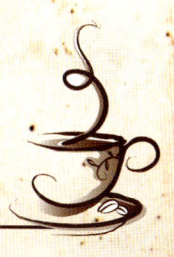

INFUSIÓN: se prepara empleando medio gramo de hojas secas en 200 centímetros cúbicos de agua hirviendo. Una vez filtrada, se bebe la mitad para facilitar la relajación y la sedación en caso de insomnio. Salvo estricta prescripción médica, esta dosis no debe excederse jamás.

Hypericum perforatum

Hipérico, hierba de San Juan

Planta vivaz, de la familia de las hipericáceas, originaria de Europa y Asia. Su tallo, rojizo y muy ramificado, puede alcanzar los 80 cm de altura. Vistas al trasluz, sus hojas presentan múltiples puntos que parecen perforaciones: son glándulas que contienen aceite. Cuando la hoja es aplastada entre los dedos, deja una mancha anaranjada. Sus flores tienen pétalos de un color amarillo dorado, con motas negras en los bordes. Los frutos de este arbusto son cápsulas ovaladas con tres cuernos.

Hipócrates ya dejó escrito que el hipérico era un buen remedio para bajar inflamaciones y refrescar golpes y heridas. Además, en homeopatía existen cápsulas con el hipérico como ingrediente fundamental para combatir la depresión.

Remedios naturales

Agotamiento, depresión, cicatrizante, tónico digestivo

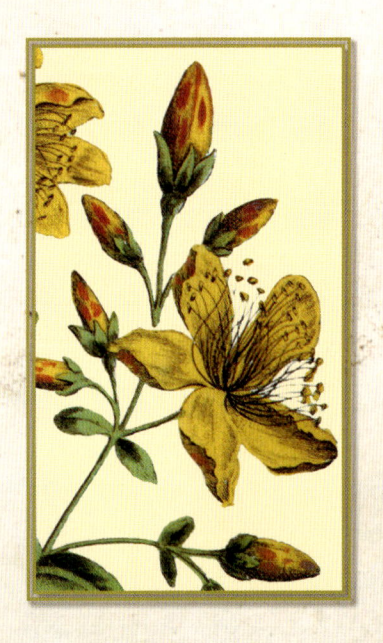

- **INFUSIÓN:** se prepara con 30 g de sumidades floridas por cada litro de agua y, tomando una taza cada seis horas, puede tonificar la circulación y estimular las glándulas estomacales, hepáticas y vesiculares.

- **MANILUVIO Y PEDILUVIO:** un buen remedio para las manos o pies agrietados consiste en masajearlos con aceite de hipérico. Se prepara dejando en maceración 100 g de hojas tiernas de esta planta en un litro de aceite de oliva durante 45 días. Utilizarlo también para lavar arañazos y heridas.

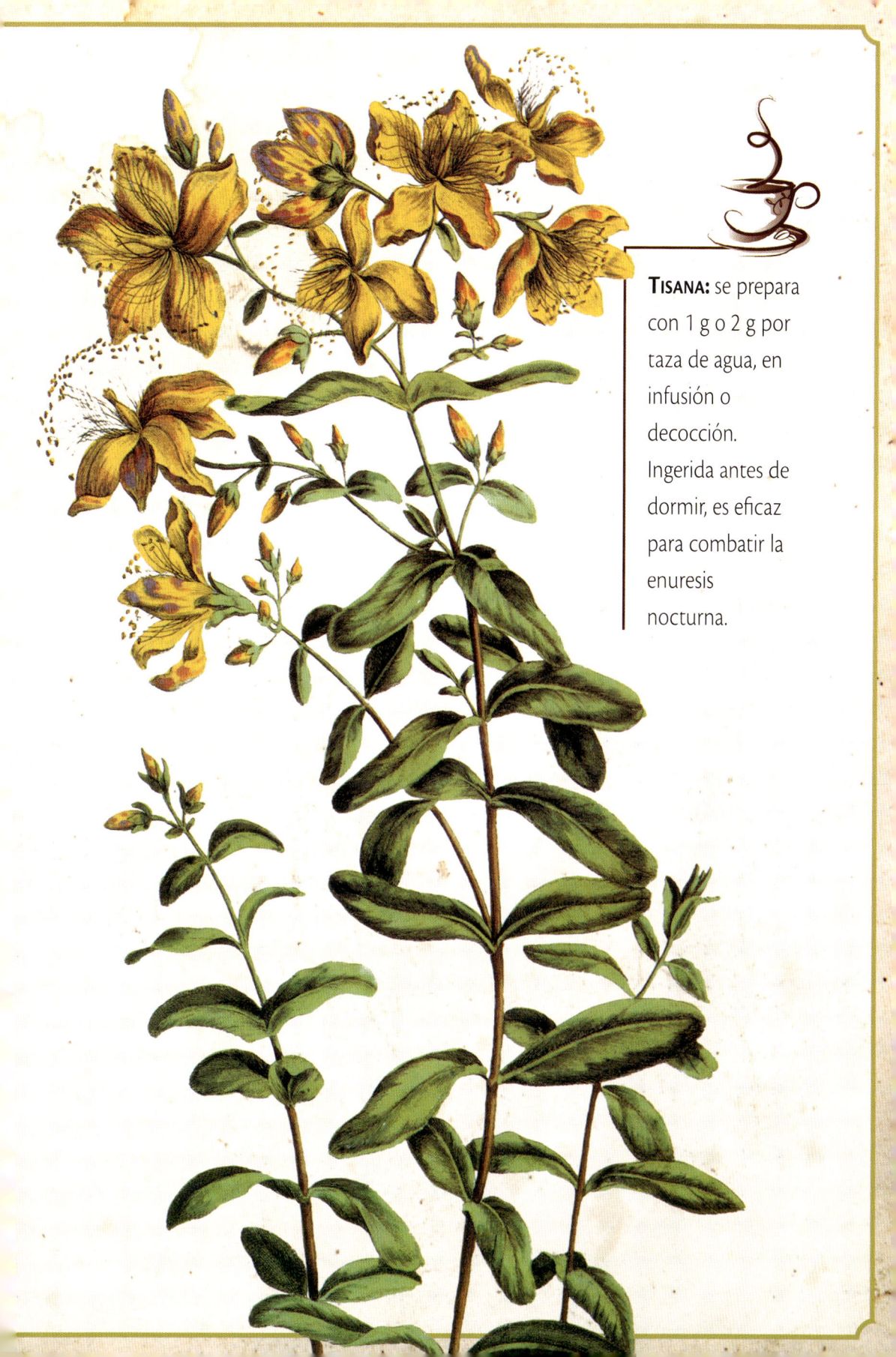

Tisana: se prepara con 1 g o 2 g por taza de agua, en infusión o decocción. Ingerida antes de dormir, es eficaz para combatir la enuresis nocturna.

Iris japonica

Lirio japonés

Planta herbácea y rizomatosa, perenne, de hasta 50 cm de altura, originaria de China y Japón, que llegó a Europa en el siglo XIX y florece en primavera.

Las hojas son ensiformes, de color verde brillante. El tallo es grueso y único; de él sale todo un haz de hojas rematadas en flores pequeñas y delicadas, en cierto modo parecidas a las orquídeas, que pueden ser blancas o tender a los azulados con manchas doradas. Estas flores solo duran un día y se marchitan al atardecer, pero se reemplazan por otras flores con un ciclo semejante.

Su uso es preferentemente ornamental, sobre todo en lo concerniente al paisajismo, de manera que pueden cubrir zonas de terreno muy extensas aportando muchísimo colorido al entorno donde están.

Remedios naturales

Analgésico, condimento alimenticio

- **Fármaco:** en Oriente son conocidas varias especies de *iris*, cuyos tallos y raíces presentan propiedades analgésicas e incluso antiinflamatorias, pero solo es posible extraerlo de forma química, no doméstica y además no todas las variedades del lirio japonés lo contienen.

- **Condimento:** la cocina asiática utiliza las flores de alguna especie de hemerocalis, a la que pertenece este iris japonés, tanto frescas como secas, como condimento para sopas o carnes.

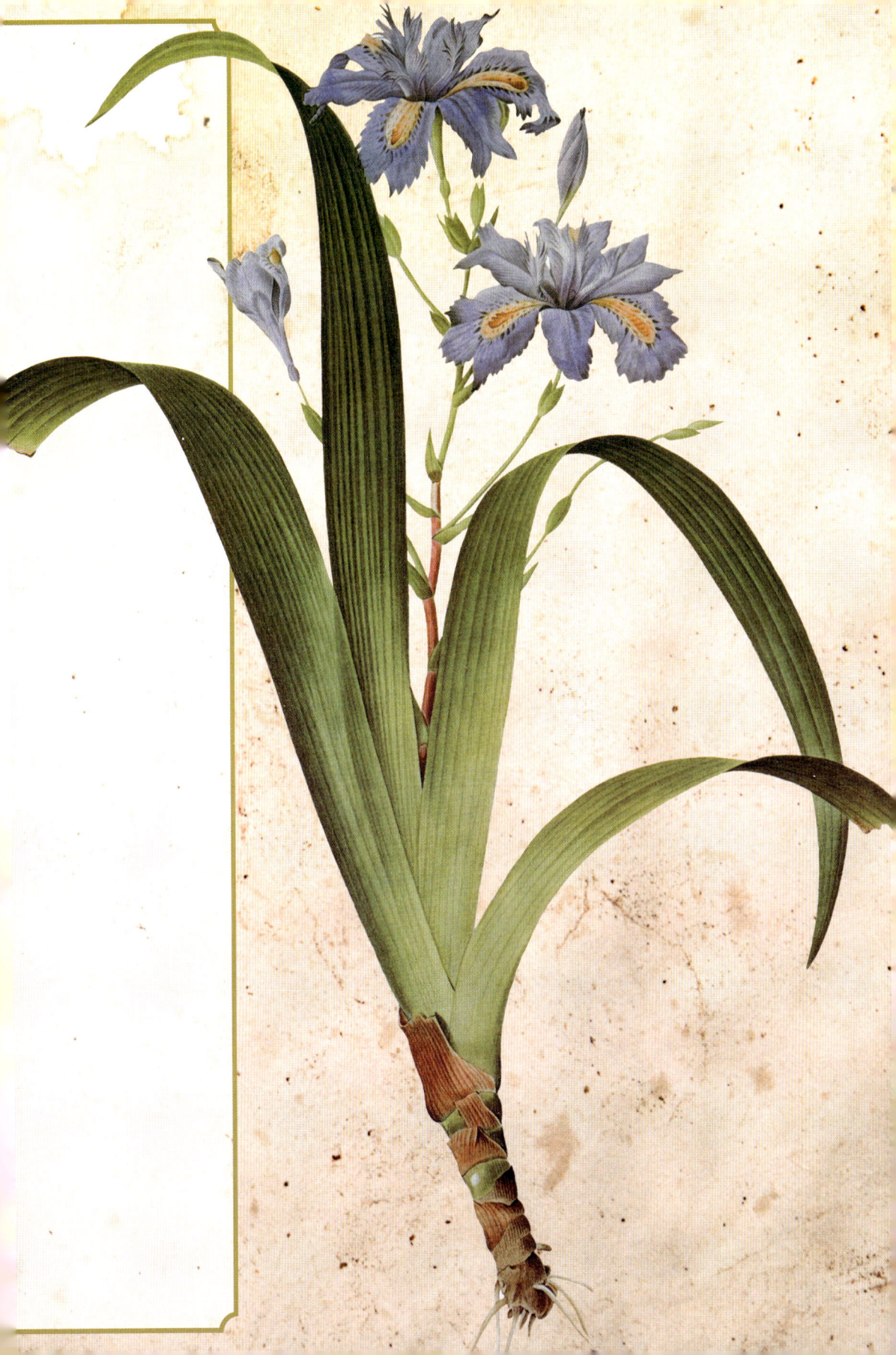

Laurus nobilis

Laurel

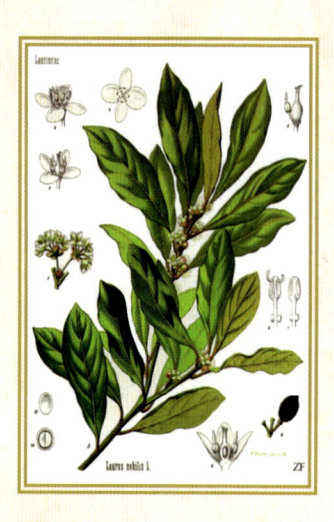

Este árbol de la familia de las lauráceas es originario de Asia Menor, pero hoy se cultiva en casi todos los terrenos templados del mundo. Mide entre 2 m y 10 m y su tallo tiene una corteza lisa, negra y carente de pelos. Sus hojas son de color verde oscuro, brillantes, coriáceas y lanceoladas. Sus flores, de un blanco amarillento, surgen formando umbelas en las axilas de las hojas. Su fruto es negro, del tamaño de una cereza y contiene una sola semilla. Despide un agradable aroma.

Remedios naturales

Inapetencia, trastornos digestivos, flatulencia, reumatismo, artritis

- **INFUSIÓN:** se prepara añadiendo 30 g de hojas por litro de agua. Para potenciar sus efectos beneficiosos sobre el aparato digestivo, se añade un puñado de sus frutos.

- **LINIMENTO:** poner una taza de aceite de oliva en un frasco y echar en él frutos de laurel. Dejarlos macerar durante 20 días en un lugar oscuro, agitando cada tanto el frasco. Pasado este tiempo, machacar los frutos, ponerlos sobre un lienzo limpio y exprimirlos sobre el aceite que aún pueda contener el frasco. Pincelar las zonas doloridas con este linimento y guardarlo, bien tapado, lejos de cualquier fuente de luz.

- **BAÑO:** macerar en agua durante dos días una mezcla de 400 g de frutos y hojas de laurel en un recipiente. Llenar una bañera con agua caliente y verter en ella el líquido colado. Sumergirse en el baño antes de acostarse a fin de relajar el cuerpo y la mente.

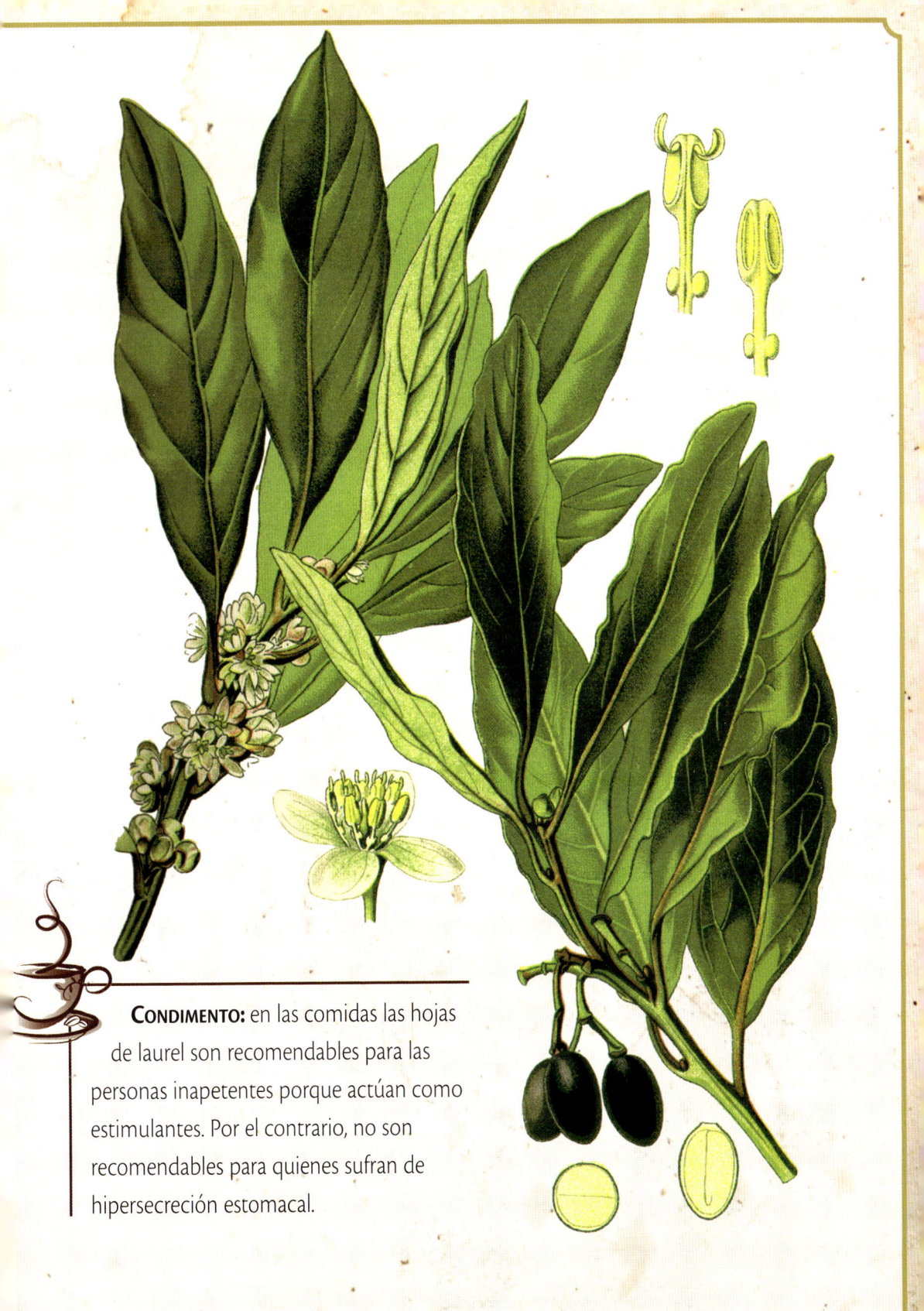

CONDIMENTO: en las comidas las hojas de laurel son recomendables para las personas inapetentes porque actúan como estimulantes. Por el contrario, no son recomendables para quienes sufran de hipersecreción estomacal.

Lavandula angustifolia

Espliego, lavanda

Arbusto perenne, originario de la zona tropical de Europa, Asia y África, que llega a alcanzar el metro de altura. Tiene tallo grueso, cuadrangular y leñoso del cual surgen brotes verdes de hasta 70 cm de longitud. Sus hojas son estrechas, largas y cubiertas de vello. Tienen un color blancuzco cuando son jóvenes y se vuelven verde grisáceo a medida que crecen. Sus flores son pequeñas, de un intenso y característico color azul violáceo y se disponen en racimos en la parte superior de los tallos. Toda la planta es sumamente aromática. Puede resultar alérgena, razón por la cual conviene utilizarla con precaución.

Remedios naturales

Sedante, diurético, hipotensor, cicatrizante

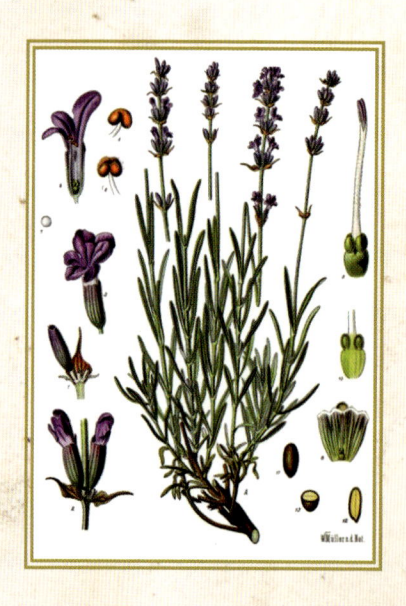

- **Decocción:** poner en un litro de agua entre 30 g y 50 g de flores. Dejarlos reposar durante 10 minutos y luego aplicarlo en compresas sobre heridas y rasguños a fin de facilitar la cicatrización.

- **Tintura:** macerar en alcohol de 90° el mismo peso de flores frescas de espliego durante un día. Exprimir las flores sobre el líquido restante utilizando para ello un paño limpio. Esta tintura se utiliza para hacer fricciones en las zonas doloridas por la artrosis.

- **Emplasto:** machacar en un mortero la misma cantidad de romero, tomillo y flores de espliego y aplicarlas en la zona afectada por los esguinces para aliviar el dolor.

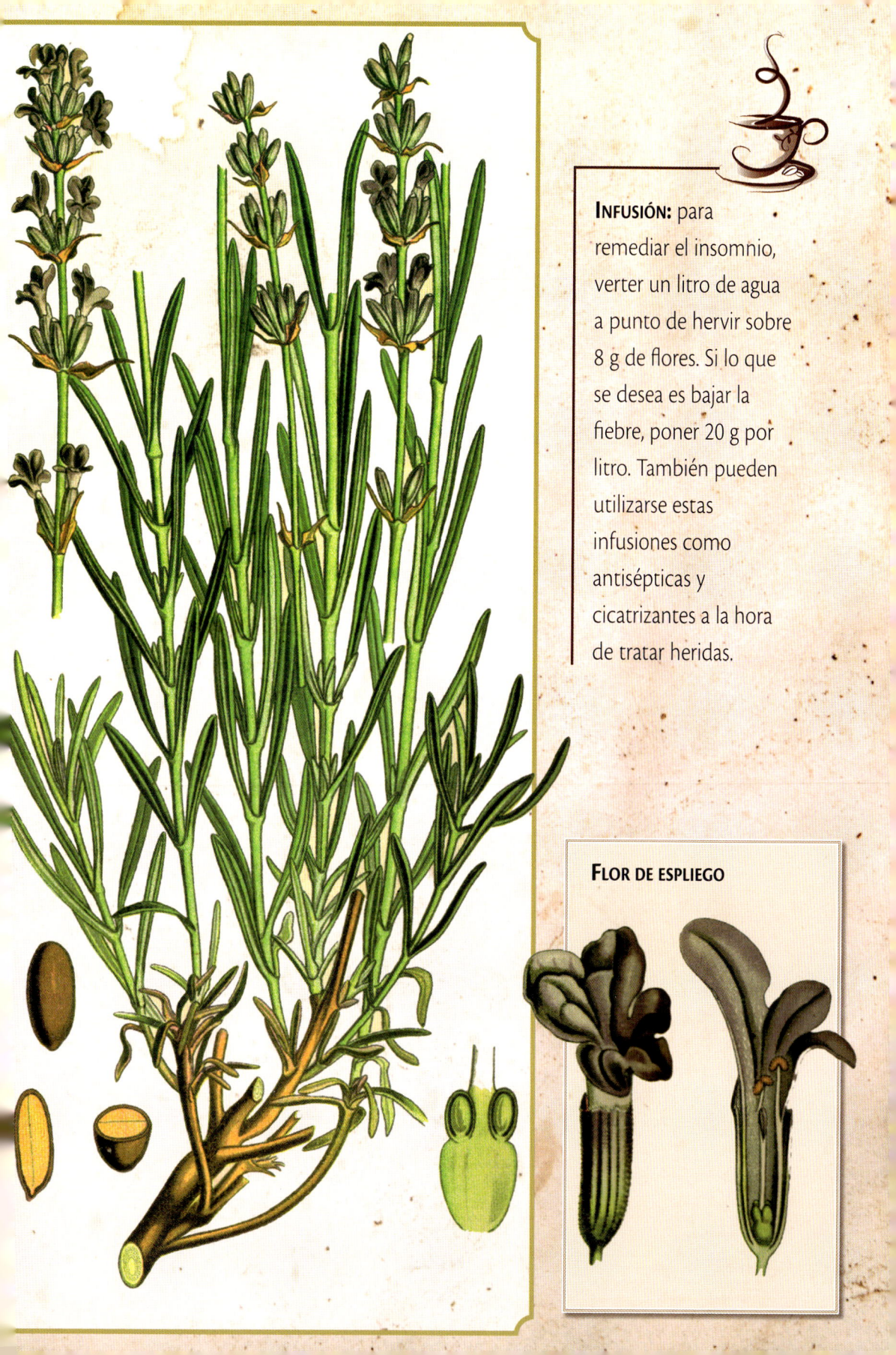

INFUSIÓN: para remediar el insomnio, verter un litro de agua a punto de hervir sobre 8 g de flores. Si lo que se desea es bajar la fiebre, poner 20 g por litro. También pueden utilizarse estas infusiones como antisépticas y cicatrizantes a la hora de tratar heridas.

FLOR DE ESPLIEGO

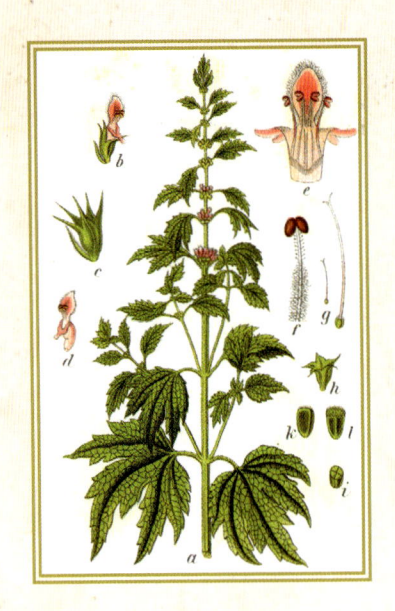

Leonurus cardiaca L.

Agripalma, cardiaca, cola de león

Planta vivaz, de la familia de las lamiáceas, originaria de Asia. Su altura oscila entre los 60 y 120 cm de altura. De su rizoma nace un tallo erguido, que luego se ramifica. Las hojas tienen un largo pecíolo, de color verde oscuro en el anverso y blanquecino en el envés. Se dividen en varios lóbulos y presentan nervaduras palmeadas. Sus flores, muy pequeñas y muy vellosas, tienen un color púrpura rosado.

Remedios naturales

Sedante, antiarrítmico, tónico cardiaco, oxitócico

- **TINTURA:** poner en una botella un litro de vodka y añadirle 200 g de flores de agripalma. Dejar en maceración diez días. Filtrarlo y guardarlo en una botella, lejos de la luz. Con 11 gotas de esta tintura se hacen disminuir los dolores menstruales. Se pueden repetir las tomas varias veces al día, pero siempre esperando a que cada una de ellas haga su efecto. Está contraindicada en caso de embarazo. De hecho, es recomendable para tratar la amenorrea en mujeres muy irregulares.

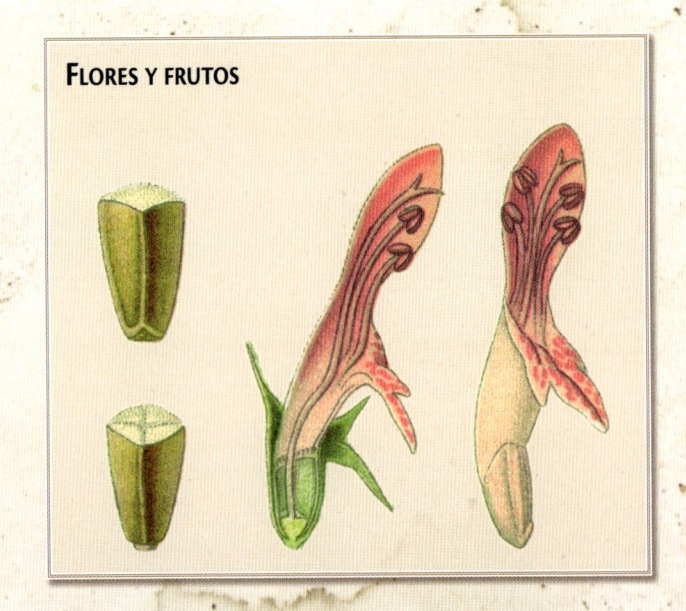

FLORES Y FRUTOS

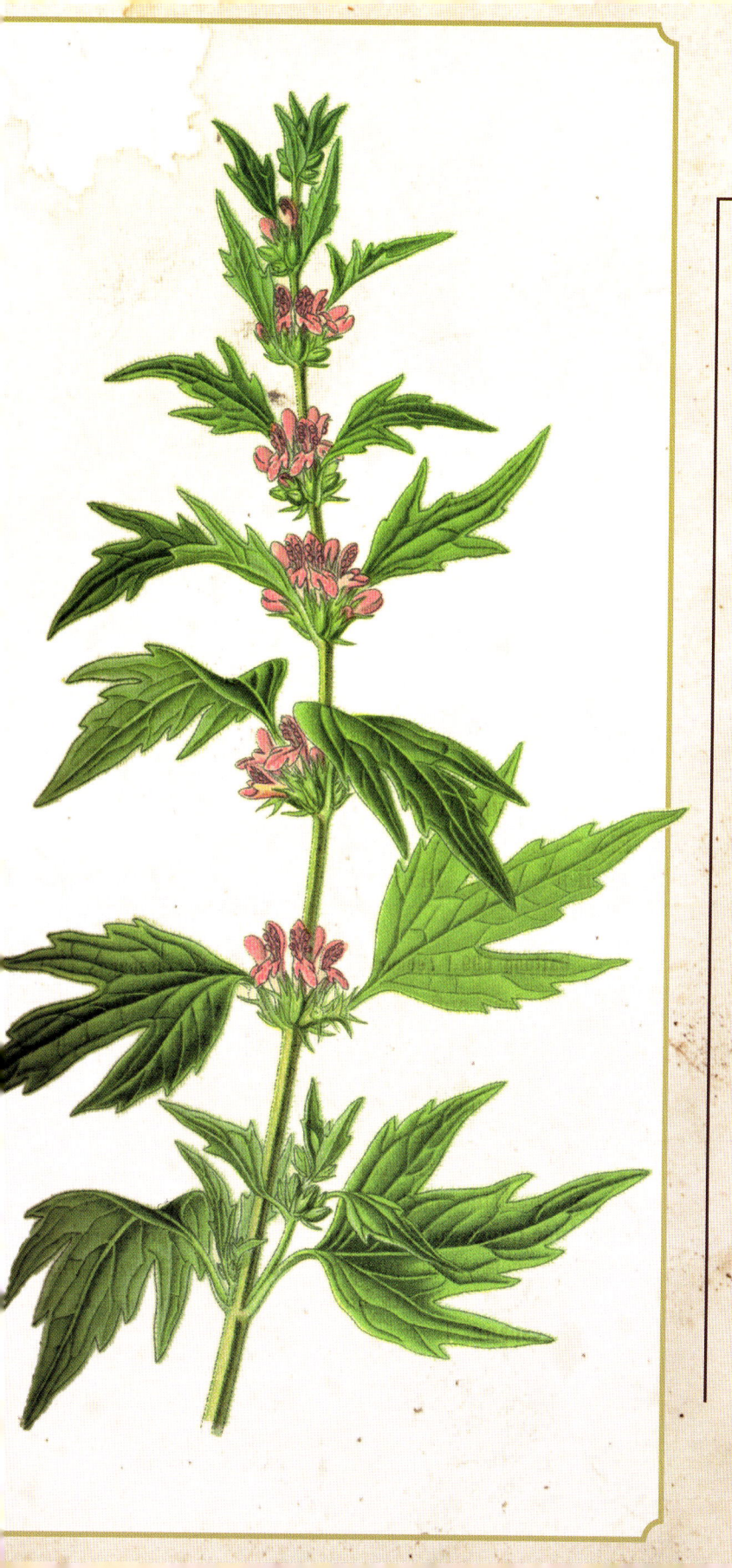

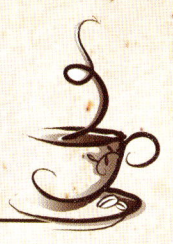

INFUSIÓN: hervir un cuarto de litro de agua y, cuando aún esté caliente, echarle 2 g de polvo de agripalma. Filtrar el preparado y dividirlo en dos tomas. Se emplea para propiciar la evacuación del útero en metrorragias y menorragias, así como para regular los latidos del corazón en caso de palpitaciones y para combatir el insomnio. Debe emplearse con cuidado y siempre bajo prescripción médica. Dado su efecto oxitócico, está absolutamente contraindicada en mujeres embarazadas.

Lonicera caprifolium

Madreselva de los jardines

Arbusto perenne de la familia de las caprifoliáceas, originario del sur de Europa, que alcanza 1 m o 2 m de altura. Tiene ramas sarmentosas en las cuales se insertan hojas opuestas y ovaladas; las de la parte inferior del arbusto son sésiles, mientras que las de los extremos superiores de las ramas se sueldan en su base formando una copa. Sus flores son rojizas, con lóbulos terminales amarillos y exhalan un agradable perfume, más intenso de noche que de día. Sus bayas tóxicas pueden provocar vómitos y diarreas.

Los habitantes de Gales (Inglaterra) suelen comer en verano sus flores frescas para curar o prevenir dolencias bronquiales, hepáticas y reumáticas.

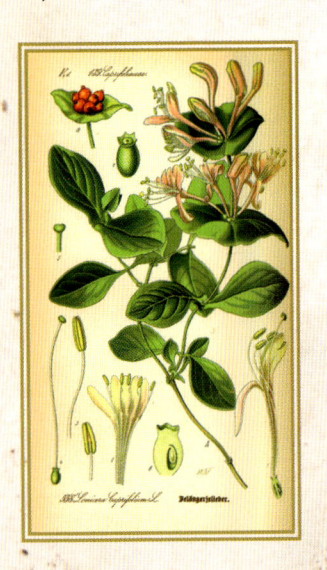

Remedios naturales

Antitusivo, diurético, astringente, sudorífico

- **Infusión:** poner al fuego un cuarto litro de agua. Cuando rompa el hervor, echar media cucharadita de hojas de madreselva. Dejar reposar durante 10 minutos. En esta infusión se aprovechan las propiedades diuréticas y antiinflamatorias de la planta para tratar la artritis. La dosis es de dos tazas al día.

- **Decocción:** poner cinco cucharadas de hojas secas por litro de agua y dejar reposar durante 15 minutos. El líquido puede emplearse para desinfectar heridas y agilizar la cicatrización. Con este fin también pueden utilizarse emplastos de hojas frescas y tiernas, tras haberse machacado un poco con el mortero para que suelten el líquido.

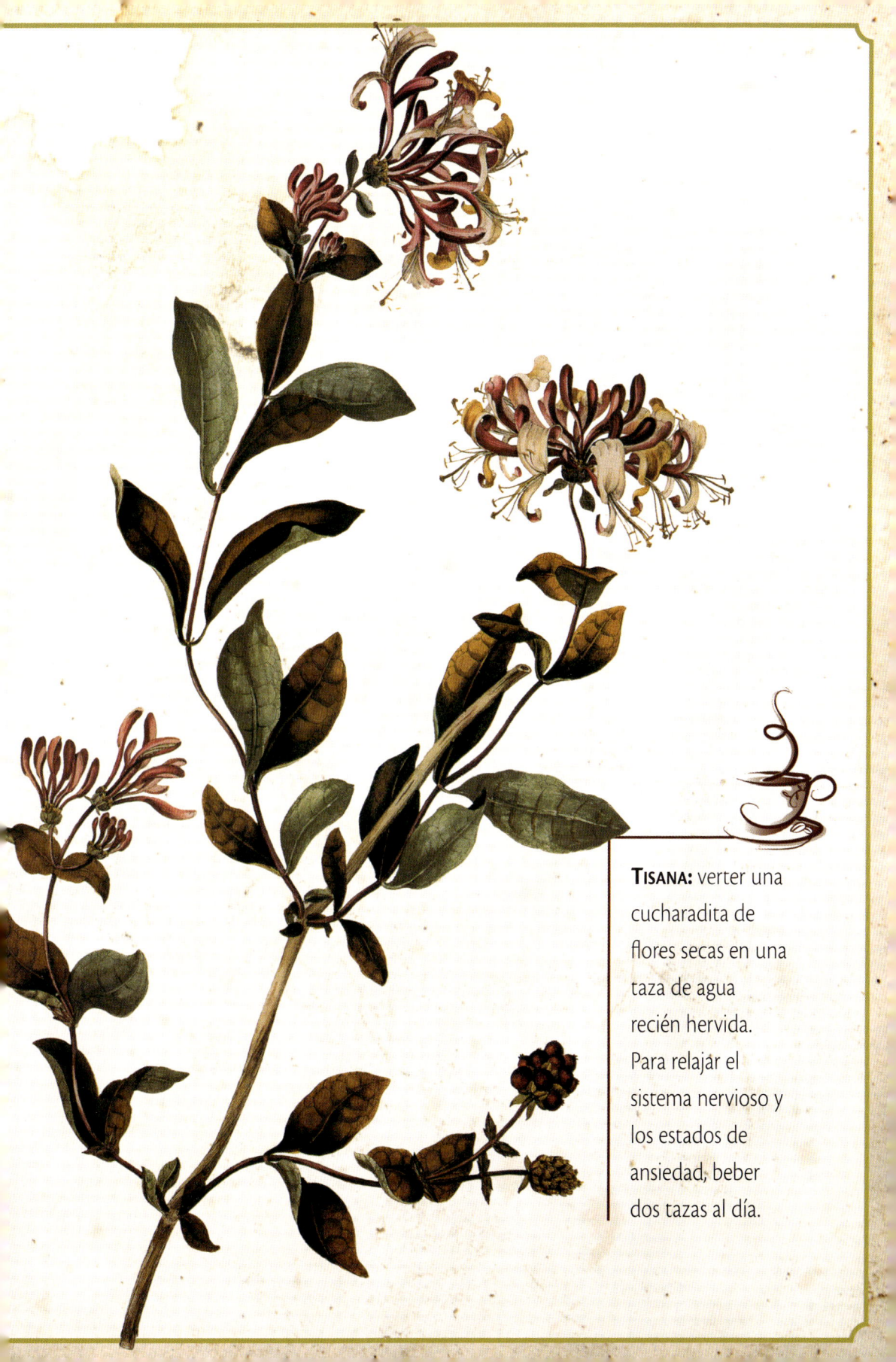

Tisana: verter una cucharadita de flores secas en una taza de agua recién hervida. Para relajar el sistema nervioso y los estados de ansiedad, beber dos tazas al día.

Magnolia grandiflora

Magnolia

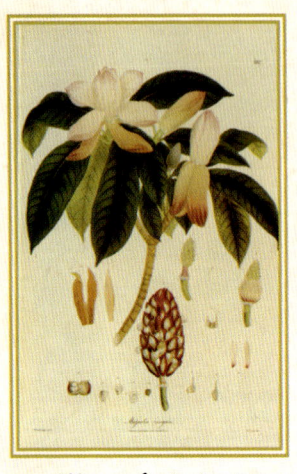

Magnolia insignis

Árbol perennifolio, originario de la América del Norte meridional, cuya altura puede acercarse a los 30 m. Su corteza es esponjosa y acanalada. Sus hojas son grandes, ovaladas y coriáceas; tienen el borde dentado y un color verde oscuro que en invierno adquiere tintes marrones, pero que se mantienen en el árbol hasta ser reemplazadas por las nuevas en primavera. Sus hojas pueden resultar alergénicas cuando entran en contacto con la piel. Sus flores, grandes y blancas, tienen textura cerosa y despiden un aroma muy agradable.

La floración es en primavera y cada flor dura poco, pero surgen nuevas con facilidad, por lo que el árbol es muy valorado como elemento ornamental en parques y jardines. La corola tiene de seis a 12 pétalos y un androceo con numerosos estambres de filamentos dorados o purpúreos. El fruto es de forma cónica, como una piña que contiene semillas de un tono rojo vivo.

Existe multitud de variedades de magnolia, como *Magnolia kobus* o *Magnolia insignis*, de belleza similar a la grandiflora.

Remedios naturales

Tónico cardíaco, diurético, antiespasmódico

- **Infusión:** hervir flores de magnolia y obtener un té que puede tomarse tres veces al día para aliviar molestias digestivas o como astringente. Es muy útil también como antiespasmódico. Durante el siglo XVI se creía que este té fortalecía el corazón.

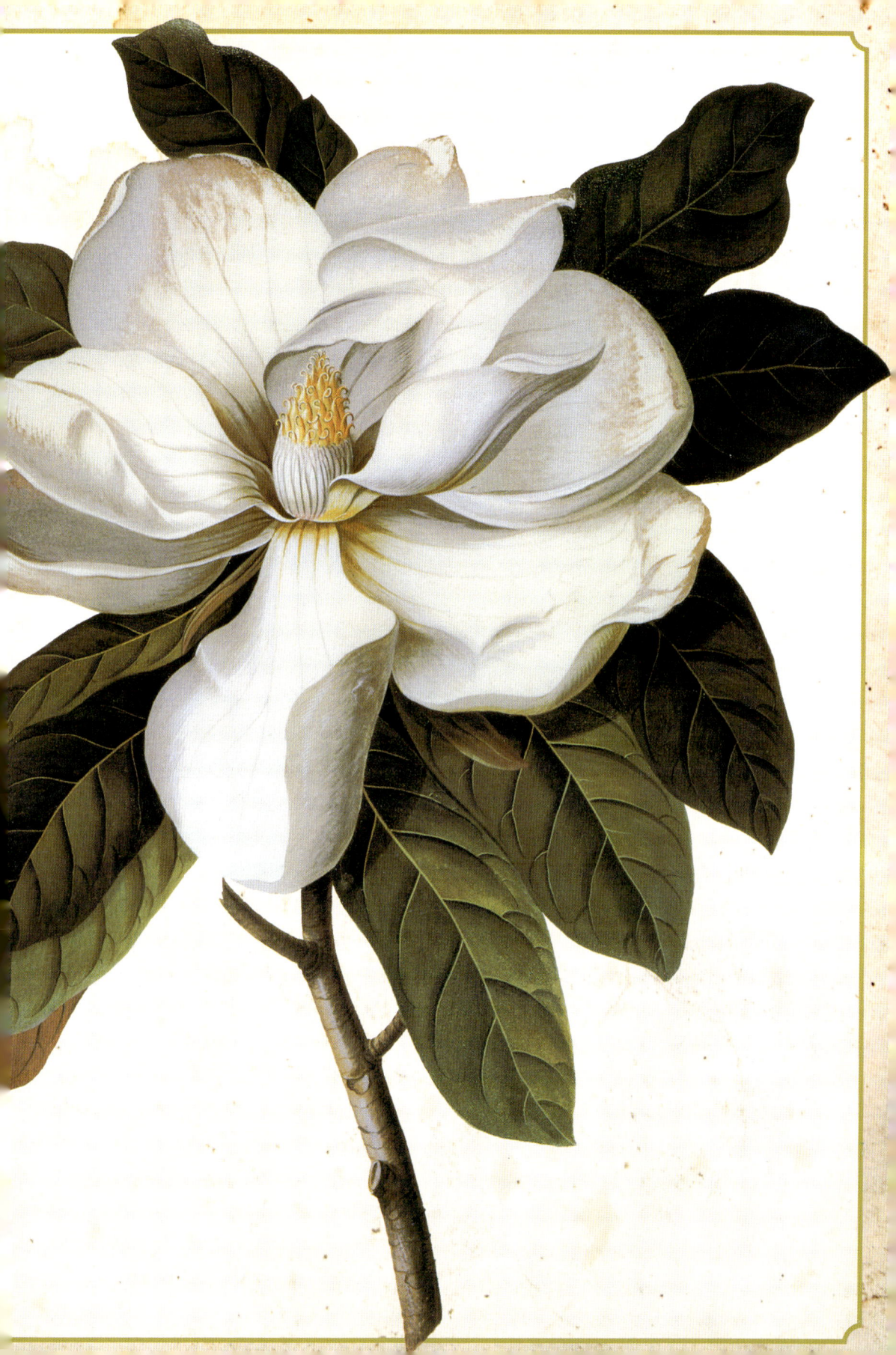

Narcissus

Narciso

El narciso pertenece a la familia de las amaryllidáceas (*Amaryllidaceae*) y es originario de las tierras que circundan el mar Mediterráneo. Las numerosas especies que hay dentro de esta familia se han multiplicado creando nuevas formas, ya que desde mediados del siglo XIX se cultivan en los viveros con fines básicamente ornamentales. Se trata de plantas bulbosas, con tallo erecto y hojas basales estrechas y largas. Sus flores son, por lo general, amarillas, blancas o pueden presentar ambos colores; en algunos casos tienen la copa pequeña, de un color, mientras que los pétalos son de otro color. El número de flores por tallo varía entre una y 20. Los frutos son cápsulas que contienen numerosas semillas. Algunas especies de narciso tienen un aroma bastante pronunciado.

Remedios naturales

Antiespasmódico, antipirético, vomitivo, astringente

- **Decocción:** poner en un cazo medio litro de agua y 5 g a 10 g de bulbo de narciso. Dejarlo hervir unos 10 minutos y colarlo. Para aliviar la tos nerviosa o bajar la fiebre, beber tres tazas pequeñas al día.

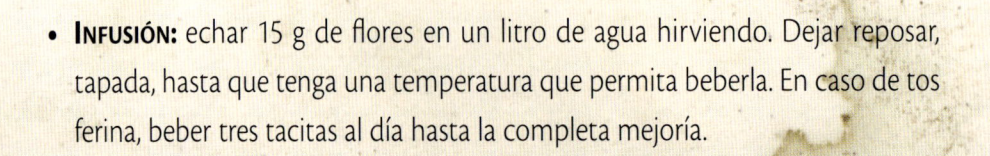

- **Infusión:** echar 15 g de flores en un litro de agua hirviendo. Dejar reposar, tapada, hasta que tenga una temperatura que permita beberla. En caso de tos ferina, beber tres tacitas al día hasta la completa mejoría.

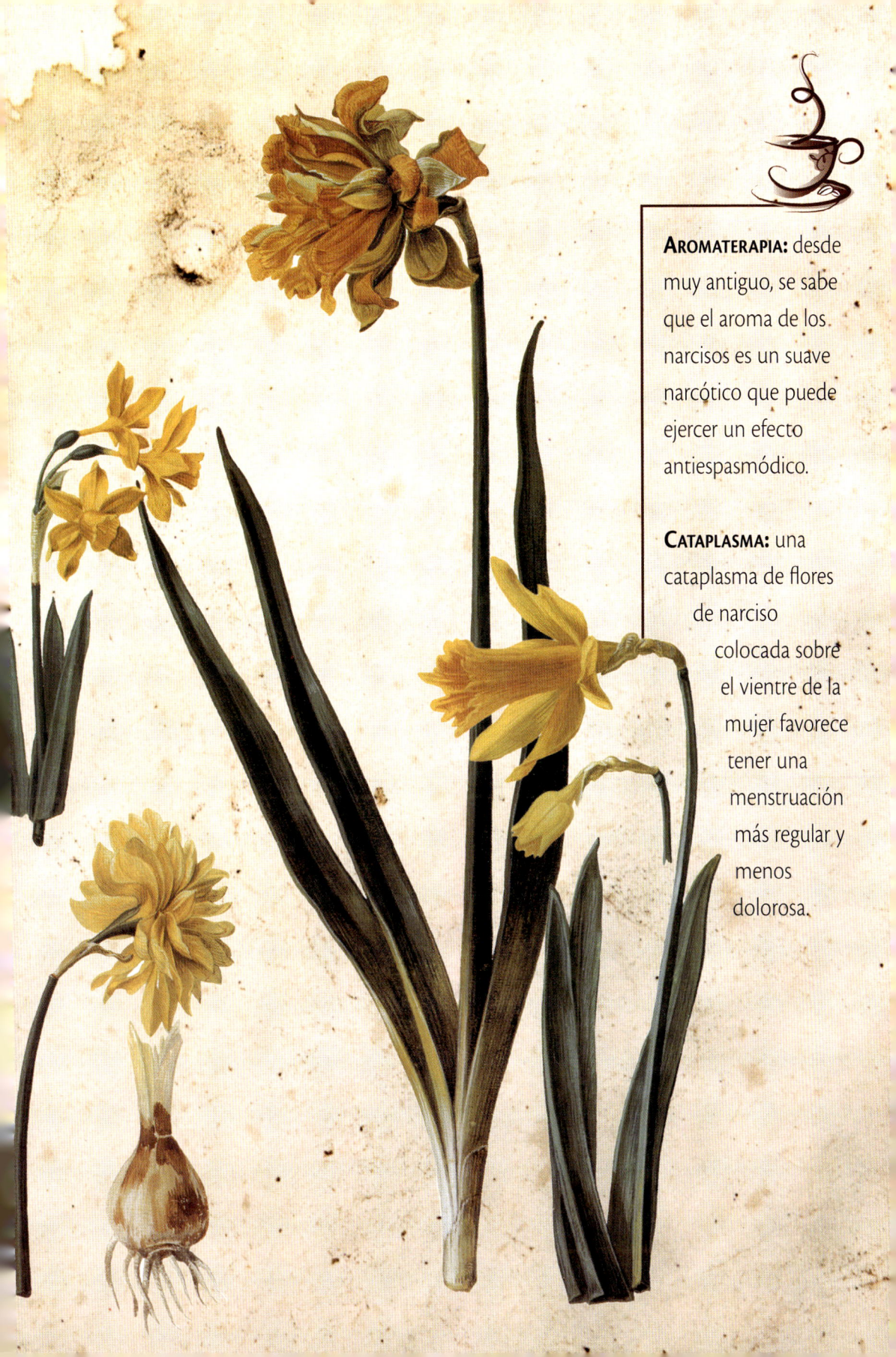

Aromaterapia: desde muy antiguo, se sabe que el aroma de los narcisos es un suave narcótico que puede ejercer un efecto antiespasmódico.

Cataplasma: una cataplasma de flores de narciso colocada sobre el vientre de la mujer favorece tener una menstruación más regular y menos dolorosa.

Nelumbo nucifera

Loto sagrado, rosa del Nilo

Planta acuática con gruesos y largos rizomas ramificados que alcanzan los 20 m de longitud y se enraízan en el fondo de los estanques. Sus hojas flotantes y redondeadas pueden alcanzar el metro de diámetro. Tiene unas hermosas flores que van del blanco al rosado, con los pétalos cóncavos que sobrepasan la altura de las hojas. Sus frutos, con forma de elipse, miden de 5 cm a 10 cm de largo.

Remedios naturales

Antihemorrágico, tonificador del bazo

Tanto sus hojas como sus flores y sus rizomas son comestibles. En algunos países asiáticos, sus grandes hojas se emplean para envolver otros alimentos; el rizoma se emplea en sopas, fritos y guisos, en tanto que los pétalos y las hojas se comen crudos en ensalada.

Sus raíces son ricas en fibras, vitamina C, B6, potasio, cobre y manganeso, lo que las hace muy nutritivas. Las semillas se emplean como otros frutos secos, tanto crudas como abiertas al fuego (como las palomitas de maíz).

Cualquiera que sea la forma en que se ingiera este alimento proporcionará al organismo sus beneficios.

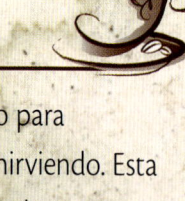

INFUSIÓN: en China y Vietnam se emplean los estambres secos del loto para realizar una infusión poniendo una cucharadita en una taza de agua hirviendo. Esta bebida sirve para tonificar el bazo. Los estambres también pueden emplearse mezclados con algún otro té.

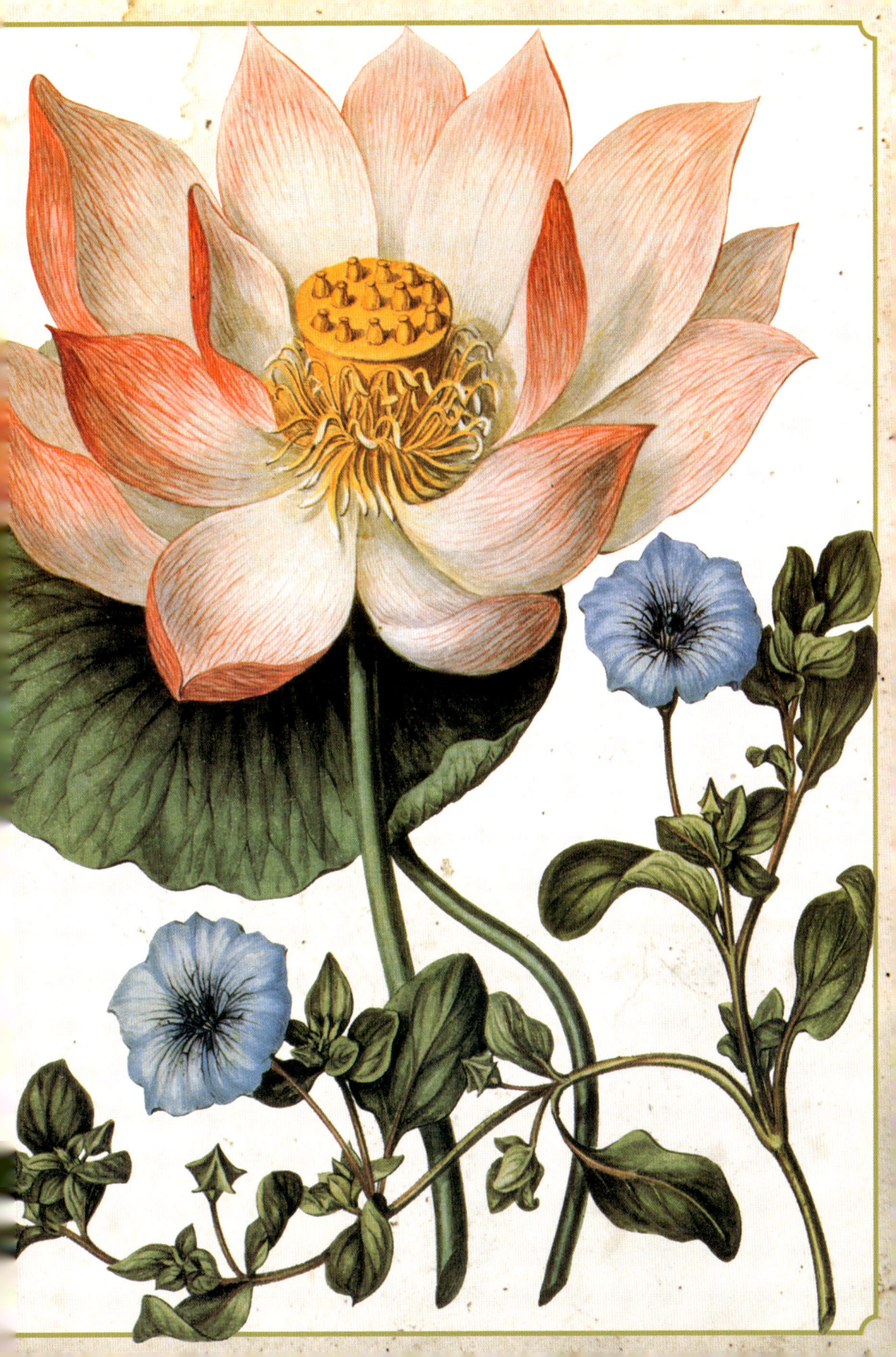

Nerium oleander

Adelfa, laurel de flor, trinitaria

Arbusto que puede ser árbol pequeño, de la familia de las apocináceas, originario de la cuenca mediterránea y el sur de Asia. Sus tallos erectos y grisáceos pueden alcanzar los 4 m de altura. Sus hojas son de color verde intenso, duras y lanceoladas, parecidas a las del laurel, con una vena blanca central. Sus flores son muy grandes y vistosas, con forma de embudo, cuyo color puede variar entre rosa, salmón, rojo, violeta o blanco. Su fruto es una vaina doble que contiene semillas plumosas.

Remedios naturales

Antiparasitario, tónico cardíaco, diurético

Todas las partes de este arbusto son sumamente tóxicas, razón por la cual no se recomienda su uso doméstico. Su savia es un jugo blanquecino que puede producir la muerte, sobre todo en niños que se llevan sus hojas a la boca o en animales que se alimenten de ellas. Algunos autores afirman que tan solo con oler sus flores pueden experimentarse desagradables síntomas, como dolor de cabeza y malestar general. Inclusive las mieles producidas por abejas que hayan libado en ellas pueden resultar tóxicas.

Con respecto a peligrosos principios activos de este arbusto, hay una curiosa anécdota: cuando España fue ocupada por las tropas napoleónicas, los invasores fueron invitados a una comida por los españoles y estos ensartaron la carne en ramas peladas de adelfa para después asarla. Su ingestión provocó muchas muertes en las tropas de Napoleón.

Nicotiana tabacum

Tabaco de Virginia o tabaco

Planta herbácea y perenne, perteneciente a la familia de las solanáceas y nativa de la zona tropical de América. Su tallo es robusto, erecto y piloso; se ramifica en su parte superior y al tacto resulta viscoso. Tiene una altura que oscila entre los 50 cm y 120 cm. De él nacen unas hojas amplias, lanceoladas y más bien anchas, que pueden alcanzar los 60 cm. Son de un color verde pálido y viscosas, como el tallo. Despiden un olor acre. A comienzos del verano aparecen unas flores amarillo verdosas o rosadas, según sea la variedad, que pueden llegar a ser rojas. La planta es hermafrodita.

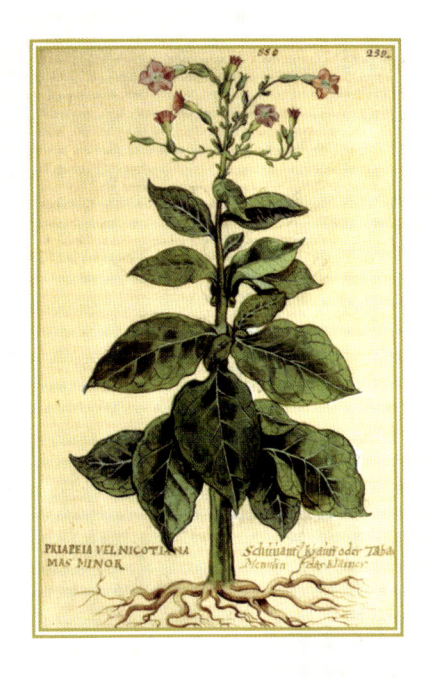

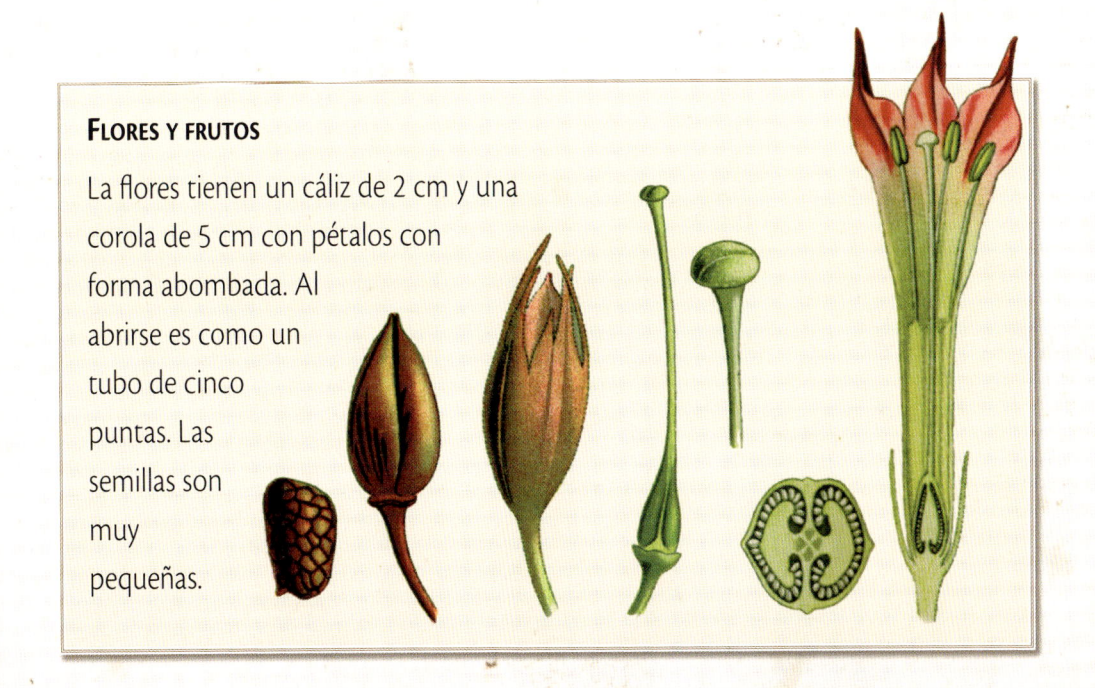

FLORES Y FRUTOS

La flores tienen un cáliz de 2 cm y una corola de 5 cm con pétalos con forma abombada. Al abrirse es como un tubo de cinco puntas. Las semillas son muy pequeñas.

Remedios naturales

Estimulante, antiparasitario

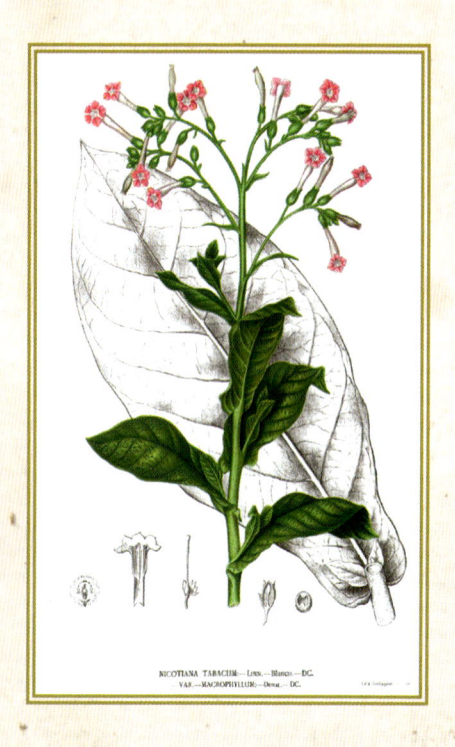

Esta planta contiene muchos principios activos y su uso más común consiste en inhalar el humo de sus hojas, ya sea en forma de cigarros, cigarrillos o pipa. Sin embargo, produce serias alteraciones en el organismo, por lo que su uso más recomendable es en parches para solucionar ciertas inflamaciones del intestino, o para erradicar el hábito en un fumador. Las hojas del tabaco contienen normalmente un 2% de nicotina o a veces más. Los nativos no siempre fumaban el tabaco, sino que mascaban las hojas para estimuar la secreción salival y aprovechar sus efectos como droga, ya que así se sentían unidos a los dioses.

- **Infusión:** antiguamente se empleaba como pesticida para eliminar piojos y ácaros. Su preparación consiste en verter en agua caliente una o dos cucharadas de tabaco dejándolas media hora. Este preparado se cuela y se usa para limpiar las superficies donde haya ácaros o para hacer un enjuague capilar en caso de piojos. Sin embargo, hay muchas otras hierbas que resultan más efectivas.

- **Cataplasma:** las hojas de tabaco humedecidas pueden ser un alivio para tratar las hemorroides si se aplican sobre la zona afectada durante un espacio de tiempo de tres o cuatro horas.

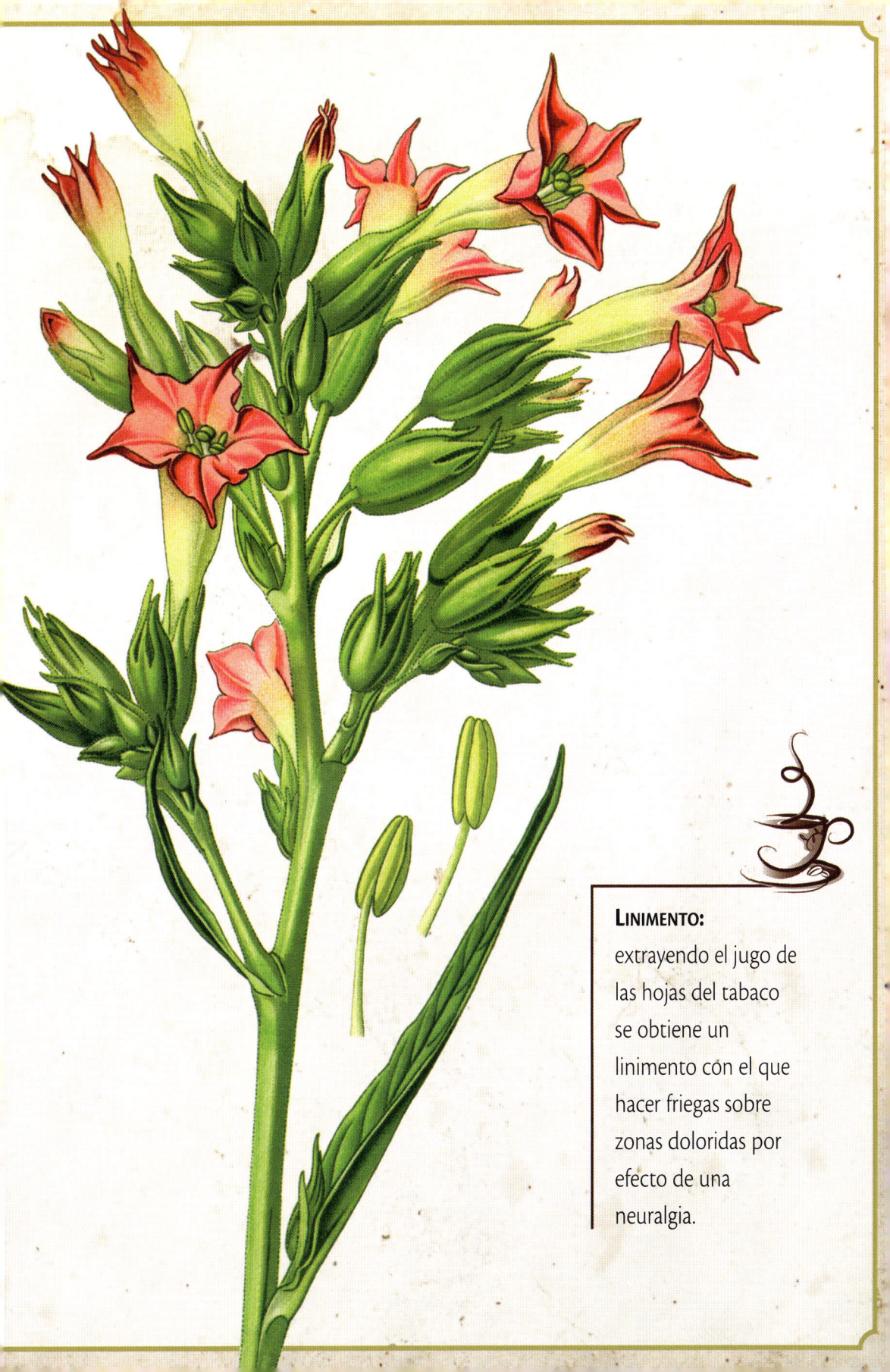

Linimento: extrayendo el jugo de las hojas del tabaco se obtiene un linimento con el que hacer friegas sobre zonas doloridas por efecto de una neuralgia.

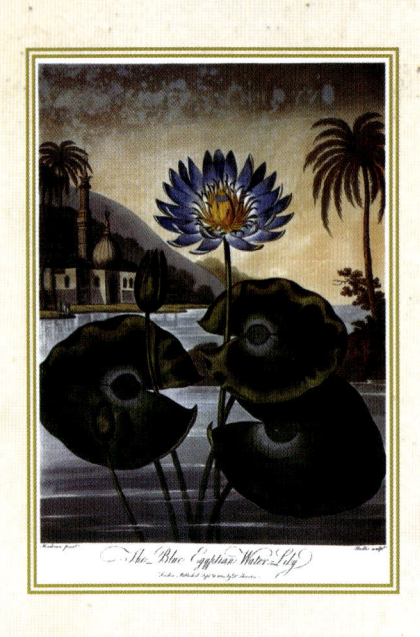

Nymphaea caerulea

Loto de Egipto, lirio azul de agua, lirio sagrado del Nilo

Planta acuática perteneciente a la familia de las ninfáceas. Su origen, según la mayoría de los autores, se sitúa en Egipto, a lo largo del Nilo, y de otras regiones de África oriental. Sus hojas son amplias y redondas; su diámetro oscila entre los 25 cm y los 40 cm. Sus pétalos externos son de un color azul pálido, más oscuro en las puntas; los internos tienen un color amarillento. Los capullos florales llegan a la superficie y allí permanecen de dos a tres días, hasta que maduran y se abren. Cuando llega la noche, vuelven a cerrarse. Poseen un perfume embriagador.

Remedios naturales

Psicoactivo

En los rituales de muchos pueblos la *Nymphaea caerulea* ha sido empleada para crear estados alterados de conciencia. Por lo general, se obtienen inhalando el humo de las flores e, inclusive, aspirándolas cuando están frescas. De ahí que se empleen en aromaterapia como relajantes o estimulantes.

- **Decocción:** prepararla con cinco capullos florales en un litro de agua. Dejarla hervir durante cinco minutos y luego reposar otros 10 minutos. Actúa como antitusígeno y narcótico. Debe tenerse en cuenta que los efectos del loto de Egipto son acumulativos, por lo tanto no conviene tomar más de una dosis. Por otra parte, es anafrodisiaco, es decir, reduce el apetito sexual.

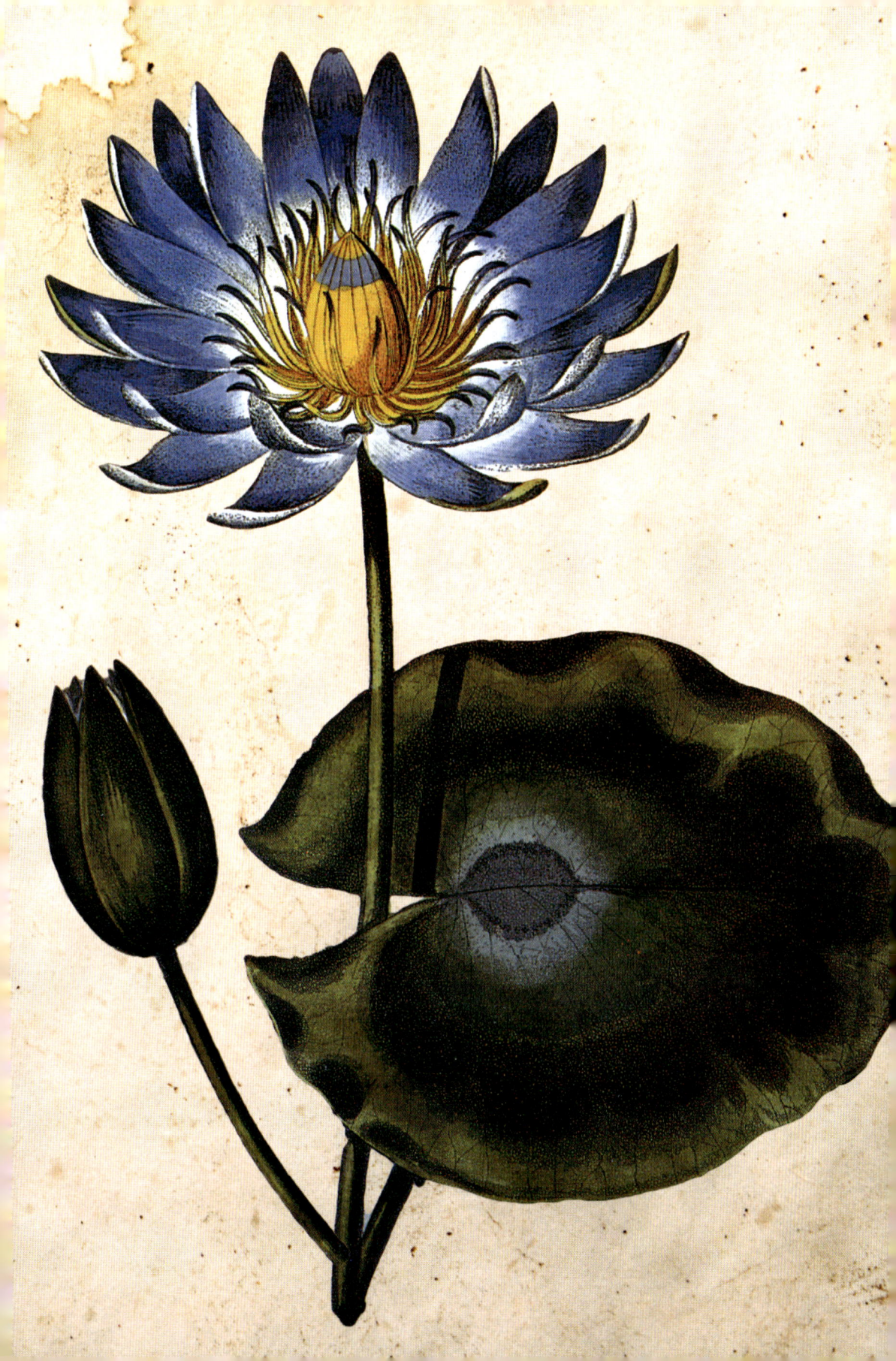

Ononis spinosa

Gatuña, detiene bueyes, peine de asno, quiebra-arados

Subarbusto perenne de la familia de las leguminosas que crece hasta unos 80 cm de altura. Es originaria de Europa, Asia occidental y norte de África. Sus raíces se extienden por el subsuelo y constituyen una dificultad para las labores de labranza. Sus tallos rígidos son leñosos, velludos y espinosos. Florece de junio a septiembre presentando unas flores de color rojo violáceo, ligeramente pegajosas, ya que tienen glándulas que segregan sustancias oleosas. El fruto es una legumbre ovalada y con mucho vello.

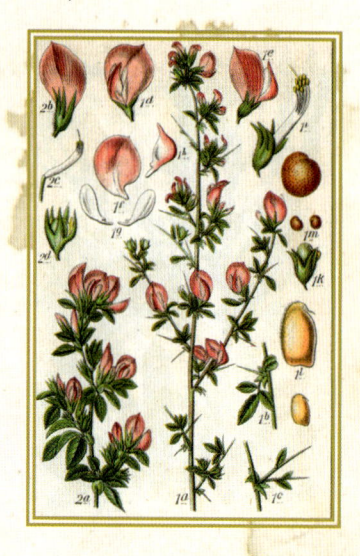

Remedios naturales

Antiséptico, astringente, infecciones urinarias, heridas, amigdalitis

- **Decocción:** cortar en rodajas 60 g de la raíz de gatuña y ponerlas en un litro de agua. Dejar reposar 15 minutos agitándola de vez en cuando para mezclar sus componentes y luego colar la decocción. Para infecciones urinarias, cistitis, cálculos renales o arenilla, beber una taza cada ocho horas.

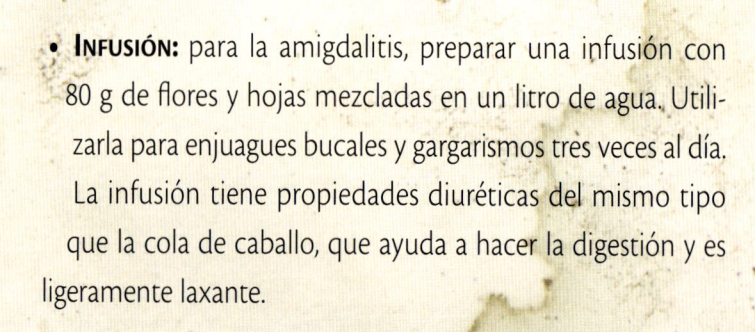

- **Infusión:** para la amigdalitis, preparar una infusión con 80 g de flores y hojas mezcladas en un litro de agua. Utilizarla para enjuagues bucales y gargarismos tres veces al día. La infusión tiene propiedades diuréticas del mismo tipo que la cola de caballo, que ayuda a hacer la digestión y es ligeramente laxante.

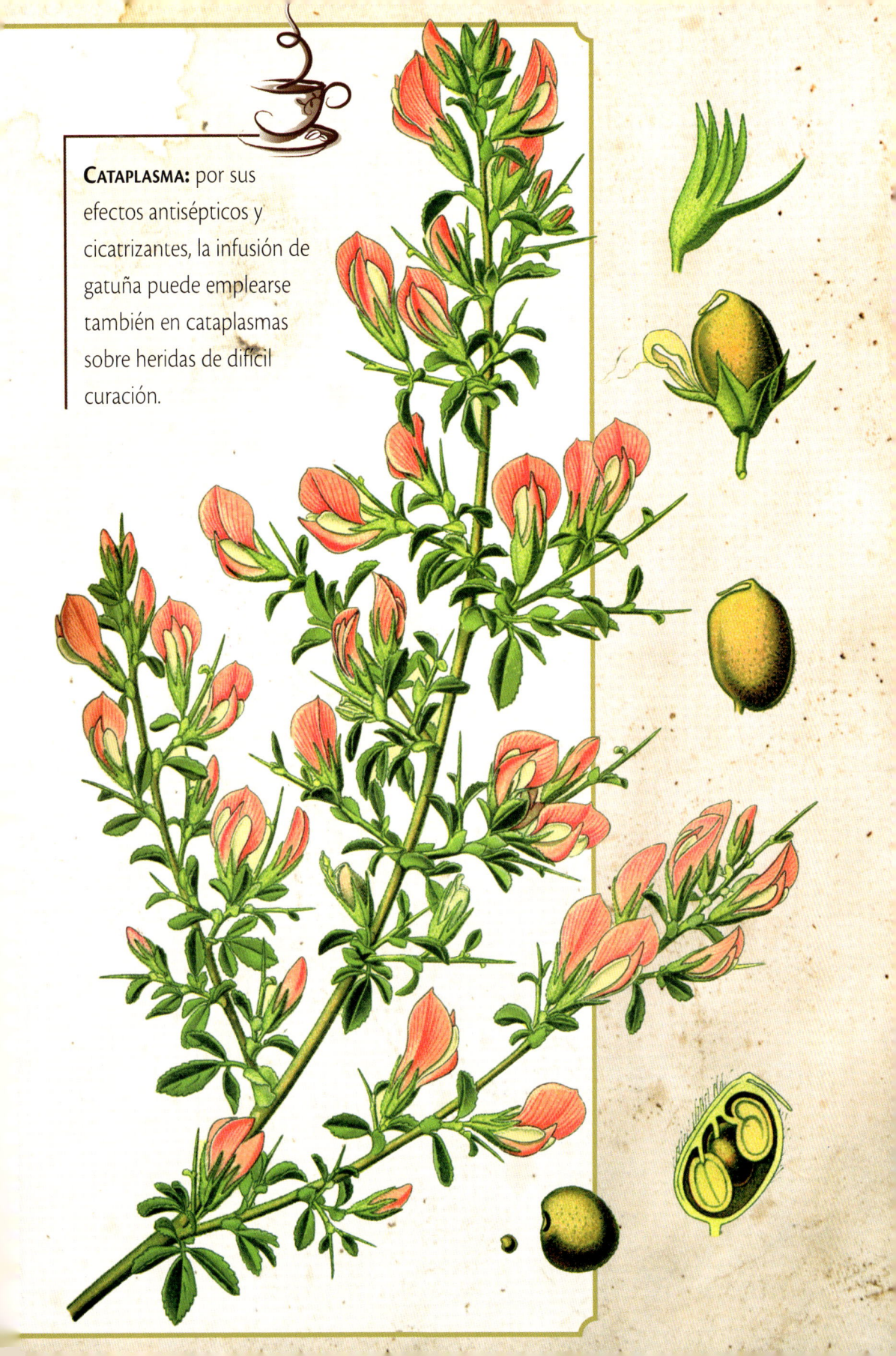

CATAPLASMA: por sus efectos antisépticos y cicatrizantes, la infusión de gatuña puede emplearse también en cataplasmas sobre heridas de difícil curación.

Papaver somniferum L.

Adormidera, papaver, amapola real

La amapola crece sobre todo en Europa, en campos, taludes y terraplenes. Planta anual de la familia de las papaveráceas, mide entre 25 cm y 80 cm. Su tallo es erguido y peludo, y sus hojas, vellosas y partidas en lóbulos lanceolados. Sus características flores rojas brotan en primavera, y a menudo están salpicadas de manchas negras. Posee una cápsula corta y ovoide, que cuando se seca se abre para dejar escapar cientos de pequeñas semillas negras. Su aroma es muy ligero, y su sabor, amargo.

Remedios naturales

Insomnio, trastornos respiratorios, trastornos digestivos

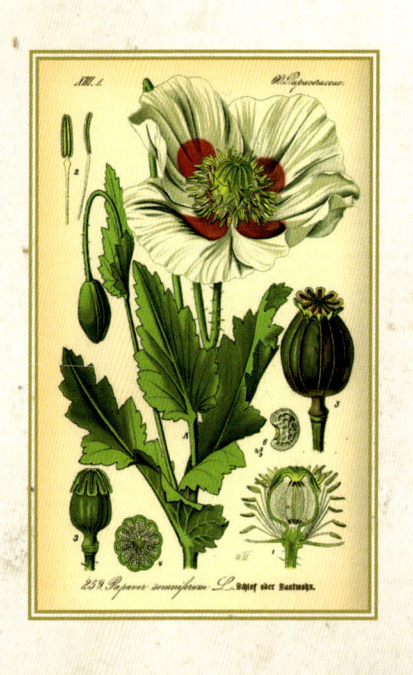

- **Infusión:** mezclar 2 g de pétalos en una taza de agua resulta calmante y ligeramente narcótica. La decocción de siete cápsulas de amapola en un litro de agua ayuda a vencer el insomnio (dos cucharadas soperas antes de acostarse para los niños, cuatro para los adultos). Este mismo preparado puede utilizarse para hacer gargarismos contra afecciones del aparato respiratorio. La mezcla de un litro de infusión de pétalos y otro litro de decocción de cápsulas, añadiéndole un vaso de aceite de oliva, puede administrarse en forma de enema para aliviar las diarreas.

- **Pediluvio y maniluvio:** un puñado de flores de amapola por litro de agua alivia las enfermedades respiratorias y digestivas, y también ayuda a tratar el acné y los herpes.

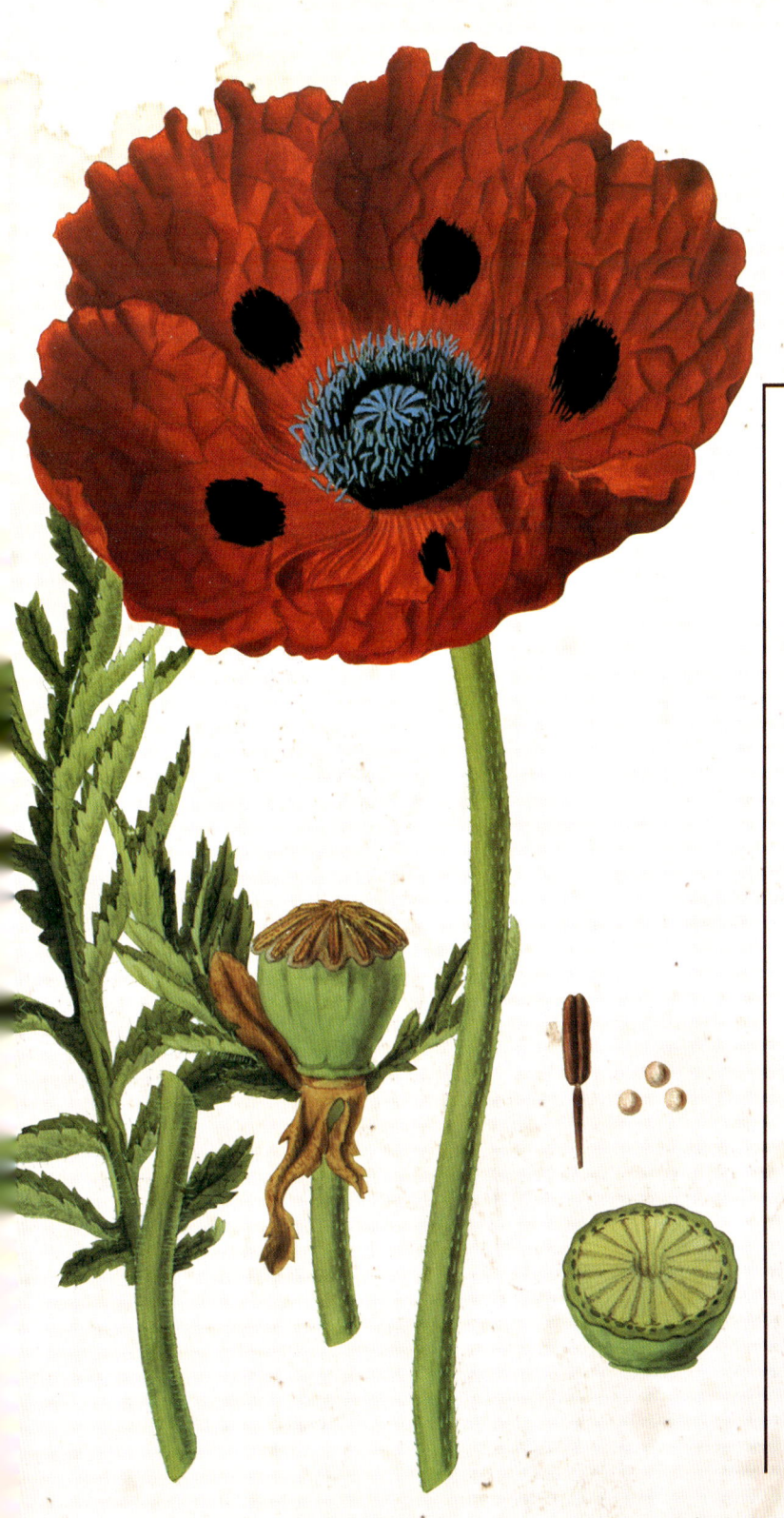

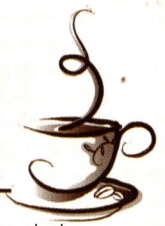

Tisana: «tisana de las cuatro flores», que en realidad se elabora con siete plantas: ababol, pie de gato, malva, tusilago, malvavisco, gordolobo y violeta. Debe prepararse en una infusión de 5 g de cada ingrediente en un litro de agua, y se recomienda para tratar anginas, bronquitis, tos, tos ferina, asma, pleuresía y pulmonía.

Cataplasma: las cataplasmas de pétalos de amapola pueden utilizarse, combinadas con el colirio de aciano, para tratar las afecciones oculares.

Pimpinella anisum L.

Anís, malatauva, matalahuga, simiente dulce, matafaluga

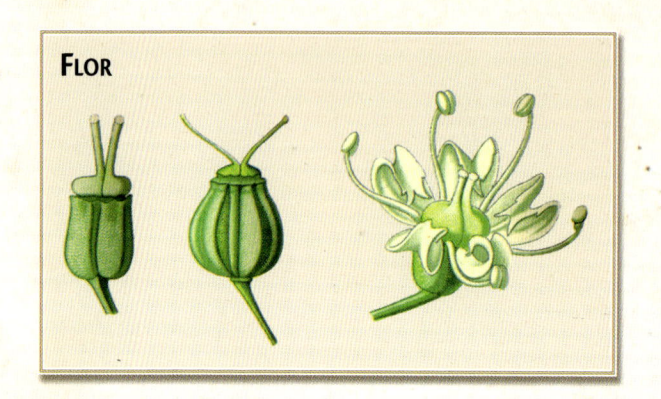

Flor

Planta herbácea y anual, de la familia de las umbelíferas, nativa de Oriente Medio. Tiene un tallo estriado que mide habitualmente entre 50 cm y 80 cm. En la base presenta hojas simples y ligeramente lobuladas, mientras que en la zona superior del tallo están más profundamente divididas en foliolos. Sus flores se agrupan en umbelas; son pequeñas, blancas y tienen cinco pétalos. Tanto su fruto como sus semillas tienen un intenso aroma que permite distinguirla de la peligrosa cicuta.

Remedios naturales

Bronquitis, antitusivo, indigestión, flatulencia

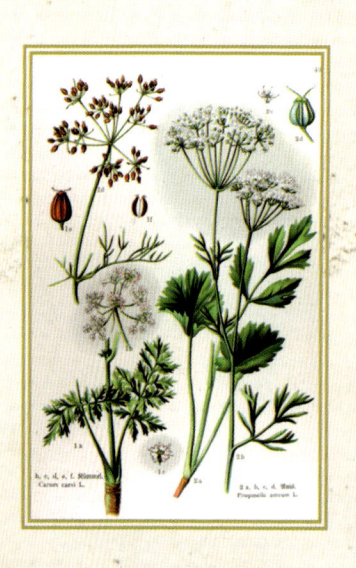

- **INFUSIÓN:** poner una cucharadita de frutos de anís en una taza de agua hirviendo. Esta bebida resulta muy beneficiosa en caso de inapetencia, mal aliento, catarro, bronquitis, lactancia o menstruaciones irregulares.

- **DECOCCIÓN:** para beneficiarse de las múltiples propiedades de esta planta, poner 15 g de sus frutos por litro de agua y dejar reposar varias horas. Beber dos tazas diarias.

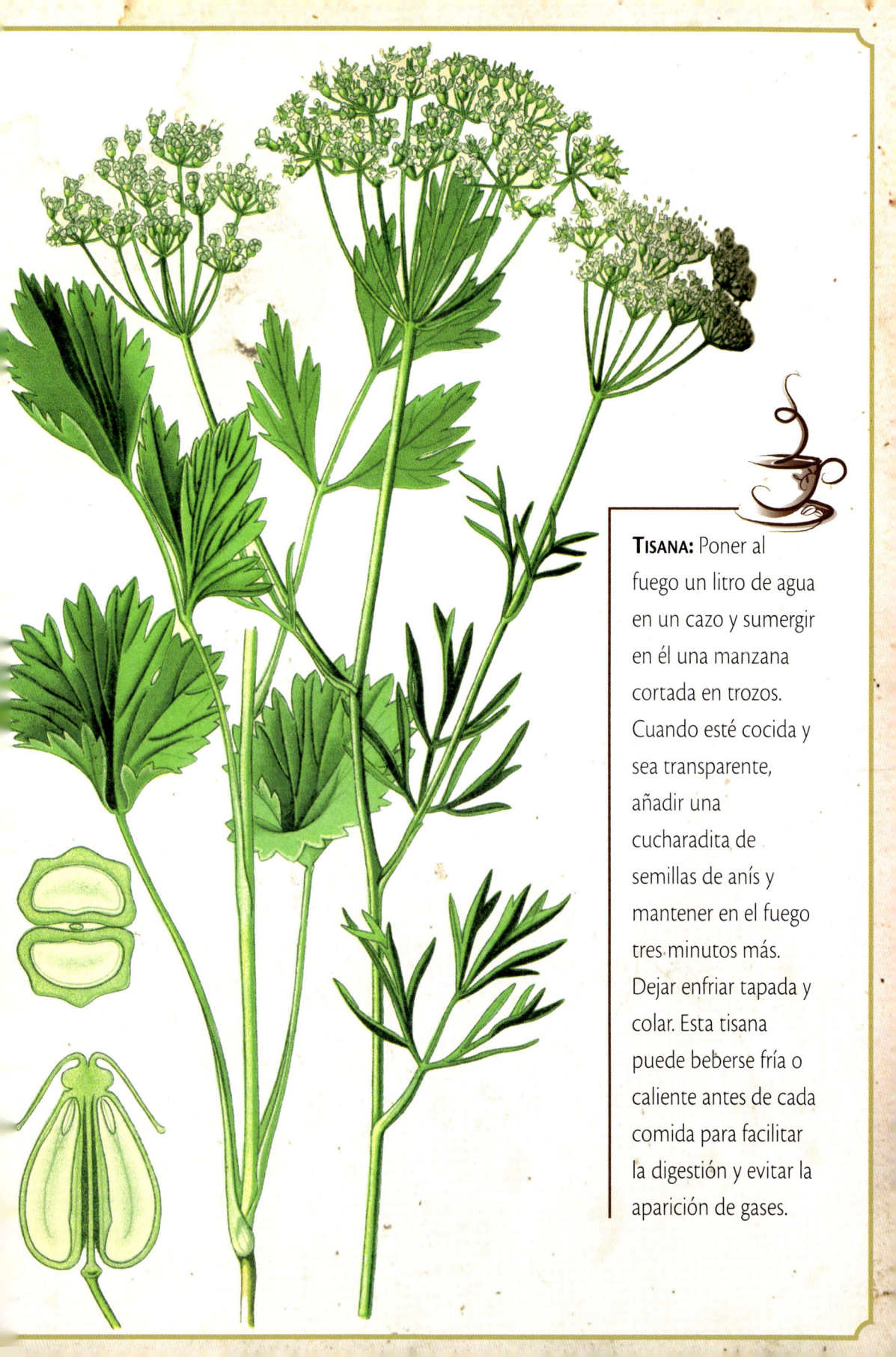

Tisana: Poner al fuego un litro de agua en un cazo y sumergir en él una manzana cortada en trozos. Cuando esté cocida y sea transparente, añadir una cucharadita de semillas de anís y mantener en el fuego tres minutos más. Dejar enfriar tapada y colar. Esta tisana puede beberse fría o caliente antes de cada comida para facilitar la digestión y evitar la aparición de gases.

Plumeria rubra

Frangipani

Arbusto caducifolio, de tronco erecto y poco ramificado, que puede alcanzar hasta los 25 m de altura, aunque su tamaño más frecuente oscila entre los 5 m y los 8 m. Su corteza es, en su exterior, de un color gris plomizo; en los lugares en los que se descama es verde y, en su interior, amarilla. Posee un abundante líquido lechoso que puede resultar altamente tóxico. Es originaria de América, aunque su cultivo está muy extendido por Asia. Tiene una copa irregular y abierta y las hojas se disponen en espiral. Son lanceoladas y de color verde brillante en el anverso, pero verde pálido en el envés. Las flores nacen en las axilas de las hojas nuevas; tienen una corola blanca que se torna amarillenta en el cuello. Su fruto es una vaina que en su interior contiene semillas aladas.

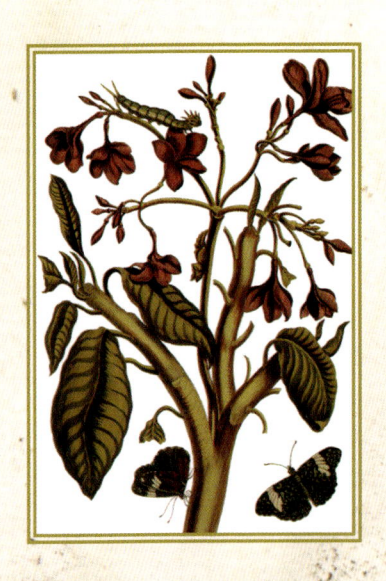

Remedios naturales

Tónico cardíaco, cicatrizante, galactógeno

Aunque su uso es tradicional en algunas culturas polinesias, actualmente no se emplea en remedios naturales ya que toda la planta contiene alcaloides, algunos de los cuales pueden resultar muy perjudiciales. Su jugo ha sido empleado para curar heridas porque es cicatrizante, y la infusión de corteza se utilizaba para las contusiones internas. El mayor empleo que se da hoy a esta planta es la producción de base para fabricar chicle, jabones y geles.

- **Cataplasma:** las hojas de frangipani en cataplasma calman el dolor de cabeza si se colocan en la frente y alivian los dolores reumáticos en las articulaciones.

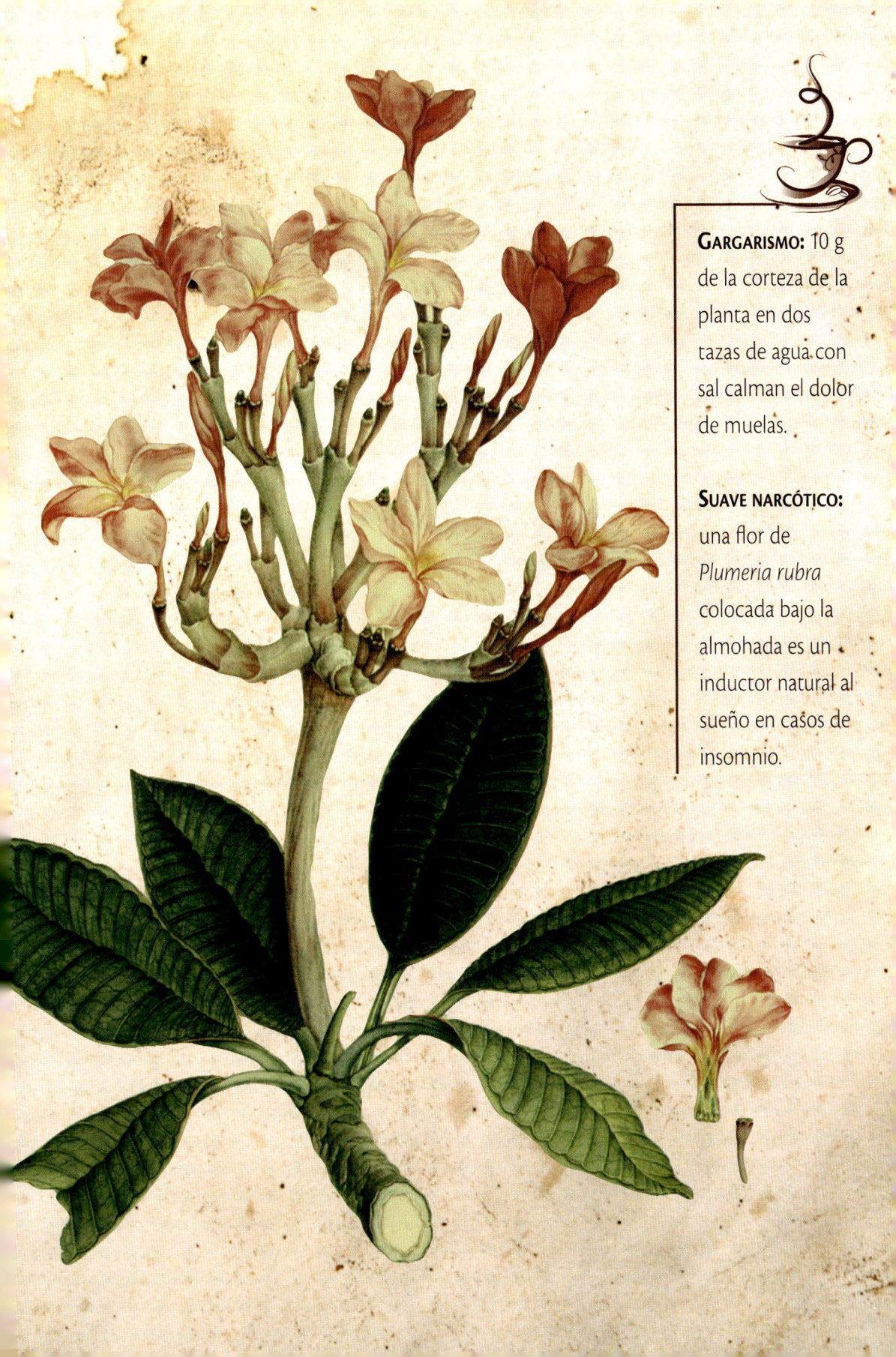

Gargarismo: 10 g de la corteza de la planta en dos tazas de agua con sal calman el dolor de muelas.

Suave narcótico: una flor de *Plumeria rubra* colocada bajo la almohada es un inductor natural al sueño en casos de insomnio.

Polygonum bistorta L.
Bistorta, sierpe tendida, suelda colorada

Planta perennifolia originaria de las zonas templadas de América del Norte, Asia y Europa. Tiene un característico rizoma en forma de «s» del cual surgen tallos erectos que pueden alcanzar alturas que oscilan entre 20 cm y 80 cm. Sus hojas son de un color verde azulado y su forma es ovalada; las de la base tienen un largo pecíolo. Las flores son rosadas y muy pequeñas; se agrupan en espigas cilíndricas en lo alto de los tallos. Pueden medir entre 15 cm y 25 cm de longitud.

Remedios naturales

Astringente, tónico, heridas, diarreas, cistitis, estomatitis

- **Decocción:** para un uso externo poner 75 g de rizoma seco y troceado en un litro de agua hirviendo. Mantenerlo en el fuego durante 15 minutos. Luego dejarla reposar y, por último, colarla. Se puede aplicar para lavar heridas o utilizarla en cataplasmas.

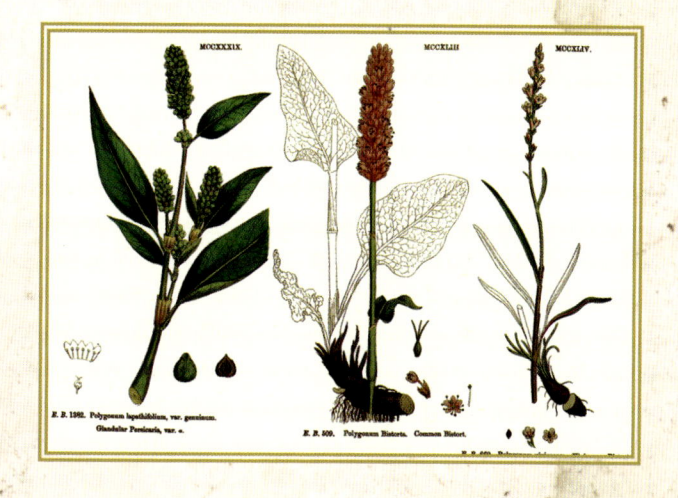

También sirve para hacer gargarismos y colutorios, en casos de problemas bucales, así como para realizar irrigaciones vaginales para combatir la vaginitis. Las decocciones para uso interno se preparan con 35 g de rizoma seco y troceado. Se echan en un litro de agua hirviendo y se dejan a fuego vivo cinco minutos. Una vez filtrada la decocción, se pueden beber tres tazas al día en casos de cistitis, diarreas y estomatitis.

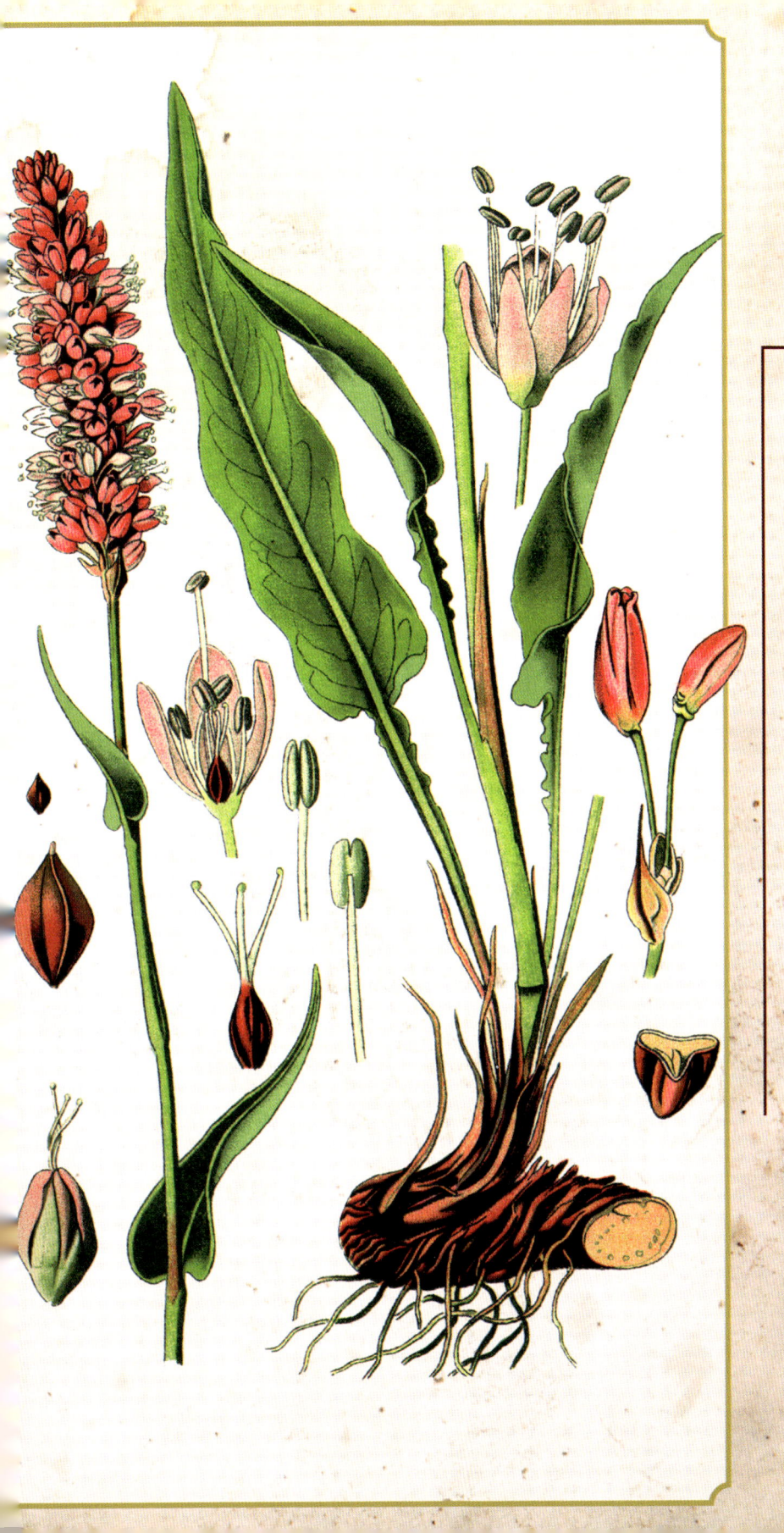

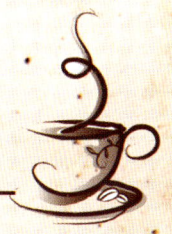

Maniluvio y pediluvio: para cicatrizar llagas o heridas de manos y pies, poner por litro de agua hirviendo 60 g de rizoma seco y troceado. Dejarlo hervir durante 10 minutos y, cuando esté templado, sumergir en él las zonas afectadas.

Prunus amygdalus / Prunus dulcis

Almendro

Árbol caducifolio de la familia de las rosáceas, originario de oriente y norte de África. Su altura oscila entre 3 cm y 5 cm, aunque en condiciones favorables puede alcanzar los 10 cm. Tiene el tallo liso y verde, y en algunos ejemplares jóvenes puede ser amarillo. Sus hojas, de un color verde intenso, son estrechas, lanceoladas, largas y terminan en punta. El color de sus flores varía del blanco al rosa según la especie. En sus frutos, que tardan unos ocho meses en madurar, se encuentra la semilla conocida como almendra.

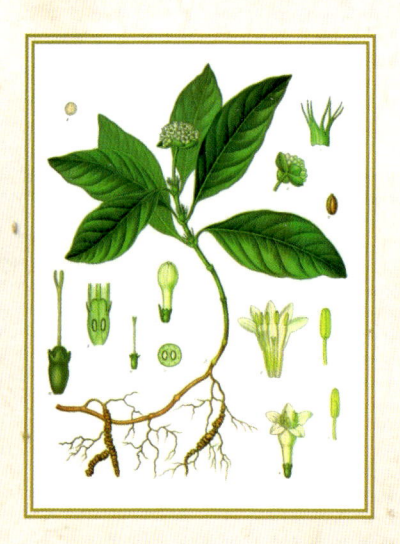

Remedios naturales

Antiinflamatorio, cicatrizante, laxante

La parte utilizada en medicina es la almendra, que es un producto con una gran cantidad de principios nutritivos que se puede tomar en múltiples preparados, siempre y cuando no se trate de almendras amargas, pues en grandes cantidades resultan tóxicas. Por su valor alimenticio han sido muy empleadas en casos de anemia. Además, resultan apropiadas para restaurar el intestino cuando ha sufrido una inflamación. El aceite de almendras cura las quemaduras.

- **Leche de almendras:** para aquellas personas que tienen dificultades en masticar o deglutir, se puede preparar leche de almendras para completar su dieta o restaurar el intestino. Para ello, macerar unos 25 g de almendras dulces durante 24 horas. Transcurrido este tiempo, machacarlas en un mortero con 15 g de azúcar hasta obtener una pasta. Meclarla con un litro de leche; colarla y añadirle una cucharada de agua de azahar. Se puede beber fría o tibia.

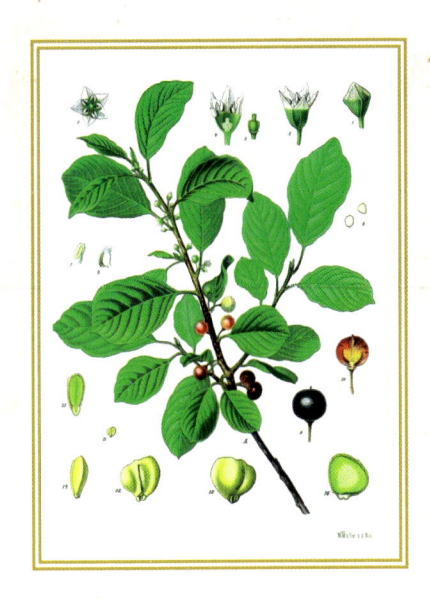

Rhamnus frangula L.

Arraclán, frángula, frángula chopera, avellanillo, sangüeño

Arbusto de la familia de las ramnáceas, originario de Europa, Asia y norte de África y abundante en los bosques húmedos de ribera. Alcanza entre los 3 m y 6 m de altura y presenta ramas erguidas, de color rojizo, sin espinas, pero con unas características manchas blancas llamadas lenticelas ocasionadas por rasguños o desgarraduras. Sus hojas de un vivo color verde son ovaladas, con pecíolo, y tienen nervaduras sobresalientes en el envés. Las flores son pequeñas, hermafroditas, de color rosado o verdoso, y dan lugar a unos frutos redondos y rojos que se vuelven marrones al madurar.

Remedios naturales

Laxante, purgante, cicatrizante, colagogo

Los remedios preparados con esta planta no deben ser empleados por mujeres embarazadas o que estén amamantando, así como en casos de menstruación, hemorroides y úlcera gastroduodenal. La corteza fresca provoca náuseas y cólicos, por lo tanto no debe ingerirse.

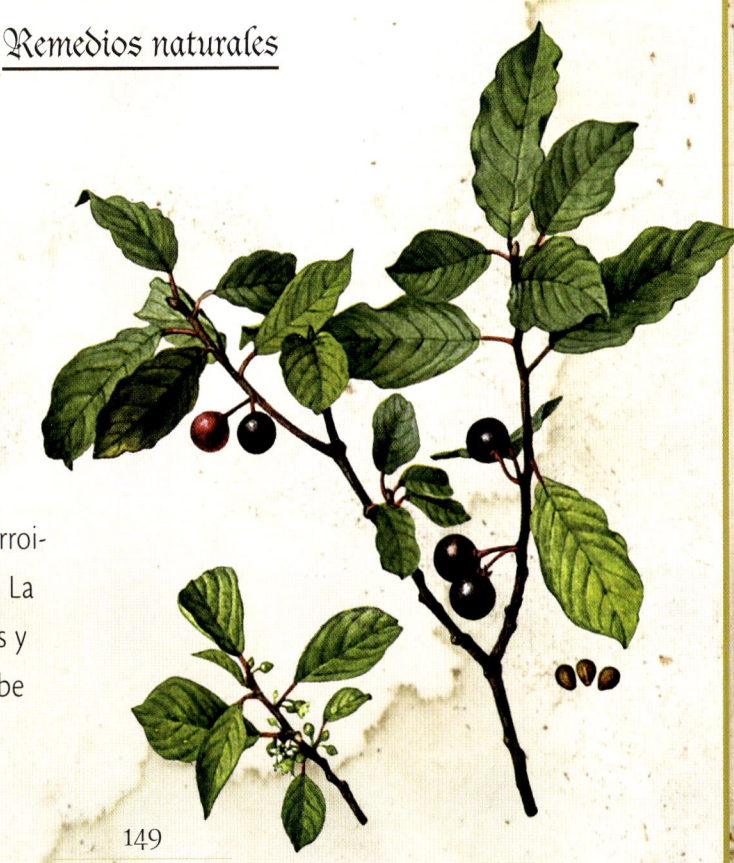

FRUTOS

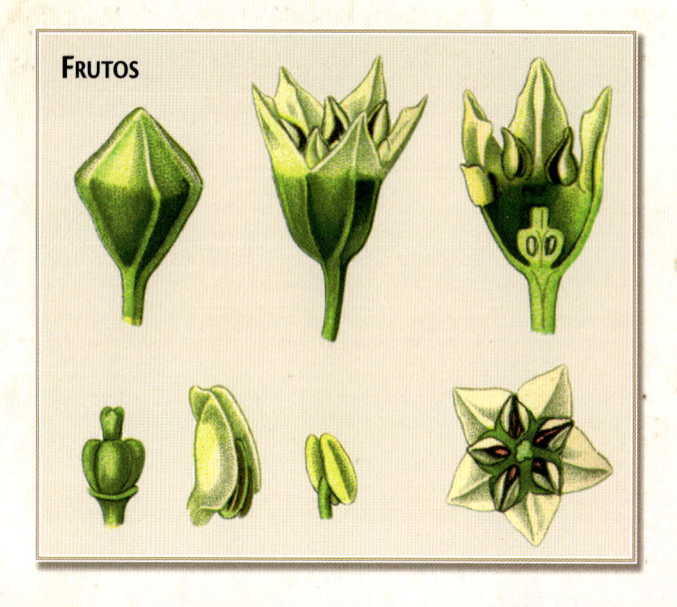

Las herboristerías venden esta planta habitualmente con el nombre de frángula con el uso de purgante intestinal, pero hay que ser cuidadoso al administrarla, sobre todo en los niños.

- **Polvo:** se prepara con la corteza de las ramas de tres o cuatro años de antigüedad. Una vez obtenida, se seca y luego se reduce a polvo. Se emplean 3 g o 4 g al día como purgante y 1 g como laxante. Este último uso es muy eficaz, ya que la planta carece de los molestos efectos secundarios en este tipo de remedios medicinales (retortijones, irritación del intestino, etc.) y además surte efecto aunque se ingiera de manera continuada. El efecto puede verse disminuido si se mezcla con bicarbonato o sales de frutas, por lo que conviene ingerirlo en solitario; en todo caso, no hay que sobrepasar los 10 g diarios.

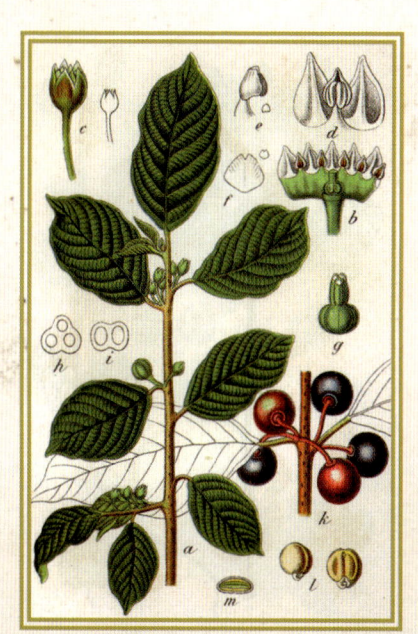

- **Decocción:** hervir 7 g de la planta en un vaso de agua durante 15 minutos. Dejar reposar durante seis horas. Esta decocción debe beberse al momento de ir a dormir para que su efecto laxante se produzca a la mañana siguiente. Es un buen truco para lograr una regularidad intestinal en personas con estreñimiento.

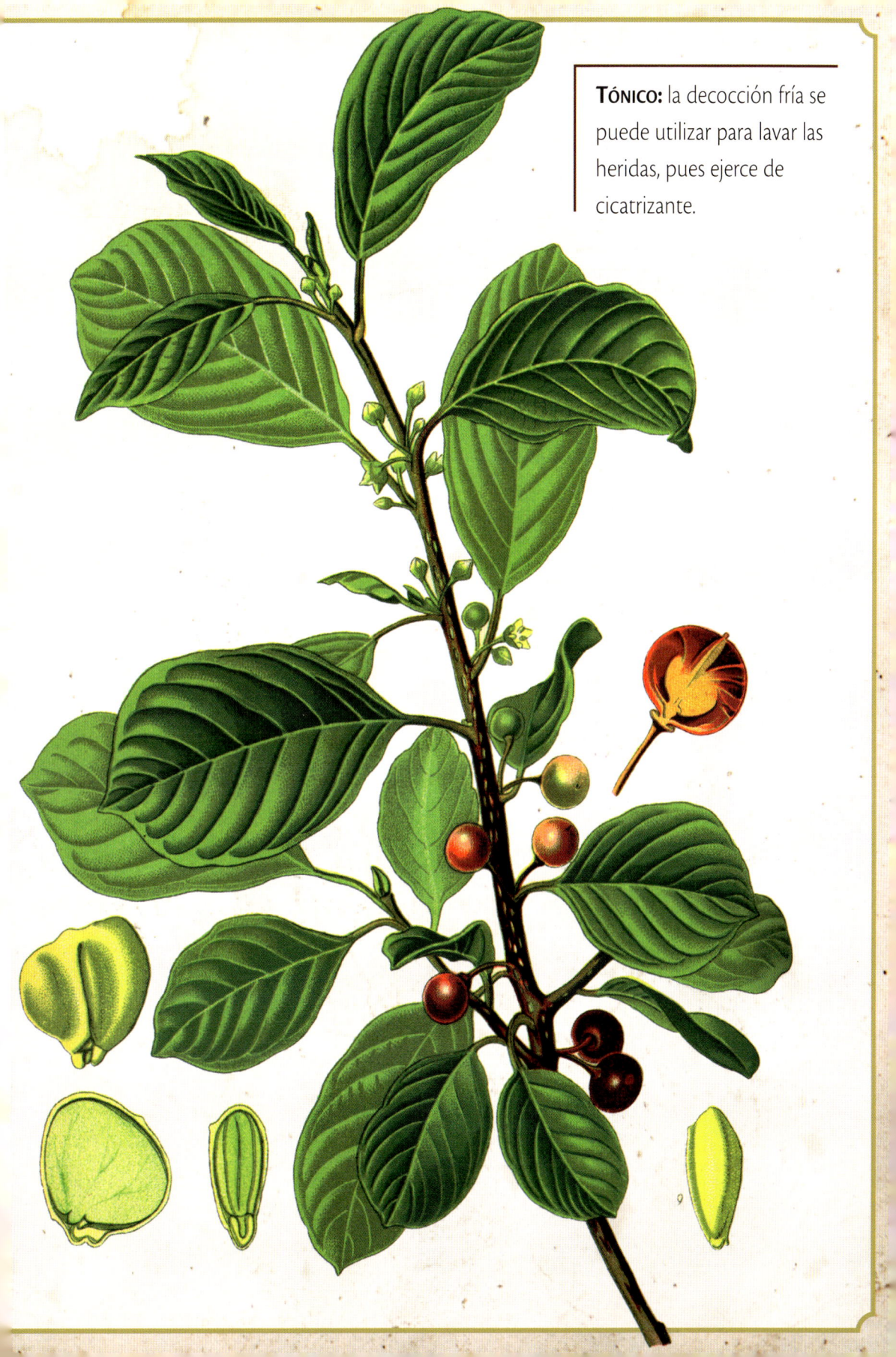

Tónico: la decocción fría se puede utilizar para lavar las heridas, pues ejerce de cicatrizante.

Rosa centifolia/Rosa canina

Rosa romana/Rosa silvestre, escaramujo

Los rosales son arbustos espinosos pertenecientes a la familia de las rosáceas. Los silvestres son nativos de las zonas templadas del hemisferio norte de 1 m o 2 m de altura, aunque algunas especies trepadoras pueden superarla. Tienen tallo semileñoso y con fuertes aguijones. Las hojas son pecioladas, ovaladas y con el borde aserrado. Cada especie y, dentro de ella, sus variedades, presenta diferentes flores; aunque el número de sus pétalos varía, siempre lo hace en múltiplos de cinco. Son hermafroditas y, generalmente, aromáticas. La infrutescencia contiene múltiples y pequeños frutos secos. El escaramujo es el fruto de la rosa silvestre, con forma bulbosa y de color naranja, rojo o incluso morado y negro. Con su aceite se preparan perfumes, pero además contiene vitamina C y puede ser un buen ingrediente para mermeladas y jaleas.

Remedios naturales

Cicatrizante, diarrea, antiinflamatorio, antipirético

- **INFUSIÓN:** se prepara con 30 g de pétalos de *Rosa centifolia* por litro de agua caliente, pero no hirviendo. Puede emplearse para baños oculares, gargarismos o irrigaciones vaginales. Las infusiones para uso interno se preparan con 20 g de pétalos por litro. Para combatir el estreñimiento, tomar una taza antes de cada comida, tres veces al día.

TISANA: echar agua hirviendo en una taza y añadirle una cucharadita de la mezcla de hojas y flores de *Rosa canina*. Dejar reposar tapada hasta que se haya templado. Se emplea en casos de diarrea, varices, edemas, fragilidad capilar y cistitis. También sirve como cicatrizante para limpiar heridas y la dosis es de tres tazas al día; no obstante, como esta planta no contiene contraindicaciones, puede aumentarse, aunque teniendo en cuenta que tiene un efecto astringente.

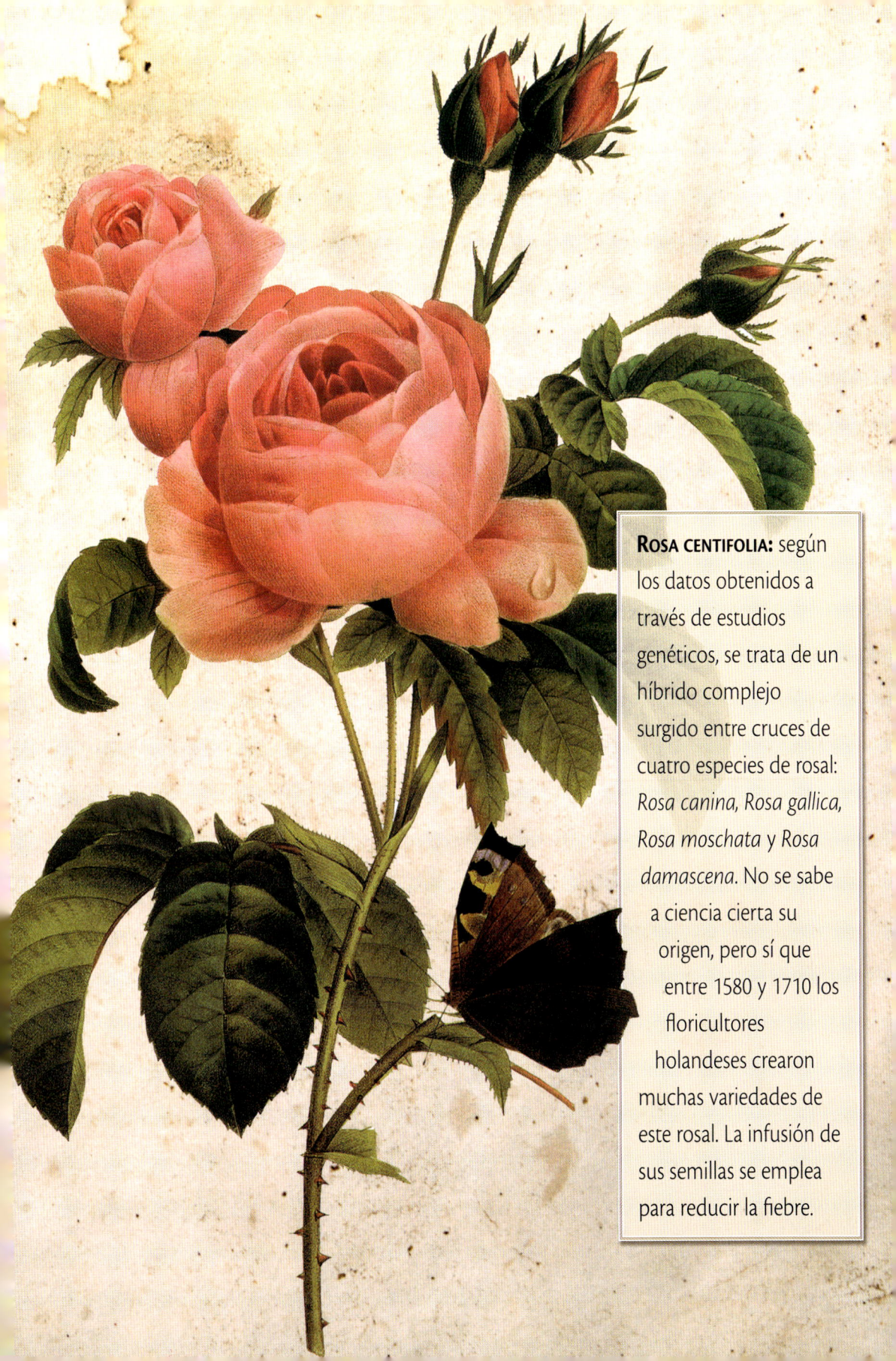

Rosa centifolia: según los datos obtenidos a través de estudios genéticos, se trata de un híbrido complejo surgido entre cruces de cuatro especies de rosal: *Rosa canina*, *Rosa gallica*, *Rosa moschata* y *Rosa damascena*. No se sabe a ciencia cierta su origen, pero sí que entre 1580 y 1710 los floricultores holandeses crearon muchas variedades de este rosal. La infusión de sus semillas se emplea para reducir la fiebre.

Rosa odorata

Rosa

Arbusto bastante grande que puede alcanzar hasta 16 m de altura si llega a convertirse en una estructura arbórea con el tiempo. Es propia del clima mediterráneo, porque necesita mucha luz y poco riego. A pesar de todo, aguanta muy bien el frío, del mismo modo que el calor. El arbusto es espinoso, como en casi todas las variedades de rosa, y por su gran cantidad de flores aromáticas, se ha utilizado sobre todo de forma ornamental, adornando parques y jardines.

Las hojas son pecioladas y con bordes aserrados, de color verde oscuro. Las flores, generalmente de color rosa de mayor o menor intensidad, son grandes, aromáticas y llamativas, con pétalos simétricos.

Remedios naturales

Cosmética, condimento alimenticio

- **INFUSIÓN:** es muy famosa el agua de rosas en la cosmética como tónico natural usado principalmente en la limpieza del cutis. Añadir un par de cucharadas de agua de rosas al baño vigoriza la piel del cuerpo. Para prepararla en casa, hay que hervir 150 g de pétalos de rosa en un litro de agua, se deja un par de horas y después se filtra con un colador de tela y se guarda en un frasco hermético para usos posteriores.

- **CONDIMENTO:** cocinar con flores se ha convertido en una práctica muy común porque aporta a la presentación del plato una belleza especial. Los pétalos de rosa odorata se pueden utilizar para adornar cualquier postre o ensalada y también en una receta árabe muy sencilla: se trata de dorar en una sartén unos pétalos con muy poco aceite y espolvorearlos con azúcar mientras se hacen para que queden escarchados.

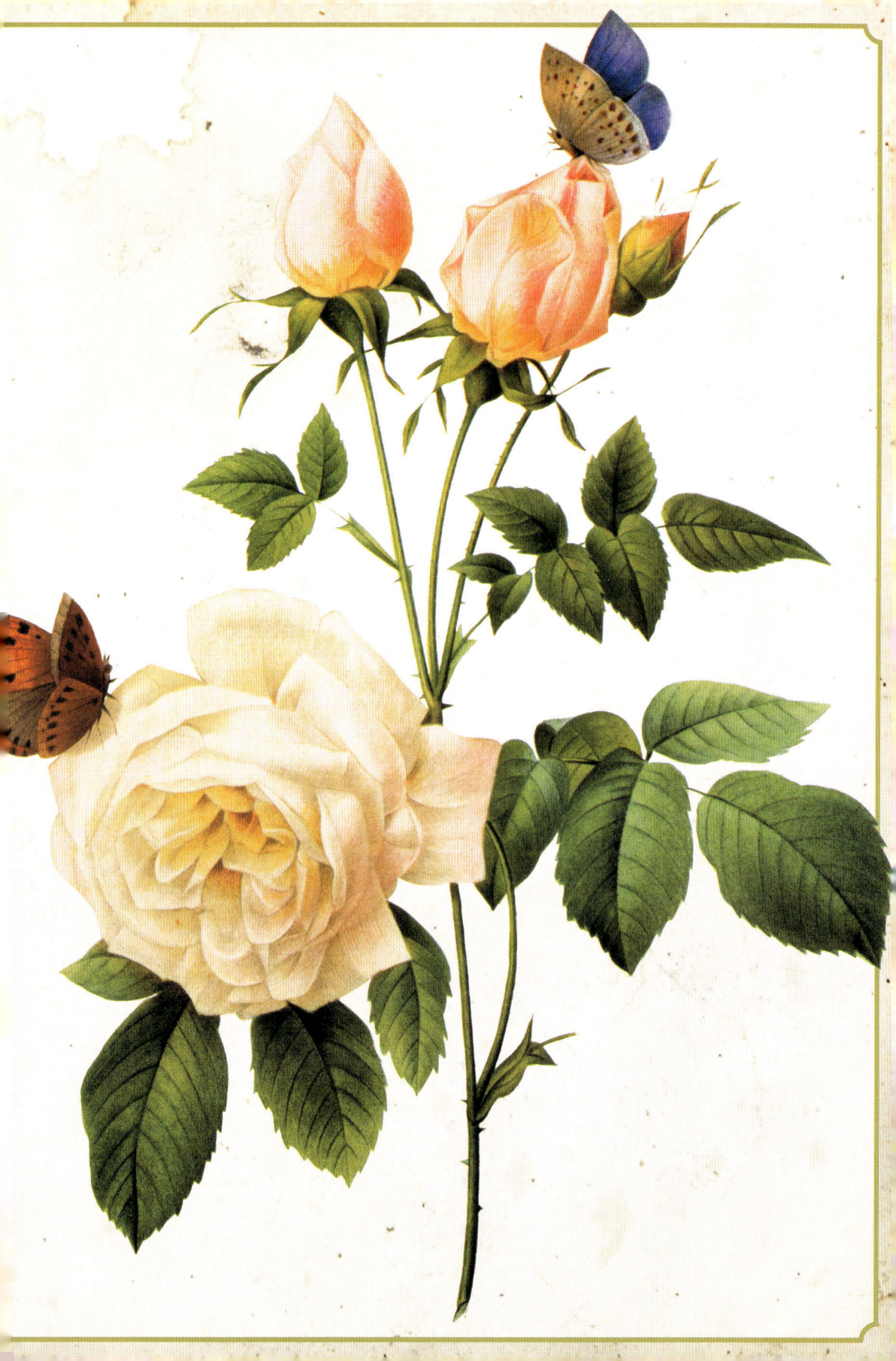

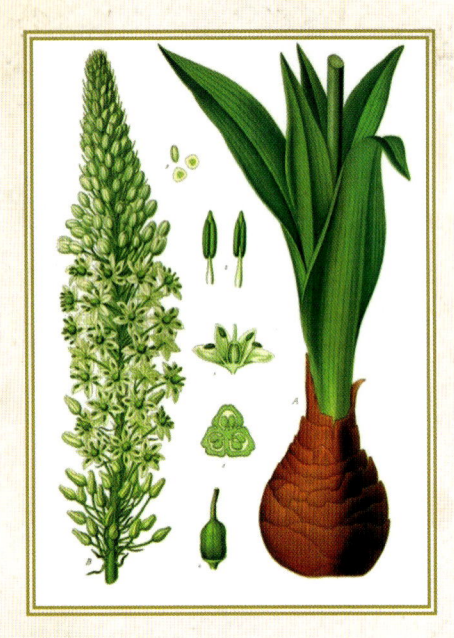

Scilla maritima L. / Urginea scilla, Urginea maritima

Cebolla albarrana, ceborrancha, ceborrincha, escila, esquila

Planta herbácea originaria de la cuenca del Mediterráneo, pero extendida por el continente africano. Tiene un bulbo muy grande y globoso que puede pesar varios kilos y alcanzar los 15 cm de diámetro. No está completamente enterrado en el suelo y de él brotan sus hojas lanceoladas, de un color verde brillante, con nervaduras paralelas y acabadas en punta. Florece formando grandes y densos racimos de pequeñas flores blancas cuyo número puede superar la centena. Su fruto es una cápsula triangular.

Remedios naturales

Tónico cardíaco, diurético, vomitivo, expectorante

El uso de esta planta en la preparación de diversos remedios data del siglo v a.C., es decir, que es de una época anterior a la medicina clásica griega. Uno de los usos más comunes es la cura o alivio de las hemorroides. Sin embargo, en la actualidad, dada su toxicidad, no se emplea en la preparación de remedios naturales, sino en la fabricación, industrial o casera, de plaguicidas. En algunas de las zonas donde abunda, los labriegos acostumbran a plantarlas rodeando las higueras y otros árboles frutales con el objetivo de alejar de ellos las hormigas y otros insectos. También se hacen con ella preparados para eliminar roedores. Por su parte, en el ser humano, una dosis incorrecta puede acarrear importantes trastornos cardíacos.

Sempervivum tectorum

Siempreviva

Planta vivaz y con una gran capacidad de supervivencia, originaria de las zonas montañosas de Europa. Sus hojas, carnosas y de un color verde vivo, se apiñan en forma de roseta; tienen vello en los bordes y un ápice puntiagudo. El tallo floral nace del centro de la roseta y en su extremo crecen flores que se agrupan en corimbo formando una estrella rosada. Su época de floración es durante la estación del verano. Antiguamente, se empleaba para consolidar los techos de tierra, pues se creía que protegía del rayo. De hecho, durante el reinado de Carlomagno en el siglo IX, se ordenó plantarla en los techos.

Remedios naturales

Diurético, antiséptico, astringente

- **Infusión:** poner una cucharada de la planta molida por cada taza de agua hirviendo. Se emplea en casos de retención de líquidos, cistitis, gastroenteritis y dolores menstruales. La dosis es de dos tazas diarias.

- **Gargarismo:** para las afecciones de garganta, machacar en un mortero varias hojas de siempreviva. Mezclar el jugo con un vaso de agua templada y utilizarlo para hacer gargarismos. Actúa como antiséptico.

- **Emplasto:** colocar hojas de siempreviva ligeramente machacadas para que suelten su jugo sobre las heridas, ulceraciones y quemaduras a fin de acelerar su cicatrización.

Selenicereus hamatus

Reina de la noche

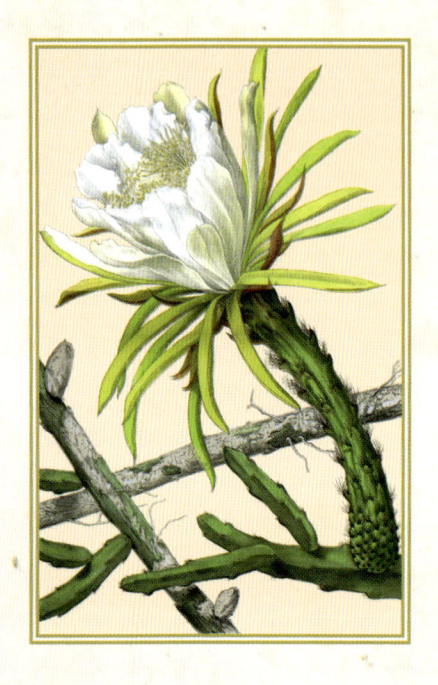

Todos los *Selenicereus* son cactus propios de climas áridos. Se conocen más de 20 variedades y el *hamatus* es típico de México. Se trata de una planta perenne de aspecto carnoso con unos tallos gruesos y llenos de espinas de un color verde vivo.

Las flores crecen de forma explosiva al final de los tallos y son de color blanco y amarillo, muy exóticas y hermosas. Alrededor de la corola existe una aureola verdosa a modo de corona que embellece aún más esta planta. Suelen abrirse de noche y por eso reciben el nombre popular de reina de la noche y también de cactus de la luna llena. De hecho, la polinización se produce a través de las mariposas nocturnas, nunca durante las horas diurnas.

Remedios naturales

Trastornos digestivos, trastornos cardíacos, cromoterapia

- **CROMOTERAPIA:** el uso doméstico de esta original planta es ornamental, pero puede utilizarse en tratamientos de cromoterapia. El color amarillo está ligado al chakra del plexo solar y estimula a quien recibe su influencia, de manera que se puede emplear en casos de depresión, pues aporta entusiasmo, energía y optimismo. Particularmente, el amarillo fortalece el sistema digestivo y en general todo aparato de eliminación de residuos del cuerpo.

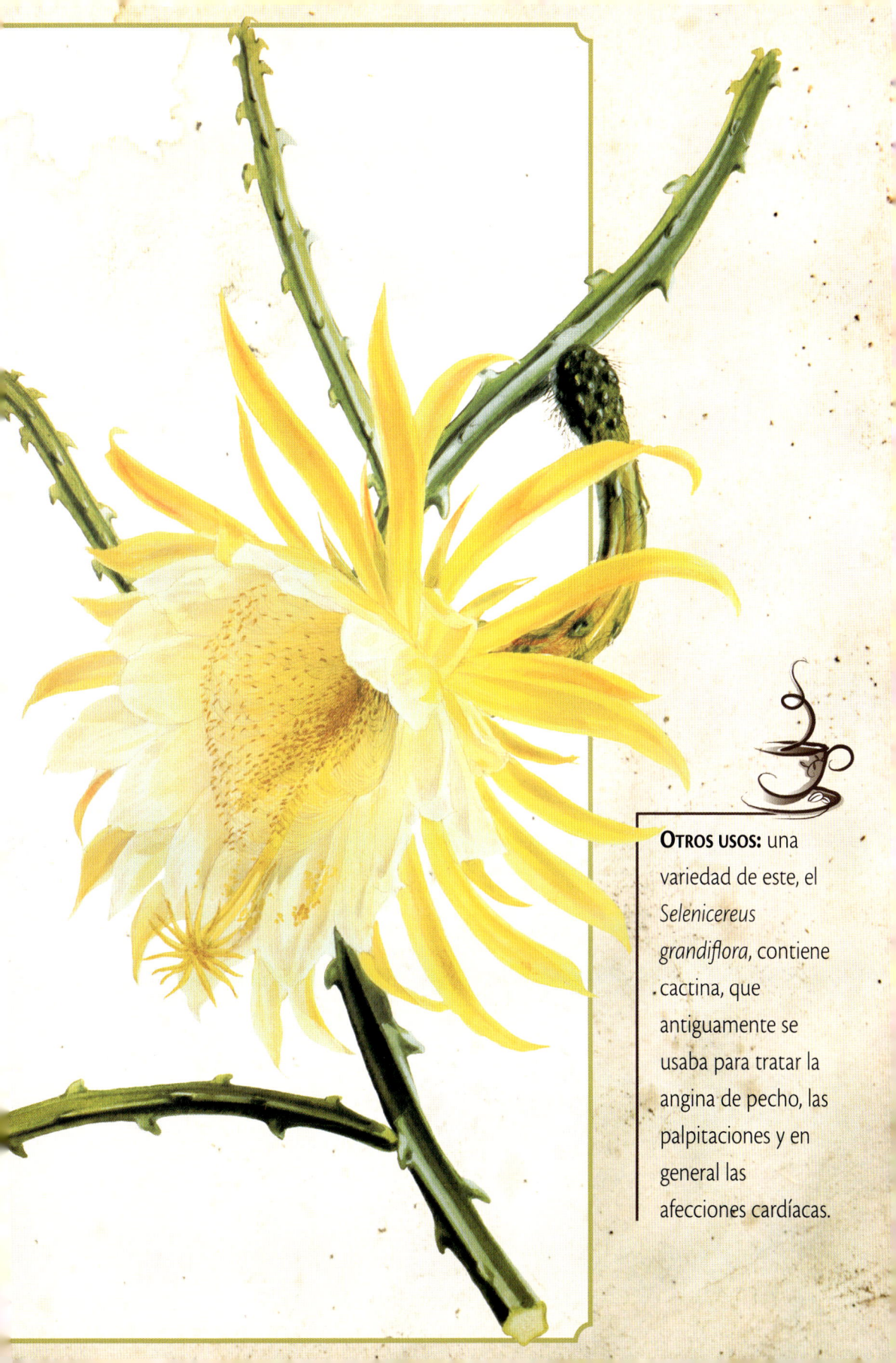

OTROS USOS: una variedad de este, el *Selenicereus grandiflora*, contiene cactina, que antiguamente se usaba para tratar la angina de pecho, las palpitaciones y en general las afecciones cardíacas.

Silybum marianum Gaertn

Cardo de María, cardo manchado, cardo lechal

Planta herbácea anual o bienal, de la familia de las compuestas, originaria de Europa. Su raíz es gruesa y ramificada y su tallo robusto puede alcanzar los 150 cm de altura. Sus hojas, de un color verde brillante con llamativos nervios blancos, presentan lóbulos irregulares y espinas en el borde. Las inferiores son pecioladas y las superiores, sésiles. Las flores, que pueden aparecer al segundo año, son grandes, de un color rosa intenso y tienen los estambres interiores soldados en un solo haz. Las brácteas tienen forma de pinchos curvados.

Remedios naturales

Antipirético, digestivo, colagogo

Los preparados de cardo de María están especialmente recomendados para personas que sufren caídas de tensión arterial o que son hipotensos. Por el contrario, resultan desaconsejables en casos de hipertensión.

En cuanto a su uso externo, puede emplearse para tratar las hemorroides y varices, así como para lavar heridas y úlceras de las piernas.

INFUSIÓN: se prepara con los frutos previamente machacados. En una taza de agua hirviendo, echar una cucharadita. Dejar reposar hasta que la infusión esté templada y beberla antes de cada comida para que actúe como aperitivo, digestivo y colagogo.

EXTRACTO: si es fluido, en dosis de 30 a 50 gotas diarias se emplea como antipirético, digestivo y colagogo. Del extracto seco puede tomarse entre 0,5 g y 1 g diario.

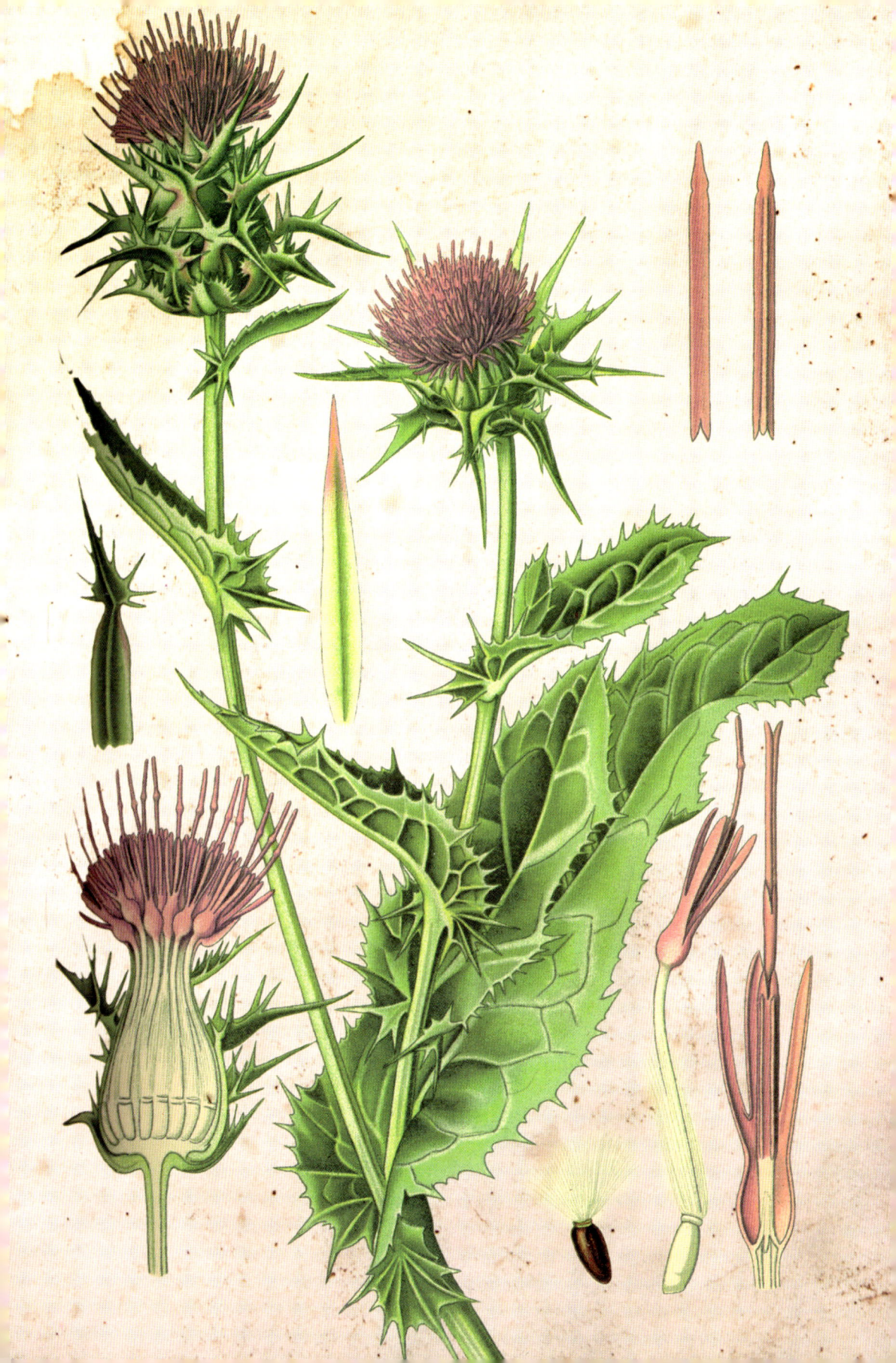

Solanum dulcamara L.

Dulcamara, amargamiel, uva de zorro, uva del diablo, dulciamarga

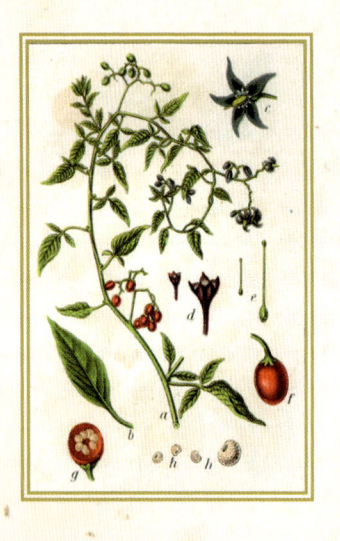

Planta herbácea, perenne y trepadora del género *Solanum*, originaria de Asia y Europa. Puede alcanzar los 4 m de altura si las condiciones de suelo y clima son favorables, pero lo más común es que se desarrolle hasta alcanzar los 2 m. Sus hojas son lanceoladas y ligeramente lobuladas. Las inflorescencias cimosas compuestas de flores violetas surgen de sus axilas. El fruto es una baya que cuando madura se vuelve roja. Una particularidad del tallo de esta planta es su sabor: al primer contacto es amargo, pero luego se vuelve dulce.

Esta planta es tóxica, de ahí que sea necesario utilizarla con precaución. Los frutos son venenosos y no se emplean en medicina.

Remedios naturales

Diurético, gota, artritis, retención de líquidos

- **Cataplasma:** para acelerar el proceso de maduración y curación de forúnculos y granos se ponen a hervir tres cuartos de litro de vino rosado, tres puñados pequeños de hojas secas y 100 g de harina de linaza. Se mantiene en ebullición durante 15 minutos y, cuando la preparación comienza a espesar, se le añaden 100 g de grasa animal. La mezcla aún caliente se extiende sobre una gasa esterilizada y se deja enfriar un poco para no provocar quemaduras; luego se aplica sobre la zona afectada por los granos o los forúnculos.

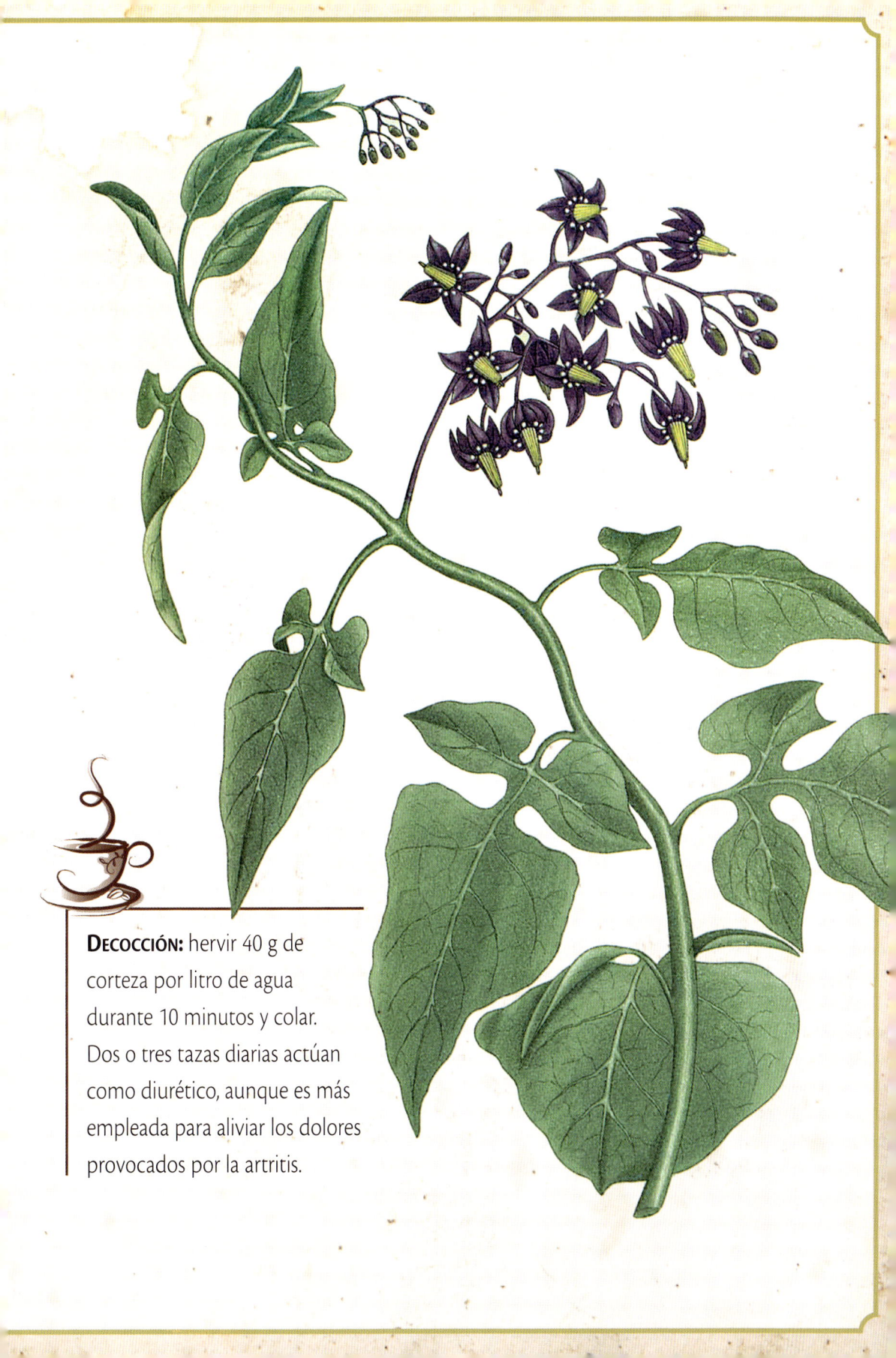

Decocción: hervir 40 g de corteza por litro de agua durante 10 minutos y colar. Dos o tres tazas diarias actúan como diurético, aunque es más empleada para aliviar los dolores provocados por la artritis.

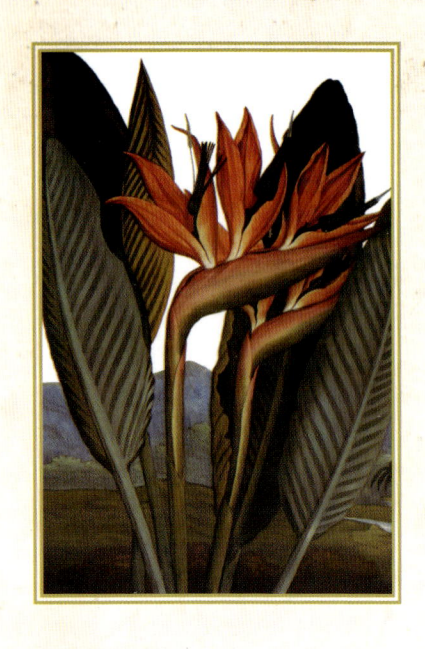

Strelitzia reginae

Ave del paraíso, flor de pájaro

Esta planta herbácea perenne puede alcanzar 1,5 m de altura y crece de forma natural en ambientes tropicales o subtropicales, aunque el clima mediterráneo tampoco le es ajeno.

Tiene aspecto de mata con hojas grandes de color verde grisáceo, ovaladas, oblongas y onduladas. La nervadura central está muy marcada. Cada tallo puede terminar en un mínimo de cinco y un máximo de ocho flores muy llamativas, majestuosas, de grandes sépalos en colores que van del amarillo al naranja intenso. Tiene también tres pétalos azules. La floración se produce varias veces al año y necesita mucha luz.

Se utiliza mucho para crear centros florales decorativos porque su imagen resulta muy elegante y exótica.

Remedios naturales

Antioxidante

- **Pigmento:** esta flor contiene cianidina, un compuesto natural presente también en frutas como la frambuesa, la mora, la uva o los arándanos que tiene propiedades antioxidantes y de protección celular. Es por tanto utilizado para cuidar el corazón y, en grandes cantidades obtenidas químicamente a través de fármacos, podría prevenir el cáncer. En el ámbito doméstico la única manera de aprovecharla es usando los pétalos como adorno o aderezo en postres y ensaladas.

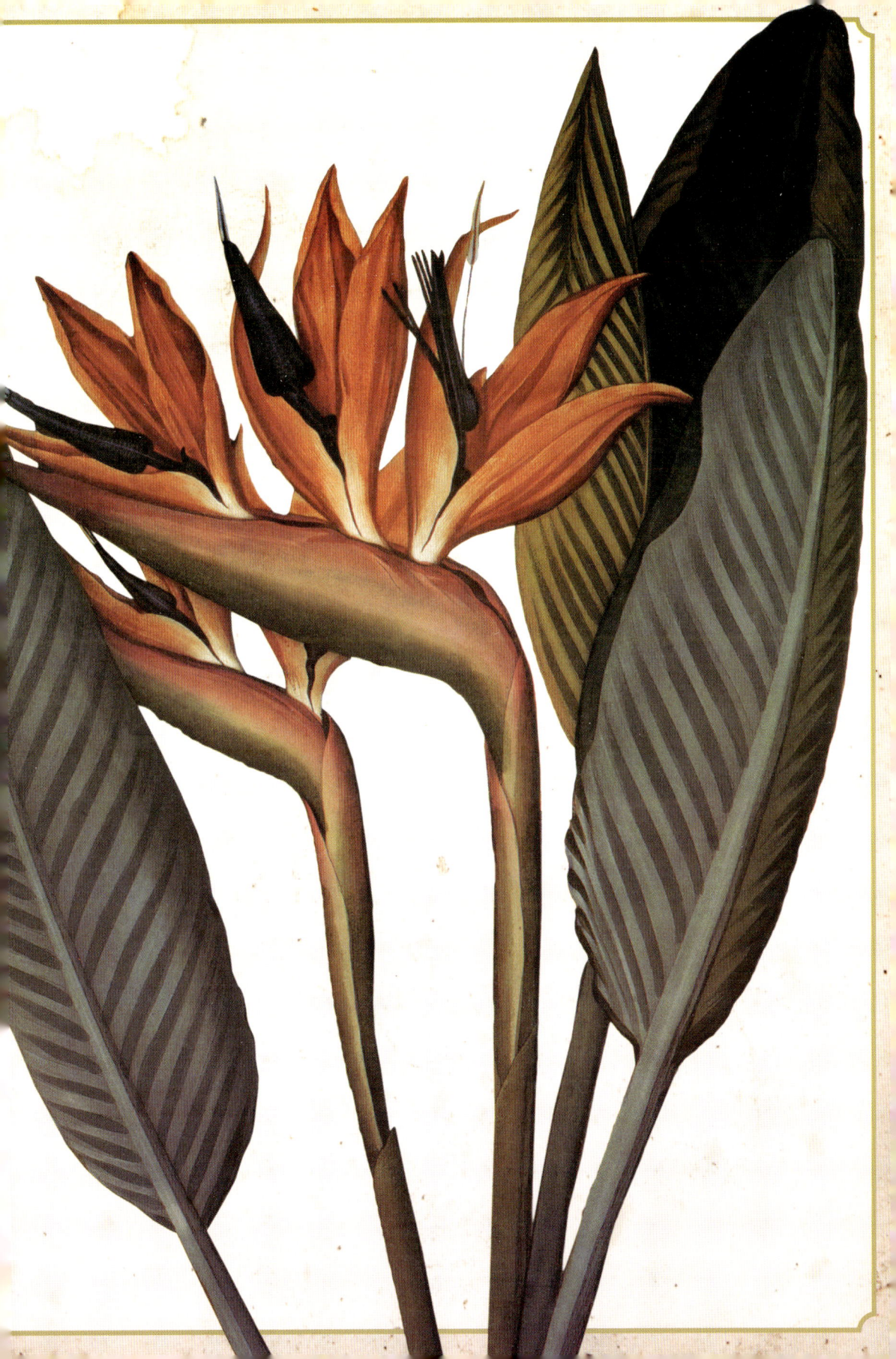

Symphytum officinalis L.
Consuelda, consuelda mayor, consólida, sinfita, oreja de asno

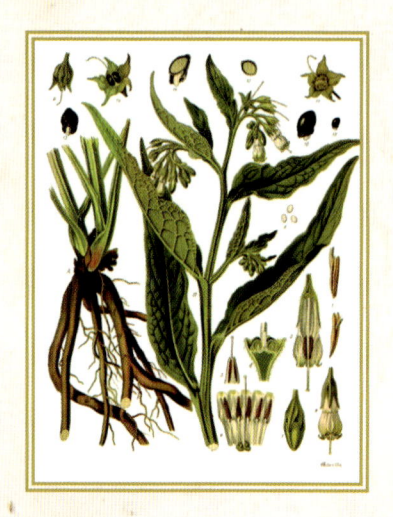

Hierba vivaz perteneciente a la familia de las borragináceas (borraja), originaria de Europa. Posee un rizoma parecido a la remolacha y de él parten raíces negras que alcanzan 1,5 cm de grosor. Su tallo erecto mide entre 60 cm y 100 cm; es anguloso y coriáceo. Sus hojas, lanceoladas y ligeramente ovales, se estrechan a medida que se acercan al pecíolo. Las flores, de color blanco, rosa, violeta o púrpura, tienen un largo pecíolo y el cáliz en forma de embudo, y se presentan en el extremo superior de las ramas.

Aspectos y usos

Los tallos pueden ser leñosos y nacer de una raíz carnosa y oscura. Las hojas inferiores son más grandes. Las flores no tienen uso medicinal, solo se aprovechan la raíz y las hojas.

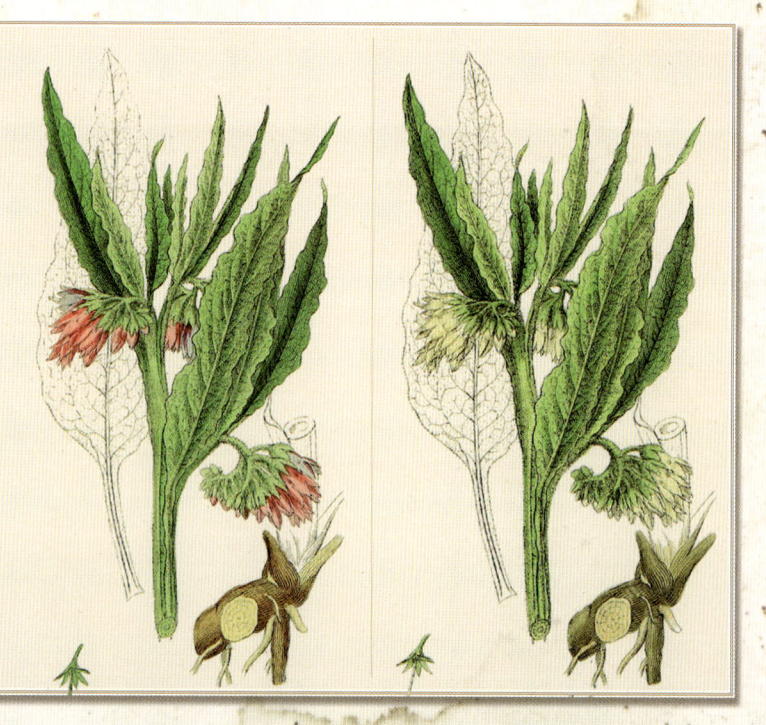

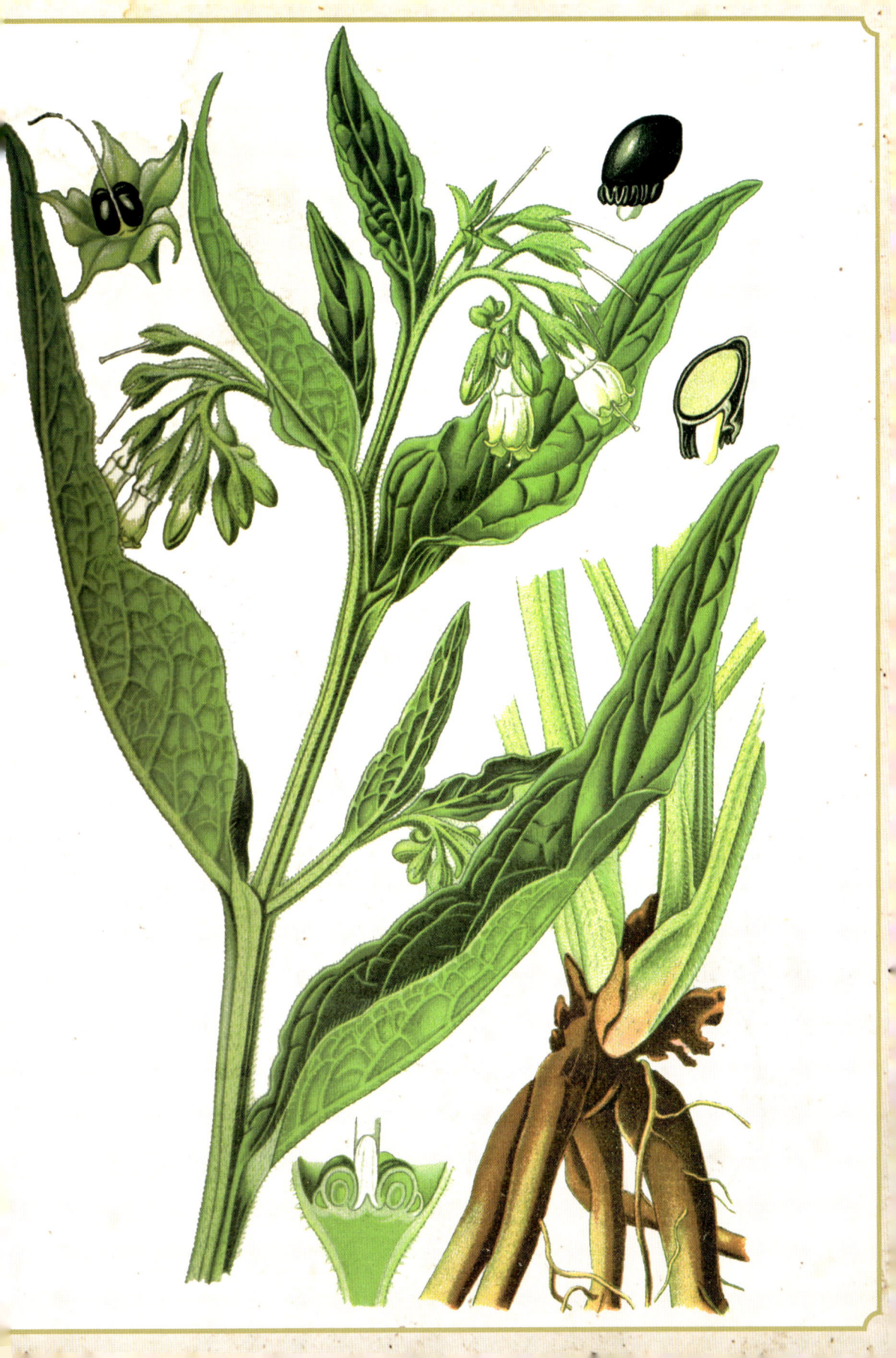

Remedios naturales

Antihemorrágico, cicatrizante, úlcera de estómago, catarro nasal, hemorragias renales

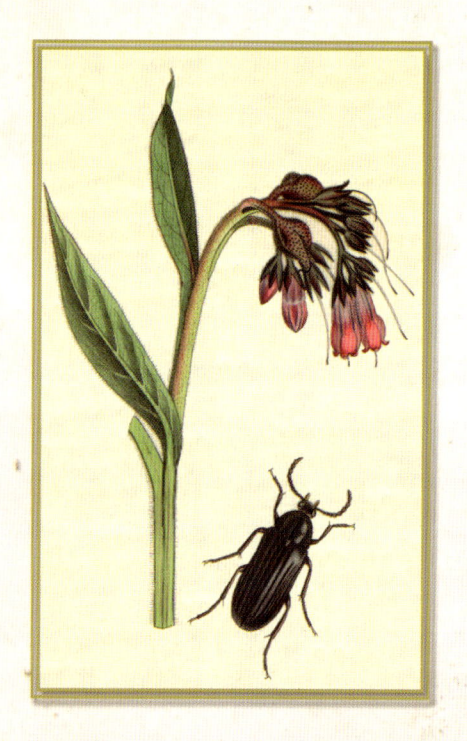

La planta de consuelda es un remedio natural muy antiguo para curar heridas, favorecer la cicatrización e impedir la pérdida de sangre. Es frecuente hoy día que aparezca como ingrediente fundamental en pomadas y cremas porque contiene mucílagos, capaces de contrarrestar el dolor y actuar como antiinflamatorio en pieles irritadas o con eccemas.

- **Decocción:** poner en una taza de agua caliente una cucharada sopera de raíz de consuelda dejando reposar la decocción durante dos horas. Beber dos tazas al día para los trastornos bronquiales y los catarros crónicos.

- **Compresa:** machacar varias raíces frescas y ponerlas en forma de compresas para detener hemorragias, sanar heridas o úlceras, eczemas, quemaduras y pruritos; también para aliviar los dolores articulares y las contusiones.

- **Enjuague:** la infusión de hojas secas de esta planta templada y sin tragar, sino usada como enjuague bucal, es muy útil para curar las úlceras de la boca. La misma infusión aplicada sobre estrías, quemaduras e incluso grietas cura la piel.

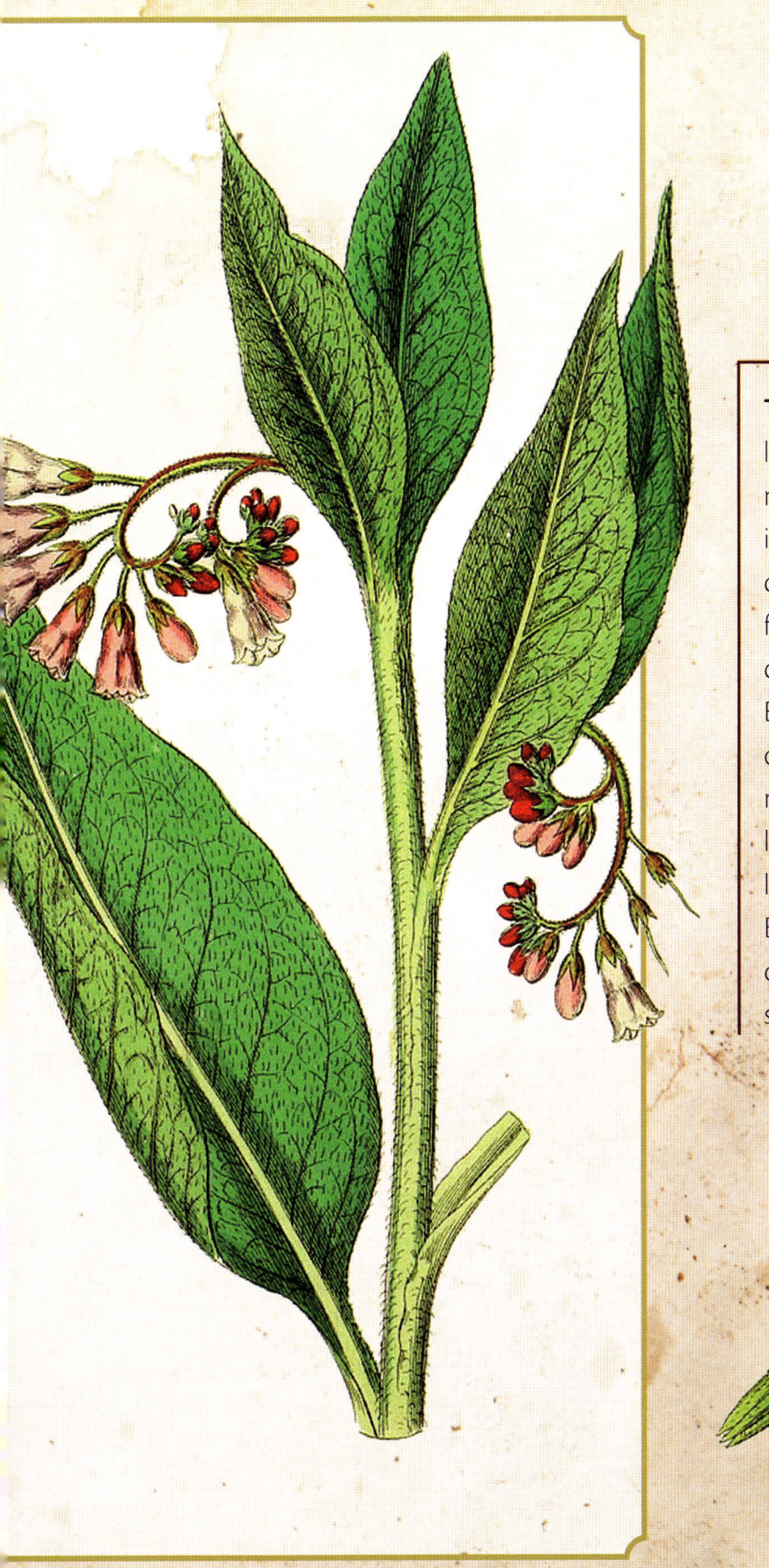

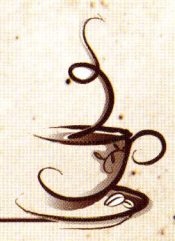

Tisana: para calmar la tensión nerviosa, mezclar a partes iguales consuelda y diente de león frescas y enteras, es decir, sin machacar. Echar dos cucharaditas de la mezcla en un cuarto litro de agua fría y llevarla a ebullición. Beber una taza cuando el problema se presente.

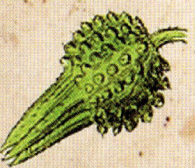

Tilia concordata

Tilo

Árbol de la familia de las malváceas, originario de las zonas templadas del hemisferio norte. Alcanza entre 20 m y 40 m de altura y es notablemente longevo; algunos ejemplares llegan a vivir 900 años. Tienen una copa extendida, con numerosas hojas cordiformes, de borde aserrado, color verde oscuro en el anverso y verde claro plateado en el envés. Sus flores forman pequeños racimos amarillentos o blanquecinos y son muy aromáticas. El fruto es una cápsula con forma redondeada.

Remedios naturales

Sedante, diurético, hipotensor, trastornos nerviosos, bronquitis, quemaduras, insomnio, sudores

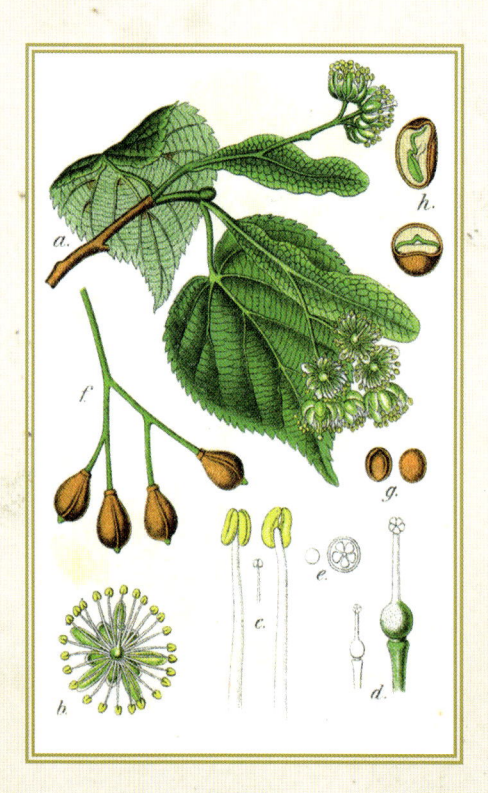

- **Infusión:** para calmar los estados de nerviosismo y ansiedad, echar un puñado de flores secas en un litro de agua hirviendo. Beber tres tazas diarias y hacer que la última coincida con la hora de acostarse para favorecer el sueño.

- **Decocción:** echar 20 g de hojas secas y otros 10 g de corteza triturada en un litro de agua. Hervir durante 15 minutos, dejar reposar hasta que entibie y colar. Pueden beberse hasta dos tazas al día para aliviar las migrañas. También se puede usar en compresas, sobre todo para ayudar a la cicatrización de quemaduras.

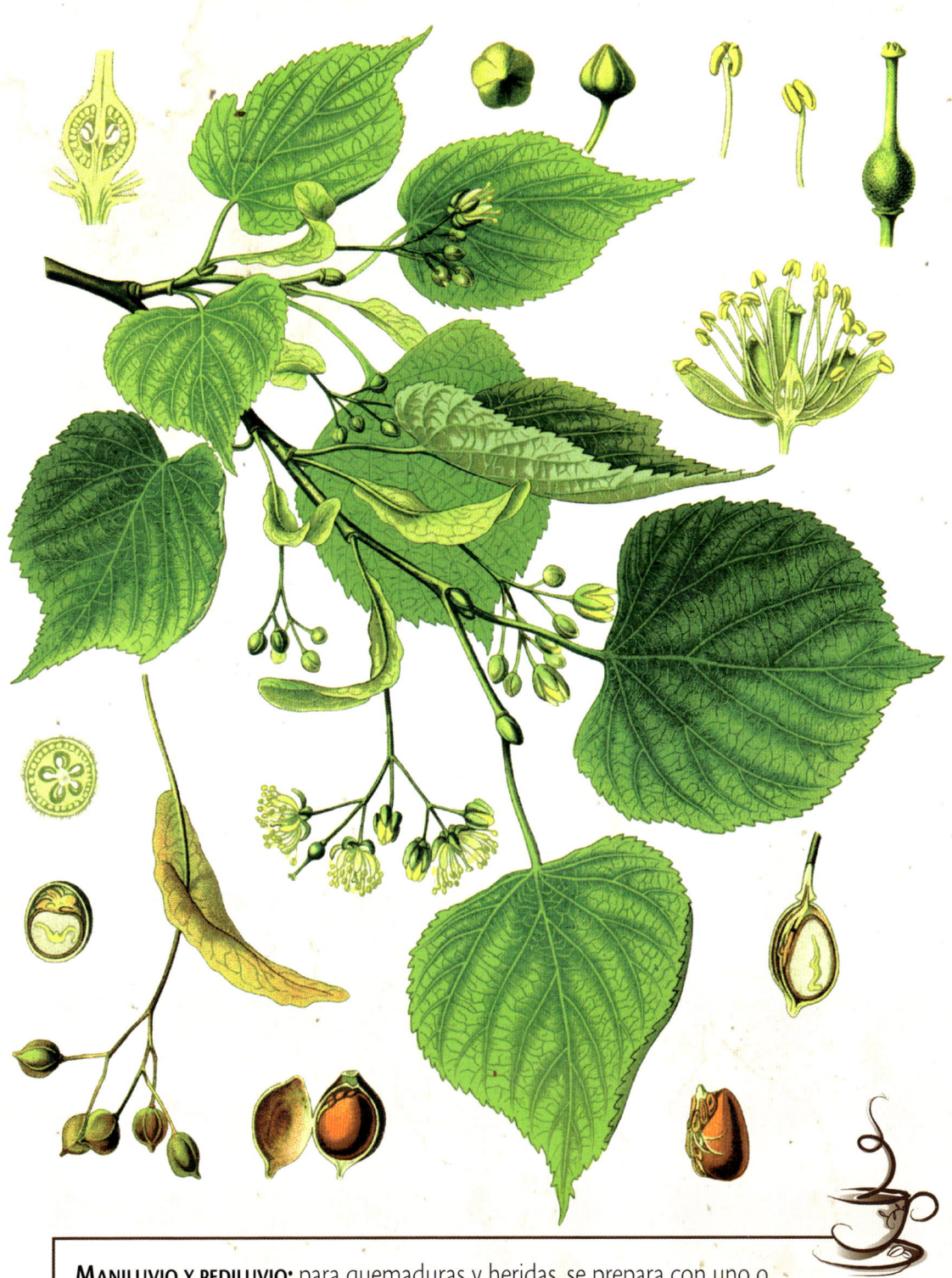

Maniluvio y pediluvio: para quemaduras y heridas, se prepara con uno o dos puñados de flores secas por litro de agua.

Tulipa gesneriana

Tulipán de didier o tulipán

La mayor parte de los tulipanes que se cultivan en todos los jardines de Europa (sobre todo en Holanda, famosa por estas flores) son de este tipo. Es una planta perenne y bulbosa cuyo uso común es ornamental.

El tallo es simple y grueso, sosteniendo al final una flor solitaria, erguida, que varía extraordinariamente de color, desde los amarillos, rojos o malvas, hasta el increíble tulipán negro o los que tienen un aspecto atigrado en varios colores. Son flores acampanadas con forma de cáliz, normalmente con seis pétalos cerrados con forma de corazón invertido.

Las hojas son escasas, verdosas y nacen en la parte más baja de la planta, con forma ovalada y alargada.

Los bulbos son muy resistentes al frío y a la humedad y la floración se produce en la estación de la primavera.

Remedios naturales

Condimento alimenticio

- **Condimento:** los bulbos de tulipán se pueden comer después de haberse secado y convertido en polvo. Al agregar harina o cereales, la mezcla se aromatiza para hacer cualquier tipo de repostería. Sin embargo, no hay que olvidarse de un efecto secundario bastante común: tanto la flor como el bulbo de tulipán pueden generar dermatitis a quienes lo manipulan sin protegerse con unos guantes, ya que poseen alérgenos tuliposide A.

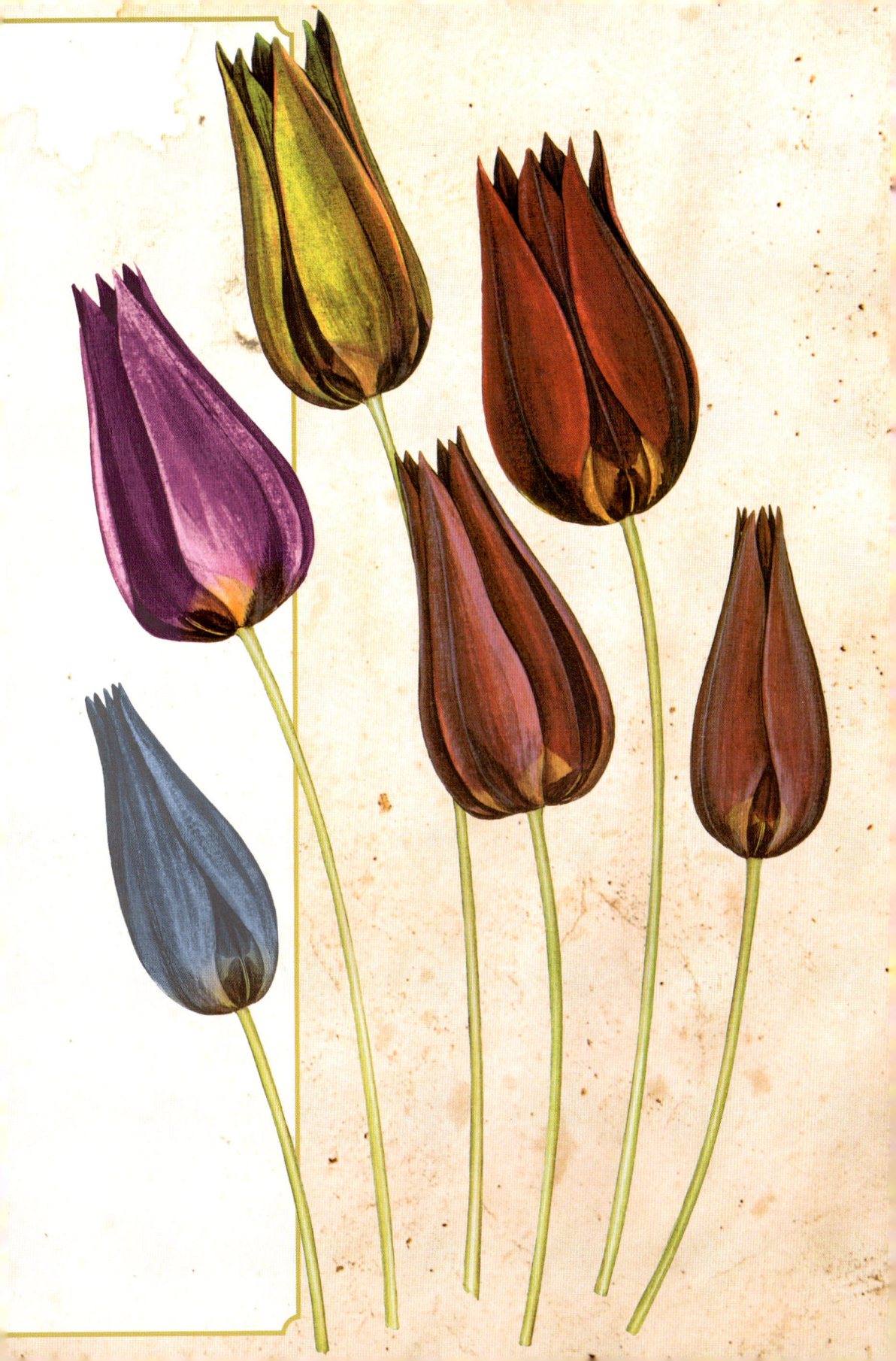

Urtica dioica

Ortiga mayor

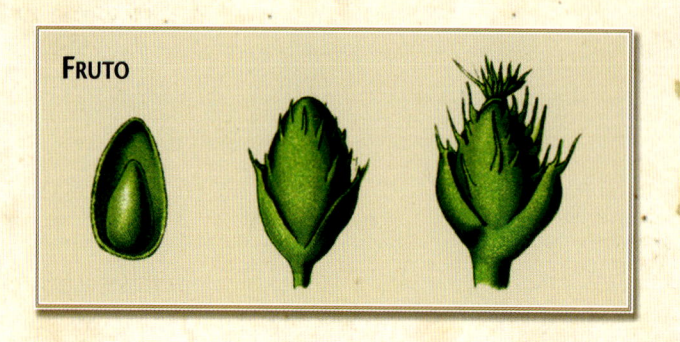

FRUTO

Planta de la familia de las urticáceas que crece en tierras húmedas, en basureros y a la vera de los caminos. Su tallo erecto y rectangular alcanza el 1,5 m de altura y, al igual que sus hojas, está provisto de pelos frágiles y huecos, rellenos de un líquido urticante. Sus hojas, de color verde oscuro y aserradas, terminan en punta. Sus flores se presentan en racimos; son unisexuales y no tienen pétalos. Las femeninas dan un fruto que contiene una sola semilla. Su olor es desagradable.

Remedios naturales

Astringente, diurético, tónico, remineralizante

- **INFUSIÓN:** una infusión preparada con una cucharada de hojas de ortiga machacadas en medio litro de agua, tomada minutos antes de amamantar, promueve la producción de leche. La infusión hecha con dos cucharaditas de hojas secas por litro de agua, bebida antes de las comidas, actúa como laxante suave.

- **ZUMO:** para las menstruaciones difíciles y dolorosas, picar y tamizar la planta fresca o trabajarla con un mortero hasta obtener el zumo y tomar una cucharadita al día. En caso de hemorragia nasal, empapar un algodón en el zumo e introducirlo en la fosa nasal.

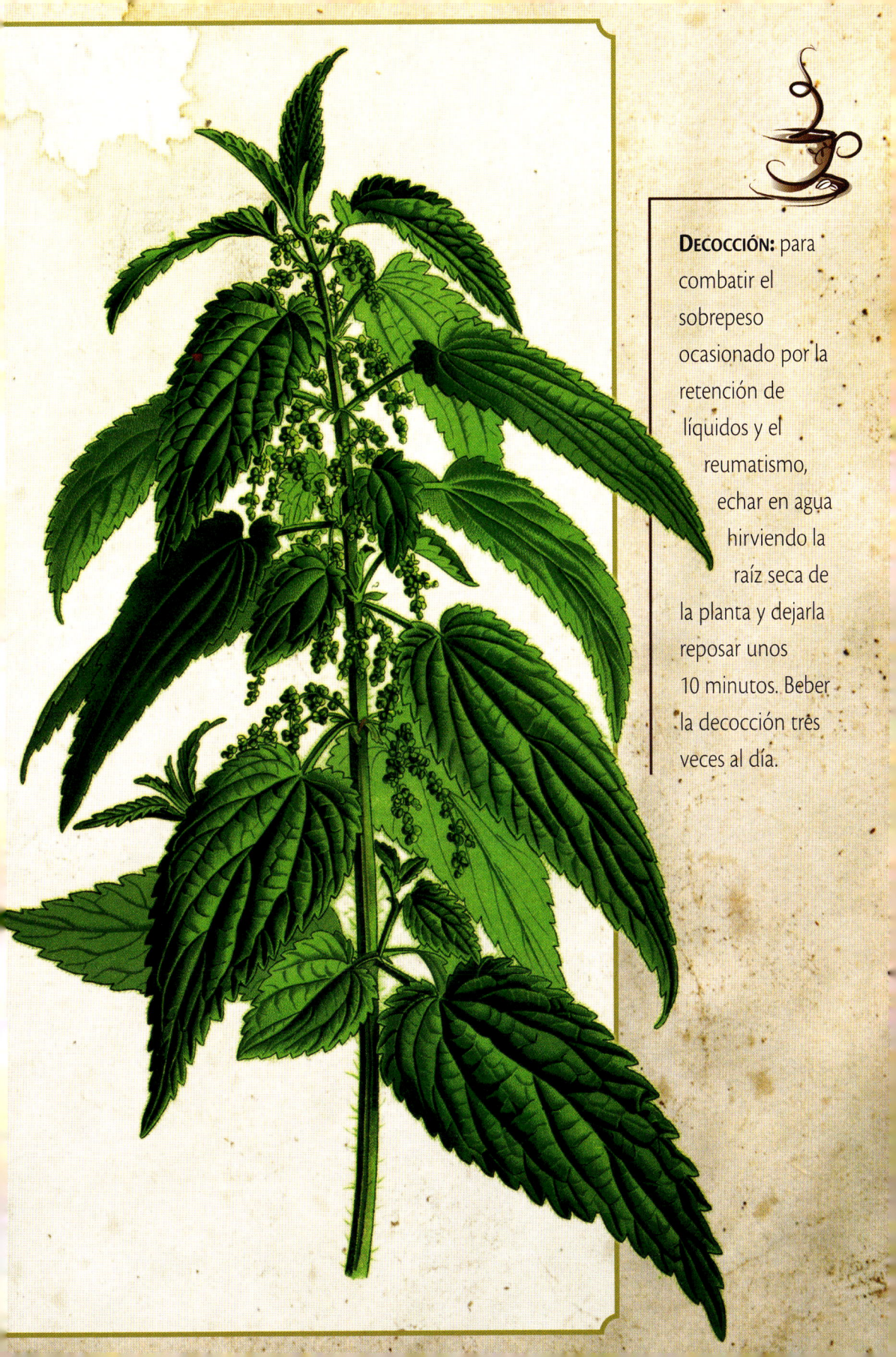

Decocción: para combatir el sobrepeso ocasionado por la retención de líquidos y el reumatismo, echar en agua hirviendo la raíz seca de la planta y dejarla reposar unos 10 minutos. Beber la decocción tres veces al día.

Valeriana officinalis

Valeriana

Planta perenne, de la familia de las valerianáceas, oriunda de Asia y Europa, con un tallo subterráneo que da lugar a numerosas raíces y del cual emerge un tallo simple, hueco y robusto, cuya altura oscila entre 20 cm y 120 cm. Las hojas superiores tienen un pecíolo más corto que las inferiores y, en algunos casos, son sésiles. Las flores, blancas o de un rosa pálido, aparecen en inflorescencias más bien planas: una en el centro y dos a los costados y más abajo.

La medicina natural utiliza los rizoma y raíces de esta planta, generalmente pulverizados, pero no las hojas ni las flores. Se usó como tratamiento para el histerismo y la neurastenia al menos desde la época grecorromana y ya Galeno lo recomendaba contra el insomnio.

Remedios naturales

Insomnio, trastornos nerviosos, estrés, irritabilidad, trastornos emocionales

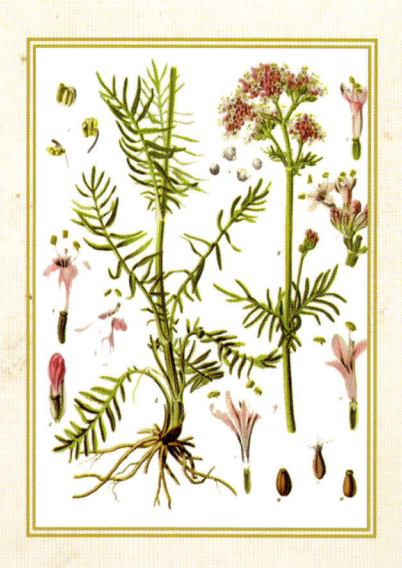

- **Compresa:** hacer una decocción con 50 g de raíces secas hervidas durante 10 minutos en un litro de agua. Mientras el líquido está caliente, empapar un algodón o paño y colocarlo sobre la parte dolorida hasta que se enfríe.

- **Baño:** el baño relajante se prepara añadiendo al agua caliente de la bañera varios litros de decocción de valeriana. Para que surta un efecto relajante, permanecer en él entre 15 y 20 minutos.

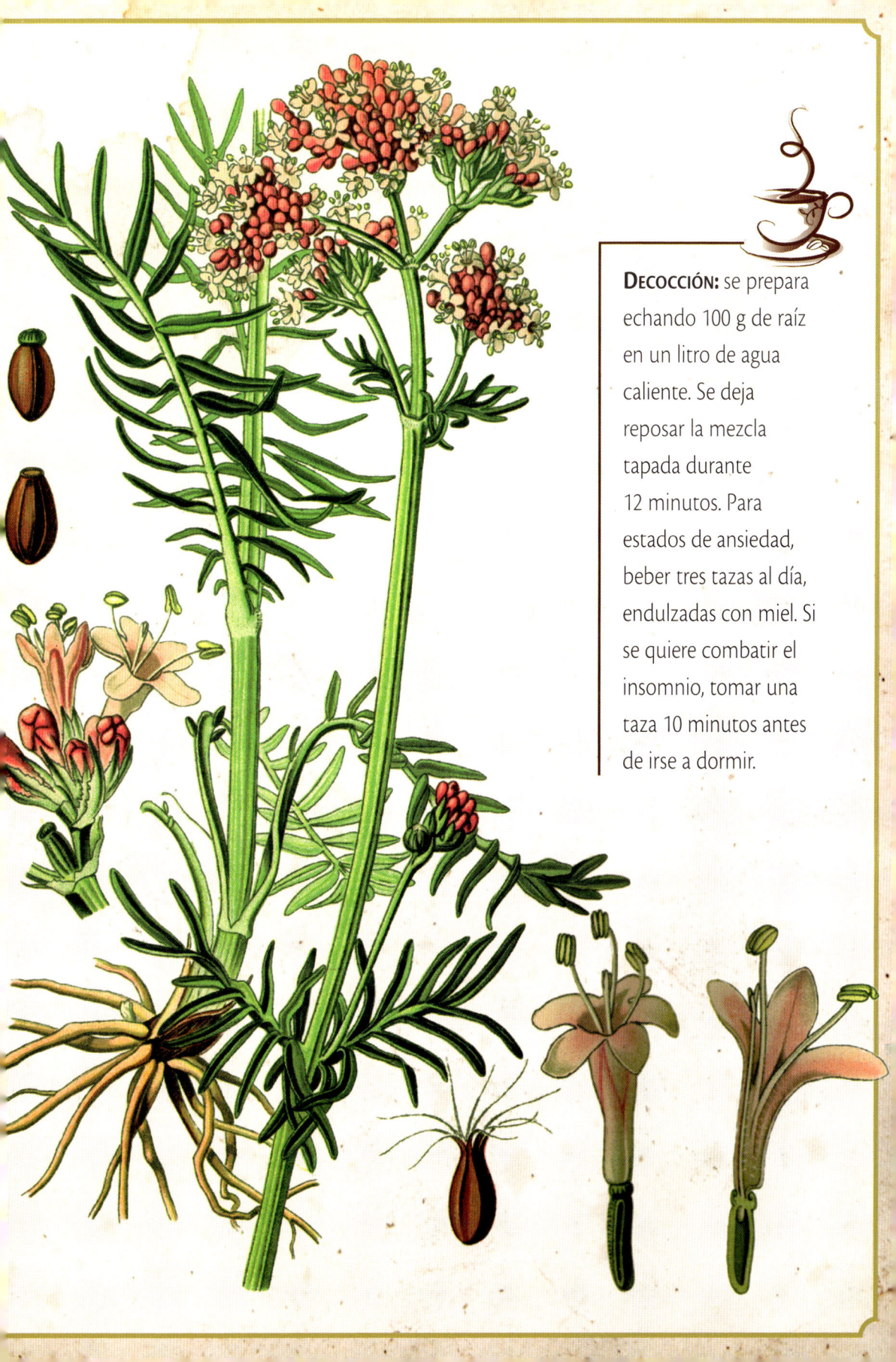

Decocción: se prepara echando 100 g de raíz en un litro de agua caliente. Se deja reposar la mezcla tapada durante 12 minutos. Para estados de ansiedad, beber tres tazas al día, endulzadas con miel. Si se quiere combatir el insomnio, tomar una taza 10 minutos antes de irse a dormir.

Vanilla planifolia

Vainilla (orquídea)

Liana trepadora, flexible y poco ramificada que puede superar una longitud de 25 m. Es originaria de América Central. En cada nudo de su tallo nacen raíces que le permiten sujetarse a diferentes soportes. Sus hojas son ovaladas, coriáceas y de color verde oscuro; se presentan alternadas a lo largo del tallo. Su jugo provoca quemazón e irritación en la piel. Sus inflorescencias, que nacen en las axilas de las hojas, se agrupan en ramilletes. Sus flores, grandes y vistosas, despiden una agradable fragancia. Sus frutos son vainas carnosas, negras y muy aromáticas cuando maduran.

Remedios naturales

Trastornos digestivos, sedante, depresión, afrodisiaco

La vainilla no presenta efectos tóxicos en las dosis recomendadas. Sin embargo, quienes trabajan en los campos en los que se cultiva o se dedican a su manipulación industrial frecuentemente padecen dolores de cabeza y erupciones en la piel.

- **Decocción:** para aumentar el deseo sexual, poner ocho vainas de vainilla secas a macerar en un litro de alguna bebida alcohólica y mantenerla tapada durante 25 días. Beber cinco gotas del preparado tres veces al día. Deberán abstenerse las personas que padezcan dolencias nerviosas, cardíacas o estomacales, y las mujeres embarazadas.

Infusión: echar un litro de agua hirviendo sobre 20 g de vainas de vainilla. Tapar y dejar reposar hasta que la infusión esté templada. Para utilizarla como tranquilizante o antidepresivo, la dosis es de 30 centímetros cúbicos por toma varias veces al día.

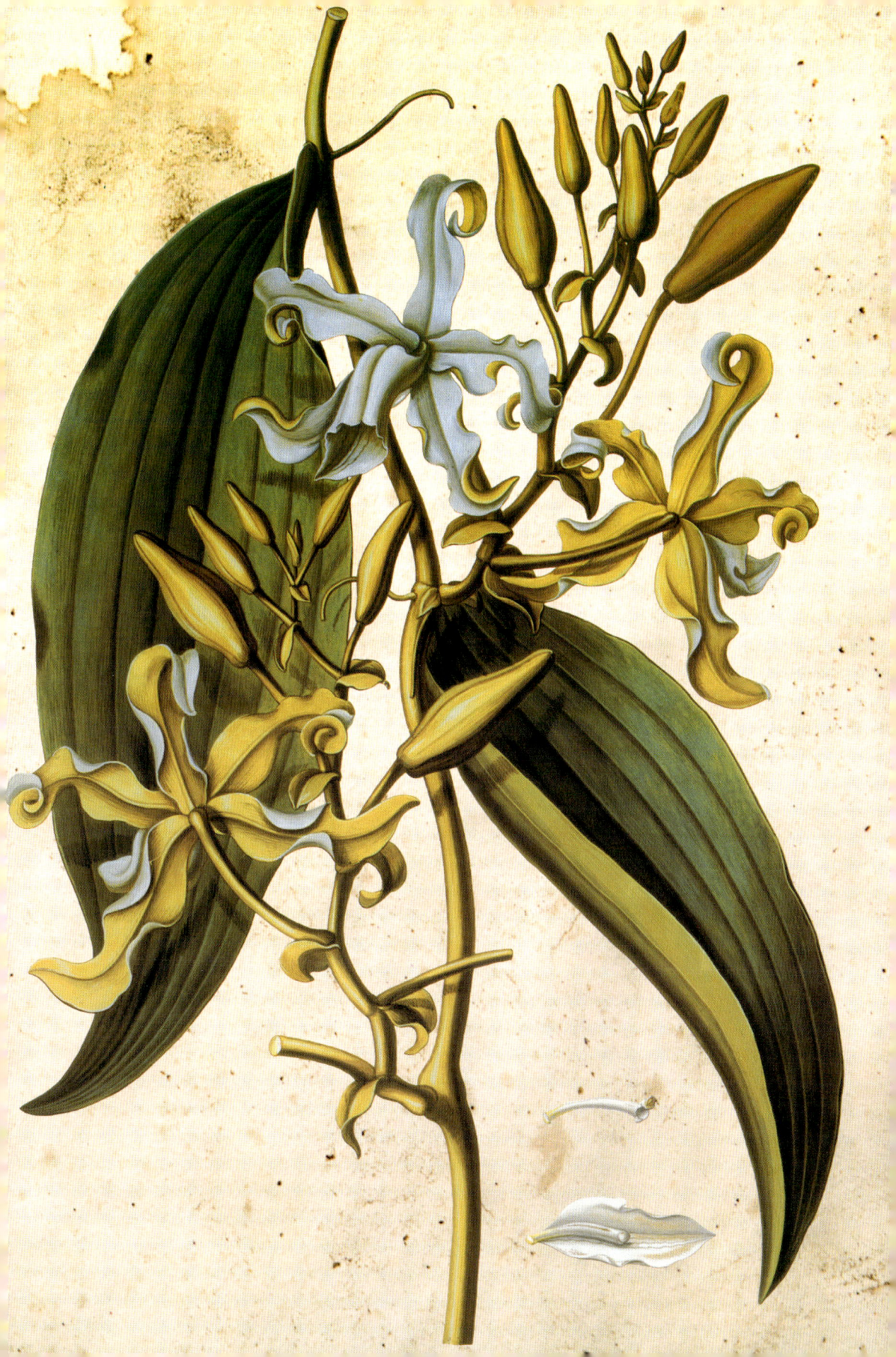

Zantedeschia aethiopica

Cala, lirio de agua, alcatraz

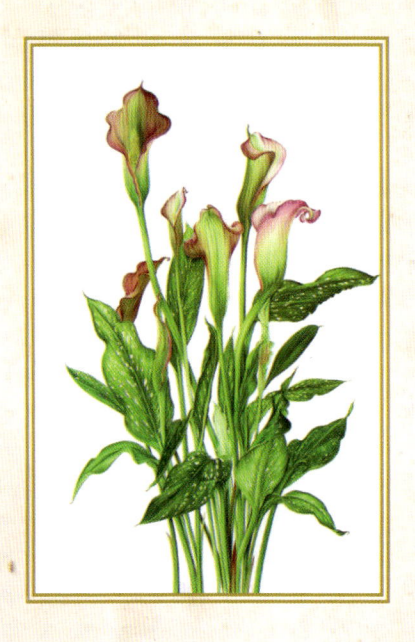

Planta procedente de Sudáfrica que hoy día se cultiva en todo el mundo por su belleza ornamental, por lo que está presente habitualmente en los ramos y tocados de novia, en la decoración durante la Pascua como centro de mesa o, por ser una planta semiacuática, para embellecer los estanques. Es tan hermosa, que su nombre común, cala, proviene del griego *kalos*, que significa «bonito».

Puede llegar a medir 1,5 m de altura y florece en primavera en aquellas zonas que son muy húmedas y sombrías.

Las hojas tienen un verde intenso y brillante, con forma ondulada terminada en punta y una nervadura bien visible. El tallo, grueso y firme, termina en una flor solitaria acampanada de color blanco, cuyo cáliz contiene un espádice amarillo.

Remedios naturales

Aromaterapia, cromoterapia

La cala contiene elementos tóxicos como los cristales de oxalato de calcio, que poseen la propiedad de generar problemas digestivos y respiratorios, sobre todo a los niños o a las mascotas que las muerdan o jueguen con ellas en un jardín. Por tanto, es una planta venenosa que no debe ingerirse, pero sí puede utilizarse en tratamientos de cromoterapia, por su combinación sedante (blanco) con energizante (amarillo), y en tratamientos de aromaterapia, por su dulce y característico olor.

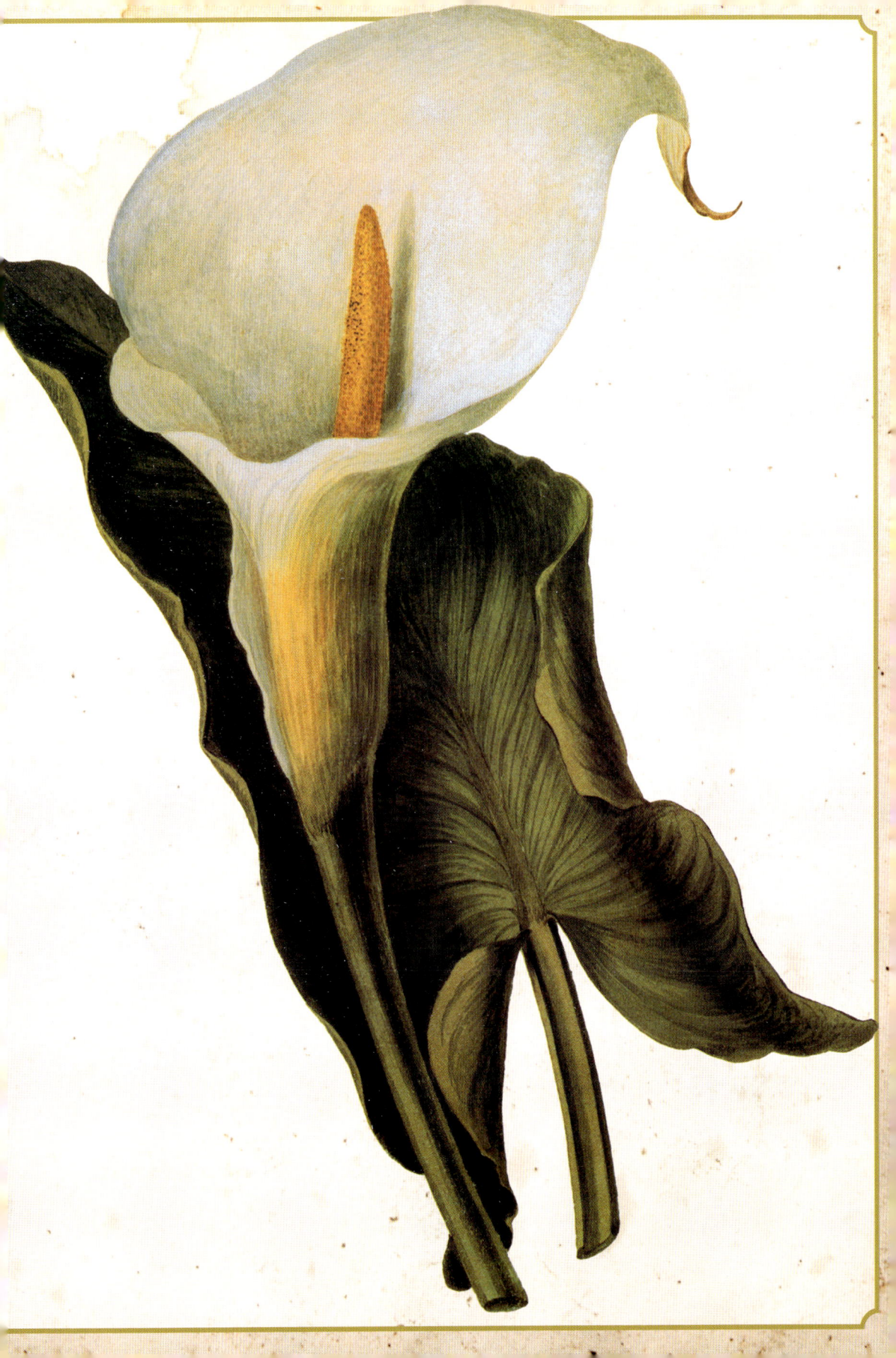

ÍNDICE

Nomenclatura en latín

Aconitum napellus L.,	10
Adonis vernalis L.,	12
Aesculus Hippocastanum,	14
Agrimonia eupatoria L.,	16
Allium nigrum,	18
Aloe succotina,	20
Aloe vera,	20
Alyogyne hakeifolia,	22
Angelica archangelica L.,	24
Apium graveolens L, Levisticum officinalis Roch,	26
Arctostaphylos uva-ursi Spreng,	28
Arnica montana L.,	30
Artemisia vulgaris L.,	32
Artemisia absinthium L.,	34
Asperula odorata L.,	36
Atriplex hortensis L.,	38
Atropa belladonna L.,	40
Barleria prionitis,	42
Borago officinalis L.,	44
Calendula officinalis L.,	46
Camellia japonica,	48
Camellia sinensis,	50
Canna indica,	52
Cannabis sativa,	54
Capparis spinosa L.,	56
Capsicum frutescens,	58
Carthamus tinctorius L.,	60
Centaurea polypodiifolia,	62
Chamaemelum nobile, Anthemis arvensis,	64
Chelidonium majus L.,	66
Cinchona ledgeriana,	68
Citrullus colocynthis Schrader,	70
Cnicus benedictus,	72
Cochlearia officinalis,	74
Colchicum autumnale,	76
Conium maculatum,	78
Crataegus laevigata,	80
Crocus sativus L.,	82
Cynoglossum officinalis L.,	84
Datura metel,	86
Datura stramonium,	88
Delphinium staphysagria L.,	90
Digitalis purpurea L.,	92
Dipsacus fullonum L.,	94
Eucalyptus globulus,	96
Gentiana lutea L.,	98
Glechoma hederacea L.,	100
Glycyrrhiza glabra,	102
Gratiola officinalis L.,	104
Helianthus annus L.,	106
Hibiscus sabdariffa,	108
Hyoscyamus niger L.,	110
Hypericum perforatum,	114
Iris japonica,	116
Laurus nobilis,	118
Lavandula angustifolia,	120
Leonurus cardiaca L.,	122
Lonicera caprifolium,	124
Magnolia grandiflora,	126
Narcissus,	128
Nelumbo nucifera,	130
Nerium oleander,	132
Nicotiana tabacum,	133
Nymphaea caerulea,	136
Ononis spinosa,	138
Papaver somniferum L.,	140
Pimpinella anisum L.,	142
Plumeria rubra,	144
Polygonum bistorta L.,	146
Prunus amygdalus/Prunus dulcis,	148
Rhamnus frangula L.,	149
Rosa centifolia/Rosa canina,	152
Rosa odorata,	154
Scilla maritima L./Urginea scilla, Urginea maritima,	156
Sempervivum tectorum,	157
Selenicereus hamatus,	158
Silybum marianum Baertn,	160
Solanum dulcamara L.,	162
Strelitzia reginae,	164
Symphytum officinalis L.,	166
Tilia concordata,	170
Tulipa gesneriana,	172
Urtica dioica,	174
Valeriana officinalis,	176
Vanilla planifolia,	178
Zantedeschia aethiopica,	180

Nomenclatura en español

Achira,	52
Acónito,	10
Adelfa,	132
Adonis,	12
Adormidera,	140
Agrimonia,	16
Agripalma,	122
Aguadilla,	28
Ajenjo,	34
Ajo,	18
Alazor,	60
Albarraz,	90
Alcaparrera,	56
Alcaparro,	56
Alcatraz,	180
Algafil,	16
Alhendal,	70
Alluva,	28
Almendro, 1	48
Aloe,	20
Alosna,	34
Amapola real,	140
Amárgamiel,	162
Anapelo,	10
Angélica,	24
Anís,	142
Apio acuático,	26
Apio común,	26
Apio de huerta,	26
Apio de montaña,	26
Apio palustre,	26
Arangaño,	110
Árbol de quina,	68
Árbol del té,	50
Armuelle,	38
Árnica,	30
Arraclán,	149
Artemisa amarga,	34
Artemisa,	32
Artemisia,	32
Asperilla,	36
Aspérula olorosa,	36
Ave del paraíso,	164
Avellanillo,	149
Azafrán bastardo,	60, 76
Azafrán romí,	60
Azafrán silvestre,	76
Azafrán,	82
Barleria,	42
Beleño negro,	110
Belladama,	40
Belladona,	40
Berenjena del diablo,	88
Bistorta,	146
Borraina,	44

Borraja fina,	44	Flamenquilla,	46	Loto sagrado,	130
Borraja,	44	Flor de la trompeta,	88	Madreselva de los jardines,	124
Botón negro,	40	Flor de muerto,	46	Madrona,	100
Budoño,	78	Flor de pájaro,	164	Magnolia,	126
Bujarolla,	28	Frangipani,	144	Manzana espinosa,	88
Cala,	180	Frángula chopera,	149	Manzanilla bastarda,	64
Calabaza silvestre,	70	Frángula,	149	Manzanilla común,	64
Caléndula,	46	Gafeti,	16	Maravilla,	46
Camelia,	48	Gatuña,	138	Marihuana,	52
Caña india,	52	Gayuba,	28	Matalafuga,	142
Cañahierra,	78	Genciana,	98	Matalahuga,	142
Cardencha,	92	Gensiana,	98	Matalauva,	142
Cardíaca,	122	Gilora,	94	Matalobo de flor azul,	10
Cardo bendito,	72	Girasol,	106	Matalobos,	10
Cardo de cardadores,	92	Gorrincha,	28	Naranja del diablo,	70
Cardo de María,	160	Graciola,	102	Narciso de otoño,	76
Cardo lechal,	160	Gualdaperra,	94	Narciso,	128
Cardo manchado,	160	Guantera,	94	Ojo de perdiz,	12
Cardo santo,	72	Guinda de costa,	40	Oreja de asno,	166
Cártamo,	60	Guindilla (chile, ají),	58	Oreja de liebre,	84
Casco de Júpiter,	10	Hepática estrellada,	36	Ortiga mayor,	174
Castaño de Indias,	14	Herba-tora,	10	Papaver,	140
Cebolla albarrana,	156	Hibisco rojo,	22	Peine de asno,	138
Ceborrancha,	156	Hiedra terrestre,	100	Perejil lobuno,	78
Ceborrincha,	156	Hierba de cucharas,	74	Pimiento,	58
Celidonia mayor,	66	Hierba de las caídas,	30	Quiebra-arados,	138
Centaura,	62	Hierba de las calenturas,	102,	Quina,	68
Cerigüeña,	66	Hierba de las golondrinas,	66	Quino,	68
Cernerola,	16	Hierba de los topos,	88	Quitameriendas,	76
Cicuta,	78	Hierba de San Guillermo,	16	Raspasayo, 9	2
Cinoglosa,	84	Hierba de San Juan,	114	Regaliz,	104
Coclearia,	74	Hierba del escorbuto,	74	Reina de la noche,	158
Cola de león,	122	Hierba del infierno,	88	Reina de los bosques,	36
Cólchico,	76	Hierba del pobre,	102	Rosa de Jamaica,	108
Coloquíntida,	70	Hierba del podador,	16	Rosa del Nilo,	130
Cólquico,	76	Hierba hedionda,	88	Rosa romana/rosa silvestre,	152
Consólida,	166	Hierba loca,	78,110	Rosa,	154
Consuelda mayor,	166	Hierba piojera,	90	Rubia menor,	36
Consuelda,	166	Hierba santa,	30	Sangüeño,	149
Croco,	82	Hierba verruguera,	66	Serrón,	38
Detiene bueyes,	138	Hipérico,	114	Siempreviva,	157
Digital dedalera,	94	Hirundinaria,	66	Sierpe tendida,	146
Dipsaco,	92	Incienso de Andalucía,	34	Simiente dulce,	142
Dulcamara,	162	Insomnio,	176	Sinfita,	166
Dulciamarga,	162	Junciana,	98	Solano furioso,	40
Escaramujo,	152	Laurel de flor,	132	Solano mayor,	40
Escila,	156	Laurel,	118	Suelda colorada,	146
Espinaca silvestre,	38	Lavanda,	120	Tabaco borde,	40
Espino blanco,	80	Lengua de dragón,	52	Tabaco de montaña,	30
Espliego,	120	Lengua de perro,	84	Tabaco de Virginia o tabaco,	133
Esquila,	156	Lirio azul de agua,	136	Tapenera,	56
Estafisagria,	90	Lirio de agua,	180	Tilo,	170
Estornudadera,	30	Lirio japonés,	116	Trinitaria,	132
Estramonio,	88	Lirio sagrado del Nilo,	136	Trompeta del diablo,	86
Eucalipto,	96	Loto de Egipto,	136	Tulipa de didier o tulipán,	172

Uva de zorro,	162
Uva del diablo,	162
Vainilla (orquídea),	178
Valeriana,	176
Verdegambre azul,	10
Viniega,	84

Remedios naturales

Acné,	30, 92
Afecciones bucales,	16, 50, 74
Afecciones de garganta,	16
Afecciones de la piel,	20, 42, 52
Afrodisiaco,	178
Agotamiento,	24, 38, 114
Alucinógeno,	110, 114
Amigdalitis,	138
Analgésico,	10, 78, 82, 90, 110, 116
Anestésico,	88
Antiarrítmico,	122
Antiasmático,	28, 40, 76, 86, 90, 104, 110
Antibacteriano,	46
Antiespasmódico,	36, 40, 46, 64, 78, 86, 88, 108, 126, 128
Antihemorrágico,	130, 168
Antiinflamatorio,	30, 44, 64, 84, 86, 148, 152
Antioxidante,	164
Antiparasitario,	132, 134
Antipirético,	42, 62, 68, 98, 128, 152, 160
Antirreumático,	86
Antiséptico,	96, 98, 100, 106, 138, 157
Antitusivo,	80, 124, 142
Aperitivo,	62, 82
Aromaterapia,	180
Arteriosclerosis,	18
Artritis,	30, 56, 58, 76, 92, 104, 118, 162
Astringente,	50, 84, 100, 124, 128, 138, 146, 157, 174
Baños oculares,	36, 46, 50, 66
Bronquitis,	28, 32, 96, 104, 142, 170
Caída del cabello,	68
Caspa,	26
Catarro nasal,	96, 168
Celulitis,	14
Ciática,	28
Cicatrizante,	46, 50, 80, 84, 94, 98, 114, 120, 144, 148, 149, 152, 168
Cistitis,	146
Colagogo,	149, 160
Cólico nefrítico,	66
Condimento alimenticio,	116, 154, 172
Contusiones,	30
Cosmética,	48, 154
Cromoterapia,	48, 158, 180
Depresión,	22, 114, 178
Depurativo,	44, 92
Diarrea,	16, 32, 146, 152
Digestivo,	64, 68, 82, 98, 106, 160
Dispepsia,	18
Diurético,	12, 22, 36, 44, 52, 56, 62, 92, 94, 98, 102, 106, 108, 120, 124, 126, 132, 156, 157, 162, 170, 174
Dolores articulares,	42
Dolores dentales,	42
Dolores musculares,	30
Eczemas,	30, 92
Edema,	28
Efectos de la quimioterapia,	54, 78
Emoliente,	44
Enfermedades infecciosas,	20
Enfriamientos,	96
Epilepsia,	40
Escorbuto,	28, 74
Esguinces,	30
Esquizofrenia,	54
Estimulante,	134
Estomatitis,	146
Estreñimiento,	38
Estrés,	66, 106, 176
Estrías,	30
Expectorante,	44, 84, 100, 106, 108, 156
Flatulencia,	24, 118, 142
Flebitis,	14
Fungicida,	46
Galactógeno,	144
Garganta irritada,	96
Glaucoma,	54
Gota,	28, 38, 66, 76, 162
Hemorragias,	14
Hemorragias nasales,	32
Hemorragias renales,	168
Hemorroides,	14
Heridas,	16, 20, 72, 138, 146
Hipertensión,	18, 22
Hipnótico,	86
Hipotensor,	120, 170
Inapetencia,	24, 72, 118
Incontinencia,	40
Indigestión,	16, 26, 142
Infecciones urinarias,	28, 138
Insomnio,	140, 170, 176
Intoxicación,	38
Irritabilidad,	176
Jaquecas,	16, 28
Laxante,	58, 60, 148, 149
Lombrices,	32
Malaria,	68
Metabolismo lento,	38
Oxitócico,	122
Parálisis,	40
Parásitos intestinales,	32, 34
Piernas cansadas,	14
Prevención de infecciones,	18
Prevención del cáncer,	18
Problemas de riñón,	16, 26
Problemas de vesícula,	16
Protector del corazón,	22, 108
Psicoactivo,	136
Psoriasis,	74
Purgante,	60, 70, 102, 149
Quemaduras,	170
Regulador de la circulación,	58, 80
Regulador de la presión arterial,	80
Regulador del colesterol,	22, 60, 82
Relajante,	64, 80
Remineralizante,	174
Resfriados,	32, 96
Retención de líquidos,	162
Reumatismo,	24, 62, 118
Sabañones,	14
Sedante,	10, 12, 88, 102, 110, 120, 122, 170, 178
Sudores,	170
Sudorífico,	44, 52, 92, 124
Tónico,	50, 68, 74, 146, 174
Tónico cardíaco,	12, 90, 94, 122, 126, 132, 144, 156
Tónico digestivo,	114
Tónico estomacal,	28, 34, 52
Tónico hepático,	28
Tónico intestinal,	28
Tonificador del bazo,	130
Tóxico,	10, 12, 94
Trastornos biliares,	66
Trastornos cardíacos,	158
Trastornos digestivos,	20, 36, 72, 104, 118, 140, 158, 178
Trastornos emocionales,	176
Trastornos hepáticos,	34, 36, 66
Trastornos intestinales,	40, 108
Trastornos menstruales,	32, 46
Trastornos nerviosos,	26, 32, 170, 176
Trastornos renales,	76
Trastornos respiratorios,	42, 140
Úlcera de estómago,	168
Varices,	14
Vasodilatador,	46
Vermífugo,	102
Verrugas,	66
Vomitivo,	128, 156

SP
615.321 S227

San José, Carmen,
Hierbas curativas :gran
Floating Collection WLNF
08/18